J.B. HANDLEY

# *Die* AUTISMUS-EPIDEMIE *beenden*

J. B. HANDLEY

# *Die* AUTISMUS-EPIDEMIE *beenden*

Wie Impfungen bei Kindern schwerwiegende Störungen verursachen können

Unimedica

J. B. Handley
Die Autismus-Epidemie beenden
Wie Impfungen bei Kindern schwerwiegende Störungen verursachen können

1. deutsche Auflage 2021
ISBN 978-3-96257-227-3


Titel der Originalausgabe:
How to End the Autism Epidemic by J. B. Handley

Narayana Verlag GmbH edition published by arrangement with
Chelsea Green Publishing Co, White River Junction, VT, USA www.chelseagreen.com

Übersetzung aus dem Englischen: Dr. Ulrich Korn
Layout & Satz: Narayana Verlag GmbH
Coversatz: Narayana Verlag GmbH
Coverabbildung und Layout: Abrah Griggs

Herausgeber:
Unimedica im Narayana Verlag GmbH,
Blumenplatz 2, D-79400 Kandern
Tel.: +49 7626 974 970–0
E-Mail: info@unimedica.de
www.unimedica.de

# Inhalt

# Einleitung

*Es gibt wirklich Orte im Herzen, von denen man nicht einmal weiß, dass sie existieren, bis man ein Kind liebt.*

Anne Lamott

Als wir frisch verheiratet waren, wussten meine Frau Lisa und ich, dass wir drei oder vier Kinder wollten. Wir nahmen uns vor, alle zwei Jahre ein Kind zu bekommen und zu sehen, wie wir uns nach jedem Einzelnen fühlen. Sam, unser erster Sohn, wurde 1999 in Berkeley, Kalifornien, geboren und Anfang 2001 hatte unser Familiendasein etwas Routinemäßiges angenommen. Uns war klar geworden, was es bedeutet, Eltern zu sein. Schlaflose Nächte wurden zur Gewohnheit, unsere persönlichen Hobbys traten in den Hintergrund und Verabredungen und Liebeserlebnisse wurden eher die Ausnahme. Trotz des Chaos schien es gleichwohl der richtige Zeitpunkt zu sein, unsere Familie zu vergrößern.

Es dauerte länger als erwartet, bis Jamison zur Welt kam. Als er schließlich im August 2002 geboren wurde, knapp drei Jahre jünger, als sein großer Bruder und fast ein Jahr hinter dem „Zeitplan“, war ich überglücklich. Zwei Jungen? Meine Söhne würden immer füreinander da sein. Ein Leben voller Wrestling-Matches, gemeinsamer Sportarten und Zusammenhalt als gute Freunde stand bevor. Ich konnte es kaum erwarten zuzusehen und an dem Spaß teilzuhaben. Es war eine Zeit reiner Euphorie.

Doch in der Nacht nach Jamisons Kindervorsorgeuntersuchung – er war damals gerade mal zwei Monate alt und bekam sechs verschiedene Impfungen – verschlechterte sich sein Gesundheitszustand rapide und er erholte sich nie wieder. Er entwickelte am ganzen Körper Ekzeme und schlief nicht länger als 20 Minuten am Stück. Nach ein paar schlaflosen Nächten musste ich aus unserem ehelichen Schlafzimmer ausziehen und bei Sam schlafen, damit ich am nächsten Tag meine Arbeit bewältigen konnte. Lisa ertrug die verrückten Nächte allein, wachte jedes Mal mit Jamison auf und versuchte, ihn wieder in den Schlaf zu bringen.

Im Laufe der Zeit zeichneten sich dunkle Ringe unter Jamisons Augen ab. Sein Bauch blähte auf und er war dünn, fast abgemagert. Nachts schwitzte er wie verrückt. Der Hautausschlag hielt an. Er lehnte sich ständig an Möbelstücke (später erfuhren wir, dass er dadurch versuchte, seine Bauchschmerzen zu lindern) und hatte häufig Ohrenentzündungen, zudem stand er ständig unter Antibiotika.

Unser Leben und unsere Familie begannen zusammenzubrechen. Ende 2003, als sich Jamisons Zustand weiter verschlechterte, rief ich von Geschäftsreisen zu Hause an, um von Lisa schreckliche Geschichten über Jamisons Gesundheit zu hören. Als ich nach einer Reise nach Kalifornien zurückkehrte, fand ich einen Post-it-Zettel von Lisa auf dem Küchentisch. „Bin in Portland, sorry." Sie war mit den Kindern nach Oregon geflohen, um bei ihren Eltern zu sein.

Ich erinnere mich daran, als unser Kindermädchen mir etwas über Jamison erzählte. Sie war nervös, erst 21 Jahre alt, ein College-Junior. „Ich mache mir Sorgen um Jamison", sagte sie mir. „Er spielt nicht mehr so mit den Dingen wie früher." Ich ignorierte ihre Worte – von der Person, die täglich Stunden mit meinem Sohn verbrachte – und war noch nicht bereit, der Tatsache ins Auge zu sehen, dass etwas furchtbar aus dem Ruder lief.

Die erste Hälfte des Jahres 2004 war noch nicht vergangen, als unsere Familie ihren Tiefstand erreicht hatte. Der damals 18 Monate alte Jamison war krank, hilfsbedürftig, schlief nie und sein Verhalten verschlechterte sich zusehends. Er lief an den Wänden entlang, ständig hin und her, seine Augen schauten zur Seite. Er drehte sich im Kreis, spielte auf merkwürdige Weise mit seinen Spielzeugeisenbahnen, stopfte kohlenhydrathaltige Lebensmittel in sich hinein, litt mal unter Durchfall, mal unter Verstopfung und sah kränker aus denn je. Er hatte früh sprechen gelernt, aber jetzt brachte er kein Wort mehr heraus. Warum sagte er nicht mehr „Saft" oder „Ball" oder „Hündchen"?

„Unser Sohn leidet unter Autismus", sagte Lisa. Sie meinte es eher scherzhaft und versuchte, sein seltsames Verhalten rational zu erklären. Sie wusste nicht, was „Autismus" bedeutete, und ich auch nicht. War das nicht der Typ aus *Rain Man?* Ihr war jedoch klar, dass etwas nicht stimmte. Auch ich machte mir insgeheim langsam Sorgen. Jamisons Verhalten war nicht normal. Das Schreckgespenst des „A-Wortes" schien über unserem Haus zu schweben.

Einen Termin zu bekommen, um Jamison auf Autismus untersuchen zu lassen, war alles andere als einfach. Die Universität von Kalifornien, San Francisco (UCSF), das Klinikum und alle anderen Institutionen, die wir konsultierten, hatten monatelange Wartezeiten. Als an der UCSF unerwartet ein Termin abgesagt wurde, machten wir uns direkt auf den Weg und bekamen unsere Antwort: Autismus, die schwere Variante. Die vorsitzende Ärztin, berühmt auf ihrem Gebiet, sagte uns, wir müssten mit der Einweisung in eine Anstalt rechnen. Und dass Jamison wahrscheinlich nicht sprechen wird. Viel Glück, das wird ein harter Weg. Wir fragten nach der Ernährung und einigen anderen Dingen, über die wir gelesen hatten, und sie sagte, all dies sei nur ein Placebo für die Eltern. Meine kultivierte, intelligente und sozial versierte Frau sagte der berühmten Ärztin, sie solle sich zum Teufel scheren, was der erste von zahllosen Aufständen gegen das medizinische Establishment und dessen Bestimmungen über das Leben unseres Sohnes werden sollte.

Eine Zeitlang haben Lisa und ich niemandem davon erzählt. Wir unterdrückten unsere Schreie, um Sam, der jetzt vier Jahre alt war, zu zeigen, dass es uns gut ging. Sobald er ein Nickerchen machte oder schlief, weinten wir, bis die Tränen versiegten. Jeden Morgen wachte ich in dem Glauben auf, dass es ein Albtraum wäre. Ich war wie betäubt; die Welt ergab plötzlich keinen Sinn mehr für mich. Warum passierte das meinem Sohn? So viele Träume über sein Leben und seine Zukunft wurden auf einmal zerschlagen. Ich spürte, wie mein Weitblick sich verengte, als die Trauer über mich hereinbrach. Unaufhaltsam entglitt Jamison unserem Leben. Er erkannte uns nicht mehr, unser Kommen und Gehen nahm er nicht mehr wahr. Es war unerträglich.

Ich rief meine in Virginia lebenden Eltern an und sagte: „Ich brauche euch jetzt sofort." Sie kamen am nächsten Tag. Als ich sie in ihrem Hotel traf, fiel ich in ihre Arme und weinte. Sie würden Sam Liebe und Fürsorge geben, während Lisa und ich darüber grübelten, was zum Teufel wir für Jamison tun könnten. Sein Autismus war nicht mehr zu leugnen.

Dr. Lynne Mielke begrüßte uns im Wartezimmer ihrer Praxis. Sorgenvoll betrachtete sie Jamison; er krümmte sich vor Schmerzen auf einer kleinen Ottomane und drückte seinen Bauch, wie er es so oft tat. „Armer Kleiner", rief sie aus, „sein Bauch muss ihm wirklich wehtun." Lisa und ich sahen uns verblüfft an. Über diese einfache Erklärung hatten wir nie nachgedacht. Es war eins der ersten von vielen Dingen, die Dr. Mielke uns hinsichtlich dessen lehrte, was tatsächlich mit unserem Sohn geschehen war.

Lisa hatte sich mit Mühe zuerst aufgerafft, um sich an den Computer zu setzen, während ich mich noch im Elend wälzte. Sie klickte sich durch die Seiten. „Das musst du lesen, die Kinder erholen sich!“, verkündete sie lauthals. Schließlich stimmte ich mit ein. Genesung? Das klang sicherlich besser als die Prognose der UCSF. In unserem engen Homeoffice stellten wir zwei Computer nebeneinander auf, damit wir gemeinsam forschen konnten; zwei Stanford-Freaks, die von ihren Kenntnissen des systematischen Recherchierens Gebrauch machten. Dort saßen wir wochenlang bis spät in die Nacht oder bis in den Morgen hinein, Seite an Seite, und verglichen unsere Notizen.

Die Dinge, die wir lernten, stellten all unsere Überzeugungen infrage. Wir erfuhren, dass es zwei Lager in der Forschungsgemeinde über Autismus gab. Im ersten Lager galt Autismus als eine genetische Erkrankung, als eine Art Down-Syndrom: Litt man unter Autismus, hatte man ihn für immer. Eltern wären gut beraten, das Schicksal ihres Kindes zu akzeptieren und dennoch möglichst viel Lebensfreude zu entwickeln. Die zweite Fraktion behauptete das Gegenteil: Autismus sei eine umweltbedingte Krankheit, die vor allem (aber nicht nur) durch einen massiven Anstieg der Zahl der Impfungen, die die Kinder vor Kurzem verabreicht bekommen haben, verursacht werde. Autismus sei im Wesentlichen eine Bezeichnung für eine Reihe von Symptomen, zu denen viele andere „Begleiterscheinungen“ gehörten, z. B. Allergien, Bauchschmerzen, schlechter Schlaf und Unterernährung. Behandelte man viele dieser körperlichen Symptome, könnten einige oder alle dieser Anzeichen, die wir unter Autismus subsumierten, verschwinden. Die Genesung von diesem Leiden sei sehr gut möglich und es gab Ärzte, die behaupteten, genau das zu tun: autistische Kinder zu heilen.

Diese Infos waren beunruhigend und verwirrend. Ahnungslos kehrten wir mit diesem neu gefundenen Forschungswissen zu unserem Kinderarzt und der UCSF zurück. Uns wurde gesagt, dass alles, was wir über Impfstoffe und besondere Ernährungsweisen lasen, Unsinn sei. Das konnten wir nicht nachvollziehen. Beide Seiten konnten nicht recht haben. Wie konnte es Experten geben, die uns etwas erzählten, das nicht wahr ist? Was zum Teufel ging hier vor?

Als Lisa und ich lasen, recherchierten, redeten, zuhörten und über die Meinungen und Informationen nachdachten, die uns angetragen wurden, kamen wir zu dem Schluss: Es ergab keinen Sinn, dass „Autismus genetisch bedingt“ sei. Es gibt kein „Autismus-Gen“, die bis dahin durchgeführte Genforschung lieferte keine Antworten und tut es auch heute noch nicht. Darüber hinaus hat die Autismusquote epidemische Ausmaße erreicht und eine

„genetisch bedingte Epidemie" gibt es nicht. Mark Blaxill, Vater einer an Autismus leidenden Tochter, hat es treffend formuliert: „All dies kann man nicht als genetische Störung seit Anbeginn der Zeit erklären."1 Es musste eine Ursache dafür geben.

Die Behauptung des zweiten Lagers – dass Autismus in erster Linie umweltbedingt sei – erschien uns wesentlich sinnvoller. Jamie war die ganze Zeit sehr krank! Wir hatten gesehen, wie es ihm nach Impfungen immer wieder schlechter ging. Wir gingen seine pädiatrische Vorgeschichte noch einmal durch und die Symptome, auf die wir gestoßen waren, traten tatsächlich auf; sie stimmten völlig überein. Die Erfahrungsberichte von Eltern, die wir online lasen, klangen genau wie die von Jamie und viele Eltern berichteten auch, dass ihre Kinder sich erholten, sobald sie den richtigen Arzt gefunden hatten, in der Regel einen „DAN!" (steht für „Defeat Autism Now!", sinngemäß: „Autismus jetzt besiegen!", Anm. d. Übers.). Wir beschlossen, die DAN!-Ärztin aufzusuchen, die unserem kalifornischen Wohnort am nächsten lag: Dr. Lynne Mielke in Pleasanton.

Die American Academy of Pediatrics (AAP) hat nie zugegeben, dass Kinder von Autismus genesen können. Im Jahr 2004 galten DAN!-Ärzte als Fremdkörper in der medizinischen Welt und wurden von der Normalbevölkerung gemieden. Das machte uns misstrauisch. Wir suchten Dr. Mielke auf, gingen aber mit äußerster Vorsicht vor; das Letzte, was wir tun wollten, war, Jamison zusätzlichen Schaden zufügen. Was wäre, wenn die Ärzte der UCSF und unser Kinderarzt recht hätten? Was, wenn alles andere Quacksalberei wäre?

Dr. Mielke passte nicht in das Bild, das unsere normalen Ärzte zu entwerfen versuchten.

Sie hatte an der medizinischen Fakultät der Universität von Indiana studiert und anschließend ihre Facharztausbildung in Psychiatrie an der UCLA absolviert. Dr. Mielke war praktizierende Psychiaterin gewesen, bis sie mit ansehen musste, wie ihr jüngerer Sohn nach seinen Impfungen, genau wie Jamison, vom Autismus aufgezehrt wurde. Verzweifelt versuchte sie, ihm bei seiner Genesung zu helfen, und ausgerüstet mit einem Medizinstudium führten ihre Forschungen sie zu DAN!, einer Bewegung, die im ganzen Land immer mehr Zuwachs bekam. Als sich die Symptome ihres Sohnes zu bessern begannen, beschloss sie, eine Klinik zu eröffnen, um anderen Kindern zu helfen. Dr. Mielke war clever, professionell und organisiert. Bei unserem ersten Treffen mit ihr waren wir völlig baff.

Im Gegensatz zu den Kinderärzten und den Diagnostikern der UCSF, die unsere Fragen zu den Gerüchten über den Zusammenhang zwischen Impfstoffen und Autismus und den speziellen Ernährungsweisen, die wir während unserer Forschung sammelten, abgetan hatten, bestätigte Dr. Mielke diese sofort. „Ja, es sind die Impfungen. Bei den meisten Kindern ist es der Impfstoff, der sie komplett fertigmacht", gab sie uns sachlich zu verstehen. Ihre Beweise? Die Hunderte von Patienten, die wie ihr Sohn und Jamison die gleiche Geschichte hatten, sowie die medizinischen Tests zur Untermauerung der Theorie, dass die Impfschäden – nicht die Genetik – eine Generation von Kindern mit mehr autistischem Leiden hervorbrachten als die Welt je gesehen hatte.

Noch wichtiger war, dass sie bezeugen konnte, wie der Gesundheitszustand vieler ihrer Patienten sich besserte und einige von ihnen sich vollständig erholten, indem sie dem sogenannten DAN!-Programm folgten, einer Kombination aus Diät, Ernährung und Entgiftung, das vom Forschungsinstitut für Autismus in San Diego geleitet wurde. Sie wollte Tests mit Jamison durchführen, an die unsere normalen Ärzte noch nicht einmal gedacht hatten, und einen besonderen Fokus legte sie darauf, seinen Bauch zu kurieren. Warum hatten die anderen Ärzte das nicht einmal angesprochen?

Wir beschlossen, es zu versuchen. Dr. Mielkes Sohn und Jamison hatten die gleiche Vorgeschichte. Wir würden nur solche Änderungen vornehmen, die keine Gefahr für Jamisons Gesundheit bedeuteten. Der Verzicht auf Gluten und Milchprodukte stellte kein Risiko dar. Innerhalb von zwei Wochen nach unserem ersten Besuch bei Dr. Mielke sorgte eine Kombination aus Diät, Nahrungsergänzungsmitteln, Lebertran und Probiotika für einen flacheren Bauch bei Jamison, und er stützte sich nicht mehr an Möbeln ab. Er nahm wieder Augenkontakt auf und die dunklen Ringe unter seinen Augen verschwanden. Sein Bewusstsein für die Welt um ihn herum kehrte zurück.

Ermutigt durch diese positive Entwicklung, studierten wir die biomedizinische Behandlung von Autismus, das heißt im Klartext: Es werden genau die medizinischen Symptome behandelt, die ein autistisches Kind zeigt, z. B. schlechter Schlaf, Magenschmerzen, Nahrungsmittelallergien oder wiederkehrende Ohrenentzündungen. Ellbogen an Ellbogen vor unseren Computern sitzend, recherchierten Lisa und ich alles, was dazu beitragen konnte, Jamison zu retten. Er war gerade zwei Jahre alt geworden und wir waren der Meinung, dass die Genesung von Autismus eine echte Möglichkeit für ihn war. Es ging ihm immer besser und besser.

Man könnte meinen, die Verbesserung von Jamisons Zustand hätte uns in wahre Begeisterung versetzt, und in gewisser Weise war es auch so, aber unsere Gefühle waren wesentlich komplexer. Zu beobachten, wie sich Dr. Mielkes Prophezeiungen über Jamisons verbesserte Gesundheit bewahrheiteten, war wie in einen Kaninchenbau zu fallen und den Glauben an die Welt zu verlieren, die wir zu kennen glaubten. Wie konnten wir nur so widersprüchliche Ratschläge von Autismusexperten erhalten? Warum schien es der UCSF egal zu sein, dass eine Ärztin, deren Praxis nur dreißig Meilen entfernt lag, Kinder von Autismus heilte? Warum sprachen diese Ärzte nicht alle miteinander und tauschten Gedanken und Informationen aus?

Unerträglicher als die Vorstellung, dass Dr. Mielke und die Hunderte anderer DAN!-Ärzte im Land falsch lagen, war das Gefühl, dass sie recht hatte. Waren Impfstoffe die Hauptursache für eine Autismus-Epidemie? Taten wir das wirklich unseren Kindern an? Das Ausmaß des Schadens war nahezu unverständlich. Das war ein wiederkehrendes Thema für uns auf diesem Weg. Wir trafen hochintelligente Eltern, Ärzte und Wissenschaftler, die uns sagten: Ja, genau das ist der Fall. Es waren zwei verschiedene Realitäten.

Die Mainstream-Presse schmückt dieses Thema so aus, als suchten verrückte, verzweifelte Eltern nach jemandem oder irgendetwas, dem sie die Schuld zuschieben können, aber das ist weder korrekt noch fair und hilft den Kindern nicht. Im Laufe von 15 Jahren war ich erstaunt über das, was Wissenschaftler, Ärzte, Politiker und Eltern über den Zusammenhang zwischen Impfstoffen und Autismus sagten. Die Anzahl der Menschen, die die Wahrheit kennen, ist seit der Diagnose von Jamison enorm gestiegen. Für viele erforderte das Wissen den ultimativen Preis: Zeuge zu werden, wie sich der Zustand ihres eigenen Kindes nach der Impfung verschlechterte. Viele dieser hochgebildeten, klugen Menschen sagten mir: „Ich hätte es nie geglaubt, wenn mir das nicht passiert wäre."

Rückblickend bin ich meiner Pflicht nicht nachgekommen, Impfstoffe richtig zu erforschen. Man betrachtet eine Impfung nicht als ein medizinisches Verfahren, aber genau das ist sie. Ich hatte vor der Impfung meiner Kinder nicht ein Fitzelchen Primärforschung über Impfstoffe betrieben. Ich erinnerte mich daran, als Kind geimpft worden zu sein und dachte: „Ich habe meine Impfung bekommen und es geht mir gut." Ich vertraute den Behörden, die alle zu sagen schienen, dass Impfstoffe sicher und wirksam seien.

Ich hatte keine Ahnung, dass Impfstoffhersteller 1986 vom US-Kongress pauschal von der Haftung befreit wurden. Ich wusste nicht, dass sich die Anzahl der Impfungen gemäß dem Impfkalender in den USA seit Mitte der

1980er-Jahre verdreifacht hatte, dass die US-Regierung 3,6 Milliarden Dollar für Impfschäden ausgezahlt hatte oder dass andere Industrieländer viel weniger Impfungen vornahmen und wesentlich weniger Fälle von Autismus aufwiesen. Ich wusste nicht, dass der Hepatitis-B-Impfstoff, der oft am ersten Lebenstag verabreicht wird, nur vier Jahre lang Schutz bietet. Oder dass die Anzahl der Fälle von Autismus, ADHS, Asthma und Allergien sprunghaft anstieg und diese Zunahme den Änderungen im Impfkalender geschuldet war. Ich konnte nicht wissen, dass die Biowissenschaft zeigen würde, wie ein Impfstoff das Gehirn eines Säuglings schädigen kann – denn das war noch nicht veröffentlicht worden. Und ich hatte gewiss nicht all die publizierten Studien gelesen, die zeigten, wie Impfstoffe möglicherweise zu Autoimmunität und neurologischen Schäden führen.

Vor allem schenkte ich jedoch den Geschichten Glauben, die wir oft über Impfungen hören und die an unsere Emotionen und das Vertrauen in die Autoritäten appellieren; zum Beispiel die Sache mit der Herdenimmunität: Niemand möchte der egoistische Elternteil sein, der alle anderen gefährdet. Impfungen sind wichtig, nicht nur für unsere eigenen Kinder, sondern auch für die Gesundheit der *Bevölkerung,* allen voran für die Schwachen, nicht wahr? Nun, das weiß niemand so genau, weil wir noch nie auch nur annähernd eine Herdenimmunität durch Impfungen erreicht haben. Niemals. Dr. Russell Blaylock, ein Neurochirurg im Ruhestand, sagt:

> *Dass die durch Impfstoffe herbeigeführte Herdenimmunität größtenteils ein Mythos ist, lässt sich ganz einfach beweisen. Während meines Medizinstudiums wurde uns beigebracht, dass alle Impfstoffe für Kinder ein Leben lang anhalten. Dieses Denken hatte über 70 Jahre Bestand. Erst vor relativ kurzer Zeit wurde entdeckt, dass die meisten dieser Impfstoffe 2 bis 10 Jahre nach der Verabreichung ihre Wirksamkeit verloren. Das bedeutet, dass mindestens die Hälfte der Bevölkerung, d. h. die Babyboomer, keine durch Impfstoffe induzierte Immunität gegen eine dieser Krankheiten hatte, gegen die sie sehr früh im Leben geimpft worden waren. Im Wesentlichen waren mindestens 50 % oder mehr der Bevölkerung jahrzehntelang ungeschützt.*[2]

Heute zeigt die Wissenschaft eindeutig, dass die Wirksamkeit aller Impfstoffe innerhalb von vier bis zehn Jahren nachlässt.[3] Da die erwachsene Bevölkerung zu weniger als 50 % mit Impfstoffen versorgt ist, sind wir noch lange nicht in der Nähe einer Herdenimmunität und waren es auch nie.[4] „Herdenimmunität“ ist eine der vielen ausgeklügelten PR-Strategien, die Eltern dazu nötigen sollen, ihre Kinder durch einfühlsamen Zuspruch impfen zu lassen.

Im Herbst 2004 kehrte ich wieder zur Arbeit zurück, versteckte mich jedoch oft in meinem Büro und forschte über Autismus, biomedizinische Interventionen und Impfstoffe. Es schien, als gäbe es so viel zu lernen, dass Jamisons Zukunft in unseren Händen läge und wir uns ein Rennen gegen die Zeit lieferten.

Den eigenen Ärger zu bewältigen, war eine Herausforderung. Je mehr ich lernte, desto stärker spürte ich, dass Gier, Ignoranz und Bürokraten ohne Rückgrat zu einer Situation beigetragen hatten, die meinem Sohn Schaden zufügte und ein normales Leben für ihn unerreichbar machte. Wenn man lernt, was ich gelernt habe, wenn man über das Ausmaß der Zerrüttung nachdenkt und sieht, dass Menschen in Autoritätspositionen genau Bescheid wissen und sich dennoch weigern zu handeln, dann ist das schwer zu ertragen. Jedes Mal, wenn wir sahen, wie sich Jamisons Gesundheitszustand verbesserte, erinnerte es uns daran, wie vermeidbar dies alles eigentlich gewesen wäre, und das machte uns noch wütender.

Acht Monate nach Jamisons Diagnose hatten Lisa und ich unsere Energie und unseren Ärger gebündelt, um eine Organisation und eine Website mit dem Namen „Generation Rescue“ zu gründen. So konnten Eltern, bei deren Kindern unlängst Autismus diagnostiziert wurde, schnell alle notwendigen Informationen über biomedizinische Interventionen erhalten, sich mit anderen Eltern in Verbindung setzen und einen Arzt in ihrem Bundesstaat finden. Wir hatten Wochen am Computer gebraucht, um all diese Informationen zu recherchieren; warum sollten wir es der nächsten Familie nicht einfacher machen, indem wir alles zentral bündelten? Unser Startschuss fiel im Mai 2005, und die Organisation hat Zehntausenden von Familien geholfen, den Heilungsprozess ihrer Kinder in die Wege zu leiten. Heute kursieren Tausende Geschichten über die Genesung und die Zustandsverbesserung von Kindern durch Familien, die unsere Website gefunden haben.

Einige Jahre nach unserem Start stieß Jenny McCarthy auf die Website von Generation Rescue, folgte den darin gegebenen Handlungsempfehlungen und trug damit zur vollständigen Heilung ihres Sohnes bei. Aus Dankbarkeit suchte sie uns auf und sagte, sie wolle helfen. Seitdem ist sie die Chefin. Jenny und die Geschäftsführerin Candace McDonald haben ein Rescue-Grant-Programm ins Leben gerufen, damit Familien, die nicht die finanziellen Mittel haben, eine biomedizinische Behandlung zu beginnen, heute unterstützt werden. Sie veranstalten auch den jährlichen Gipfel zur Weiterbildung über Autismus, die führende Konferenz, auf der Ärzte und Wissenschaftler über die neuesten Entwicklungen in der biomedizinischen Forschung diskutieren.

Die Diskussion über Impfungen und Autismus ist kein brisantes Thema, sie ist hochbrisant. Beide Seiten der Debatte vertreten vehement die Meinung, dass die Gesundheit und das Wohlergehen unserer Kinder auf dem Spiel stehen. Ein Großteil dieser passionierten Vehemenz ist das Ergebnis mehrerer Lügen, die immer wieder erzählt werden. Diese Lügen bilden ein Fundament für eigennützige Parteien, um die Wahrheit darüber, was mit Millionen von Kindern geschieht, zu leugnen, zu verschleiern und in die falsche Richtung zu lenken. Hier werden gutmeinende Eltern gegen gutmeinende Eltern ausgespielt. Lässt man die Lügen außer Acht, bleibt eine zutiefst beunruhigende Erklärung dafür übrig, warum so viele Kinder scheinbar aus heiterem Himmel an Autismus leiden.

Interessanterweise ist der Glaube, dass Impfstoffe Autismus verursachen können, nicht das Randthema, zu dem viele Artikel der Mainstream-Medien es machen. Von den 128 Millionen Menschen, die 2016 entweder für Hillary Clinton oder Donald Trump gestimmt haben, glauben 24,3 Prozent, dass folgende Aussage wahr ist: „Es wurde gezeigt, dass Impfstoffe Autismus verursachen." Das sind immerhin 31,3 Millionen Menschen.[5] Das ist, wie ich mit diesem Buch anhand fundierter Logik, Daten und wissenschaftlicher Studien hoffe, zeigen zu können, kein Verschwörungsnarrativ.

Abgesehen davon kann das, was Sie in diesem Buch lesen werden, viele Dinge infrage stellen, von denen Sie glauben, sie seien wahr. Ich weiß, wie sich das anfühlt. Ich habe meinen Ärzten vertraut und den Beamten bei den Behörden zugehört. Ich bemühte mich zu akzeptieren, dass Menschen lügen würden. Ja, ich bin unglaublich wütend über das, was meinem Sohn widerfahren ist und über die unglaublich hohe Anzahl von Kindern, die jetzt an Autismus leidet, aber ich bin nicht wütend, weil ich jemanden brauche, der die Schuld trägt. Ich bin erbost, weil ich nach 15 Jahren, in denen ich mich in die Wissenschaftsliteratur vertieft, die kompetentesten Ärzte und Wissenschaftler des Landes konsultiert, alle Argumente abgewogen und die Erfahrungen so vieler Familien bezeugt habe, einschließlich meiner eigenen, weiß, dass Autismus vermeidbar und heilbar ist. Aber wir werden diese Epidemie niemals beenden, solange wir nicht mit all den Lügen und Verschleierungen abrechnen, die durch sie mitunter ins Leben gerufen werden.

Der erste Schritt zur Beendigung der Autismus-Epidemie besteht also darin, offen und ehrlich darüber zu reden, wie sie begann, und die Lügen aufzudecken, die immer wieder erzählt werden, um von dem Problem abzulenken und die Sachverhalte zu verzerren. Wir müssen Namen nennen und Menschen und Institutionen zur Rechenschaft ziehen. Wir müssen die gängigen Argumente kritisch betrachten – dass z. B. die Autismusquote nicht wirklich zunimmt und dass die Wissenschaft zu diesem Thema als abgeschlossen betrachtet werden kann – und sie in einer logischen, faktenbasierten Weise ausräumen. Wir müssen uns mit der Rolle der Medien, der Pharmaindustrie und den vertrauenswürdigen Institutionen wie den Centers for Disease Control and Prevention–Zentren für Krankheitskontrolle) und dem AAP befassen (eine US-amerikanische Organisation von beruflichen Vertretern der Pädiatrie. In Deutschland beträfe dies die DGKJ, die Deutsche Gesellschaft für Kinder- und Jugendmedizin. Ihr Ziel ist es Kindern und Jugendlichen die bestmögliche Versorgung in Gesundheitsfragen zu bieten, Anm. d. Verlags). Wir müssen die Spur des Geldes aufnehmen und ihr folgen. Das ist es, worüber ich im ersten Teil berichte.

Der zweite Schritt besteht darin, die klaren und überzeugenden wissenschaftlichen Beweise zu verstehen, die den Zusammenhang zwischen Impfungen und Autismus belegen. Was viele Menschen nicht wissen (weil die Medien nicht darüber berichten), ist, dass es seit 2004 ein völlig neues Verständnis hinsichtlich der Ursache von Autismus gibt, und zwar basierend auf der Herausgabe einer Reihe biologischer Studien, die auf eine „Immunaktivierung“ im Gehirn hinweisen –, wobei die Immunaktivierung übrigens der ganze Sinn der Impfung ist. Bedeutet dies, dass Impfstoffe die einzige Ursache für Autismus sind? Nein. Auch andere Dinge können eine sogenannte Immunaktivierung auslösen; es scheint nur, dass Impfstoffe dies am konsequentesten und verheerendsten tun.

Was viele Menschen auch nicht wissen, ist, dass in letzter Zeit einige hoch angesehene Wissenschaftler – Experten, auf die man sich verlassen konnte, um im „Impfgericht“ des National Vaccine Injury Compensation Program gegen Eltern auszusagen - kürzlich die Seite gewechselt haben und nun die Meinung so vieler Eltern unterstützen, dass Impfstoffe tatsächlich Autismus auslösen können. Diese Meinungsänderungen sind der sich entwickelnden Wissenschaft geschuldet. Die Aussagen dieser Elternteile haben ein enormes Gewicht und ich hoffe, dass dieses Buch dazu beiträgt, ihre Kommentare, von denen viele noch nie das Licht der Welt erblickt haben, in den richtigen Kontext zu stellen. Darauf gehe ich im zweiten Teil ein.

Der dritte Schritt zur Beendigung der Autismus-Epidemie besteht darin, einen konstruktiven Plan zu entwickeln, wie wir zukünftige Generationen vor einer Epidemie schützen können, von der jetzt eins von 36 amerikanischen Kindern betroffen ist. Und zwar geschieht dies auf Grundlage dessen, was wir über die Ursache von Autismus wissen und wo Familien und Ärzte Erfolge bei der Heilung verzeichnet haben. Dies wird in Teil drei behandelt.

Die Autismus-Epidemie ist letztendlich ein Versagen unserer Gesundheitsbehörden. In den USA sind die Centers for Disease Control and Prevention (CDC, vergleichbar mit dem deutschen Robert-Koch-Institut in Berlin, das als deutsche Bundesoberbehörde für Infektionskrankheiten direkt dem Bundesministerium für Gesundheit unterstellt ist, Anm. d Verlags) – eine Bundesbehörde innerhalb des Gesundheitsministeriums – nicht nur für die Durchführung unseres nationalen Impfprogramms zuständig, sondern auch dafür, die Anzahl der Kinder mit Autismus nachzuverfolgen. (Ein Schelm, wer Böses dabei denkt.) Es ist, als hätte „der Bock, den man zum Gärtner gemacht hat", sein ganzes Leben auf diesen Moment gewartet. Leider werden die Versäumnisse der CDC weiterhin durch Wissenschaftler, Ärzte und Medienvertreter ermöglicht, die gewillt sind, dieselben alten Lügen nachzuplappern, die einen ehrlichen Diskurs über die Epidemie – und wie man sie beenden kann – verschleiern.

Ich weiß, dass einige Menschen mich oder dieses Buch als „Impfstoff-Gegner" bzw. „Anti-Impfstoff-Pamphlet" bezeichnen werden. Das ist eine Verunglimpfung, die dazu dient, Debatten zu unterdrücken, sowie eine Verschwendung meiner und Ihrer Zeit. Menschen, die für Autos plädieren, die mehr Sicherheit bieten, sind keine „Auto-Gegner". Wie Professor Christopher Exley von der Keele University, ein Wegbereiter, der den biologischen Zusammenhang zwischen dem Impfstoff Aluminium und Autismus erkannt hat, erklärt:

> *Wie bringen Sie Ihre berechtigte Besorgnis über Aluminiumadjuvantien in Impfstoffen zum Ausdruck, ohne als „Impfstoff-Gegner" tituliert zu werden? … Die Antwort scheint zu sein, dass Sie das nicht können.*[6]

Wir haben keine Zeit für solche pauschalisierten Angriffe und Etiketten. Was unsere Kinder dringend brauchen, ist, dass wir uns einer sachkundigen, intellektuellen und faktengestützten Debatte stellen, in der Argumente auf ihre Stichhaltigkeit hin untersucht werden. Ich sage nicht, dass ich nicht verärgert bin – Sie werden in diesem Buch viel Wut erleben, die sich gegen die Menschen und Institutionen richtet, von denen ich weiß, dass sie für die derzeitige beispiellose Gesundheitskrise unserer Kinder verantwortlich sind –, aber vereinfachende Ad-hominem-Angriffe gegen eine Person, weil sie Impfungen nicht befürwortet und eine legitime und fundierte Besorgnis zum Ausdruck bringt, bringen uns dem Ende dieser Epidemie nicht näher.

Was ich wirklich glaube, ist, dass jeder Impfstoff für sich bewertet werden muss. Ich erkenne zwar an, dass Impfungen der Gesellschaft einen gewissen Nutzen bringen, indem sie die Fälle bestimmter akuter Krankheiten verringern, aber sie verursachen auch bei einigen der gefährdeten Kinder, die sie erhalten, Hirnschäden. Eltern haben ein Recht auf alle erforderlichen Informationen – das nennt man „Einwilligung nach erfolgter Aufklärung" –, um im Namen der Kinder eine sachkundige Entscheidung hinsichtlich des Risikos und des Nutzens zu treffen. Die öffentliche Gesundheitseinrichtung in Amerika hat sich nicht an die Bürger dieses Landes gewandt. Sie übertreibt die allgemeinen Vorteile einer Impfung und spielt die Risiken herunter, entweder durch unsachgemäße Kontrolle und Tests oder durch eklatante Falschdarstellungen. Und obwohl wir es können, schätzen wir Kinder, die anfälliger für Impfungen sind, nicht systematisch ein, bevor sie geimpft werden. Ich meine, dass das Vertrauen der Öffentlichkeit in genau die Institutionen, deren Aufgabe es ist, unsere Gesundheit zu schützen, stark beeinträchtigt wurde.

Ich danke Ihnen, dass Sie dieses Buch lesen und auch dafür, dass Sie bereit sind zu bedenken, dass das, was ich Ihnen sage, wahr ist. Ich möchte mich auch bei Ihnen bedanken, dass Sie das Buch, wenn Sie möchten, mit anderen teilen.

# TEIL 1

# Die Lügen über Impfstoffe und Autismus

KAPITEL 1

# „Es gibt keine Autismus-Epidemie"

*Die Frage ist krass: Ist Autismus eine alte und genetische Variante, die akzeptiert und zelebriert werden muss, oder ist sie eine neue und zu Behinderungen führende Version, ausgelöst durch etwas in der Umwelt, das jeden Tag mehr Kindern schadet?*

**Dan Olmsted** und **Mark Blaxill,**

Autoren von *Denial*[1]

Im Jahr 2015 veröffentlichte Steven Silberman *Geniale Störung: Die geheime Geschichte des Autismus und warum wir Menschen brauchen, die anders denken.* Silberman, ein ehemaliger Schallplattenproduzent, Restaurantkritiker und Lehrassistent des Dichters Allen Ginsberg, sorgte für Aufregung in der Welt des Autismus und brachte den leidigen Gedanken, dass Autismus schon immer mit genau derselben Quote aufgetreten sei, zurück in die öffentliche Debatte. Er beschrieb eine Welt, in der Autismus eine „natürlich vorkommende Form der kognitiven Differenz ist, die bestimmten Formen des Genies ähnelt." Die Freaks von Silicon Valley? Nikola Tesla? Alle „gesegnet" mit Autismus. „Was immer Autismus ist – er ist kein singuläres Produkt der modernen Zivilisation, sondern ein eigenartiges Erbe aus ferner Vergangenheit, das durch Millionen Jahre der Evolution weitergegeben wurde", schreibt Silberman und versucht, eine Epidemie mit einem Federstrich auszulöschen.[2]

Der Begriff Neurodiversität tauchte erstmals in den späten 1990er-Jahren auf und wurde von der Soziologin Judy Singer geprägt. Sie verglich die Akzeptanz verschiedener Denkweisen mit anderen Formen der sozialen Akzeptanz und hoffte, „für neurologisch unterschiedlich geprägte Menschen das zu tun, was der Feminismus und die Schwulenrechte für ihre Wählerschaft getan hatten."[3] Oberflächlich betrachtet scheint dies ein hehres Ziel zu sein – *was kann denn falsch* daran sein, sich für Akzeptanz einzusetzen? In der Zeitschrift Wired untersuchte Silberman die soziale Revolution, von der er glaubte, dass sie Realität werde, da Fürsprecher mit Autismus und „andere Andersdenkende die Regenbogenfahne der Neurodiversität hissen, um die Gesellschaft zu ermutigen, kognitive Unterschiede zu schätzen und zu zelebrieren, während sie angemessene Vorkehrungen in Schulen, Wohnungen und am Arbeitsplatz fordern."[4]

Silbermans Botschaft entsprach den Bedürfnissen der sozialen Agenda der Medien, Autismus als etwas Normales zu betrachten, und stieß damit sowohl in elitären Kreisen als auch bei denjenigen, die Impfstoffschäden radikal bestreiten, auf Resonanz. Silberman, der in vielen bekannten Publikationen (*Forbes*, *Washington Post*, *New York Times*, *The Economist* und *New Yorker*, um nur einige zu nennen) vorgestellt wurde, gewann 2015 den Samuel-Johnson-Preis für Sachbücher. Eine Rezension in *The Atlantic* lobte Silbermans Buch und vermerkte, dass Befürworter des Autismus „Platz für jeden machen, der sich nicht ganz normal fühlt".[5]

Silberman ging noch einen Schritt weiter, indem er das Überleben unserer Spezies an unsere Fähigkeit knüpfte, die neurologische Vielfalt zu akzeptieren. Er erklärte: „Der Nutzen der biologischen Vielfalt ist die Resilienz: die Fähigkeit, wechselnden Bedingungen standzuhalten und Angriffen von Feinden zu widerstehen. In einer Welt, die sich schneller als je zuvor verändert, ist die Anerkennung und Förderung der Neurodiversität die beste Chance der Zivilisation, in einer ungewissen Zukunft erfolgreich zu sein."[6]

Ich bin bald 50 Jahre alt und als Kind hatte ich noch nie einen Gleichaltrigen mit Autismus gesehen oder von ihm gehört. Sie können jeden Lehrer, Arzt, Krankenpfleger oder Trainer fragen, der seit 30 Jahren oder länger arbeitet, und Sie bekommen immer dasselbe zu hören: Heute geschieht mit Kindern etwas Neues und ganz Anderes. Meine Kinder im Teenageralter kennen Dutzende autistische Kinder, und die Schulen platzen aus allen Nähten mit Sonderschulklassen. Betrachtet man die Grafik, die zeigt, wie sich die Autismusquote im Laufe der Zeit verändert hat, ist das wirklich erstaunlich (siehe Abbildung 1.1). Als ich zum ersten Mal hörte, dass einige Forscher, Wortführer und Experten behaupteten, die gestiegene Anzahl der Kinder mit Autismus sei nur eine Täuschung und dass es diese Kinder schon immer gab, konnte ich es nicht ernst nehmen.

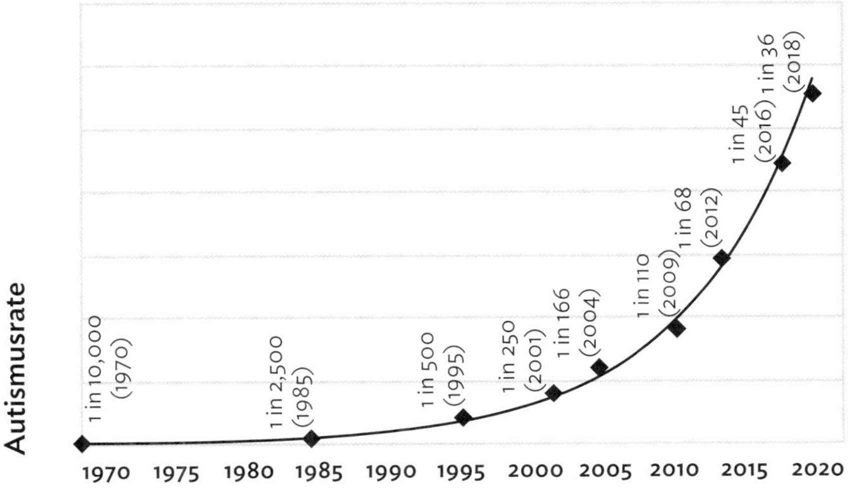


**Abb. 1.1:** Anstieg der Autismusquote seit 1970 (um das 277-fache), Daten von: Treffert et al., Centers for Disease Control and Prevention.

Eine einfache Frage widerlegt diese Erzählung: „Wo sind all die Erwachsenen mit Autismus?“ Wenn Silbermans Version der Geschichte plausibel wäre, müssten fast drei Prozent der amerikanischen Erwachsenen deutliche Anzeichen von Autismus aufweisen. Lassen Sie uns das schnell durchrechnen: 54 Prozent der US-Bevölkerung sind über 35 Jahre alt, das sind ungefähr 174 Millionen Menschen. Wenn einer von 36 dieser Erwachsenen Autismus hätte, wären das 4,8 Millionen amerikanische Erwachsene mit Autismus – 4,8 Millionen Erwachsene über 36 Jahre, die an einer Behinderung leiden, die ein unabhängiges Leben für alle – bis auf die mildesten Fälle – zu einer Herausforderung macht.

Robert F. Kennedy Jr., ein Umweltaktivist und Anwalt, hat oft über den Mangel an Erwachsenen mit Autismus gesprochen und das jahrzehntelange Engagement seiner Familie an den Special Olympics angeführt. Er sagt, dass es bei dieser Veranstaltung nie Teilnehmer mit Autismus gab. Er fragte (im Jahr 2017, als die Autismusquote bei 1:45 lag): „Warum sieht man nicht einen von 45 älteren Menschen im Shopping-Center herumlaufen, warum trägt nicht einer von 45 Menschen Windeln und einen Football-Helm und hat Anfälle, schlägt mit dem Kopf auf den Boden oder leidet unter Stimming?“[7] (Stimming, kurz für *self-stimulating behaviour*, meint ein sich selbst stimulierendes Verhalten, z. B. motorische Handlungen wie Händeflattern, Wippen etc., Anm. d. Übers.)

Es gibt keine Daten, die eine Zahl von 4,8 Millionen Erwachsenen belegen, die an Autismus leiden. Um so viele Personen unterzubringen, müsste es Pflegeheime, Gruppenheime und psychiatrische Anstalten geben, die mit autistischen Erwachsenen überfüllt wären. Die besten Daten, die ich über Unterkünfte für Erwachsene mit Behinderungen finden konnte, stammen aus Kanada, wo ein föderales Gesundheitssystem dafür sorgt, dass sich die Daten besser nachvollziehen lassen. In Kanadas größter Provinz, Ontario, leben 13,6 Millionen Menschen; 7,34 Millionen Menschen sind Erwachsene über 35 Jahre, was bei einer Quote von 1:36 folglich 204.000 Erwachsene mit Autismus bedeuten würde. Und wie viele Gruppenunterkünfte bietet Ontario für Erwachsene mit allen möglichen Entwicklungsstörungen an? 18.000.[8] Bedenken Sie, dass Autismus nur eine Form der Entwicklungsstörung ist und weit weniger als die Hälfte aller Fälle ausmacht. Ontario hat nicht mehr Betten zur Verfügung, weil (noch) nicht mehr Betten benötigt werden – es gibt bei Weitem nicht so viele autistische Erwachsene. Tatsächlich werden in Ontario 42.000 Erwachsene mit allen möglichen Behinderungen versorgt und wenn, grob gerechnet, Autismus die Hälfte dieser Zahl ausmacht, gibt es 90 % der Erwachsenen mit Autismus in Silbermans Welt, die in Ontario „fehlen" (20.000 dort gegenüber 200.000), weil sie nicht existieren.

Sollte diese einfache Mathematik nicht ausreichen, Sie zu überzeugen, verweise ich auf ein 2017 erschienenes Buch, das meiner Meinung nach den Protagonisten, die eine Autismus-Epidemie bestreiten, das entsprechende Kontra bietet: *Denial: How refusing to face the facts about our autism epidemic hurts children, families, and our future* wurde von Dan Olmsted, einem ehemaligen investigativen Journalisten und Chefherausgeber von UPI, und dem Harvard-MBA Mark Blaxill, selbst Vater eines autistischen Kindes, geschrieben. Anscheinend hatten die Autoren ähnliche Bedenken, ein ganzes Buch über ein Thema zu schreiben, das von den meisten Menschen hoffentlich als Mumpitz betrachtet wird. Die Autoren bemerkten, dass „ein Teil unserer persönlichen Herausforderung als Elternteil mit autistischem Kind sowie als Gesundheitsjournalist darin besteht, die ‚Vorstellung' [dass es keine echte Autismus-Epidemie gibt] ernst genug zu nehmen, um sie gründlich zu entlarven, und nicht nur darauf zu warten, dass die Geschichte diesem Unsinn den Garaus macht, wie es schließlich auch der Fall sein wird."[9]

Olmsted und Blaxills Buch ist so scharfsinnig und so klar und bringt Silbermans gesamte These zum Einsturz (die Autoren widmen viele Kapitel Silbermans Buch *Geniale Störung*, um es zu widerlegen), dass ich mich bemühen werde, dem Buch in einem einzigen Kapitel gerecht zu werden. Ich kann Ihnen einige ausgewählte Passagen aus dem Buch anbieten, die meines Erachtens allein dafür stehen, die Verleugnung der Autismus-Epidemie als abwegig zu betrachten:

> *Die Bestreitung einer Autismus-Epidemie ergibt keinen Sinn. Nehmen Sie die US-Bevölkerung von 124 Millionen im Jahr 1931 – das Jahr, in dem das älteste Kind in diesem ersten Bericht über Autismus geboren wurde – und dividieren Sie diese Zahl durch die gegenwärtige Autismusprävalenz von 1 zu 68 Kindern [Anmerkung: heute ist es 1 von 36]. 1931 hätte es 1,8 Millionen Amerikaner mit Autismus geben müssen, gab es aber nicht. Wir haben die medizinische Literatur nach Fällen aus der Zeit davor durchforstet und es sind im Wesentlichen keine zu finden.*[10]

Sie gehen in ihren Berechnungen auch bis zum „Anbeginn der Zeit" zurück, was es noch schwieriger macht, die Behauptung von Silberman und anderen zu akzeptieren:

> *Gehen wir noch etwas weiter zurück: Wie viele Menschen haben je auf der Erde gelebt? Etwa 100 Milliarden bis 1931. Auch hier lässt sich leicht errechnen, dass es etwa anderthalb Milliarden autistische Menschen gab, die vor 1930 gelebt haben. Jetzt beginnen wir, die Gehaltlosigkeit hinter den Behauptungen Silbermans, des Bestreiters der Epidemie, zu erahnen. Es mag einzelne Personen mit genügend Merkmalen gegeben haben, die für eine Autismusdiagnose infrage kamen, aber 1,5 Milliarden wären weitaus augenfälliger gewesen; irgendjemand hätte darauf hingewiesen. Angesichts des ausgeprägten Profils autistischer Kinder ist es unmöglich, dass sich kein Arzt oder Beobachter des sozialen Umfelds zu ihrem deutlich unterschiedlichen Verhalten geäußert hätte.*[11]

## Verklärung einer schwerwiegenden Behinderung

Wenn ich als Elternteil eines autistischen Sohnes lange genug in Silbermans fiktive Version des Autismus und seiner Geschichte eintauche, klingt alles irgendwie gut, wenn nicht sogar ein bisschen großartig. Autismus ist nur eine andere Art zu denken; er war schon immer da. Menschen mit Autismus sind begabt und haben der Welt so viel zu bieten. Eine US-Fernsehserie, die seit 2017 ausgestrahlt wird, *The Good Doctor*, macht Autismus sogar noch populärer – die Hauptfigur ist ein autistischer Arzt, der außergewöhnliche Heilkräfte besitzt.

Leider ähnelt „der gute Doktor" jemandem, der etwas hinkt, am Stock geht und das Klischee des Querschnittsgelähmten repräsentiert. Seine Geschichte ist faszinierend und fesselnd, hat aber wenig Ähnlichkeit mit dem Autismus, mit dem die meisten Eltern, mich eingeschlossen, tatsächlich jeden Tag konfrontiert werden. Und persönlich ärgere ich mich darüber, wie Silberman, *The Good Doctor* und viele Verfechter der Neurodiversität eine schreckliche Behinderung verklären. Wenn Sie „im College entdeckt haben, dass Sie Autismus haben", dann haben Sie nicht den Autismus, unter dem jetzt mehr als eine Million amerikanischer Kinder leiden, einschließlich meines eigenen Sohnes.

Trotz allem, wie Sie vielleicht gelesen haben, ist die Definition von Autismus im Laufe der Zeit bemerkenswert gleich geblieben. Da sich Autismus nicht mit einem Bluttest diagnostizieren lässt, wird er durch Beobachtung festgestellt, und jeder, der genügend Autismusmerkmale aufweist, leidet an dieser Krankheit. Zu den Merkmalen einer Autismusdiagnose gehören das frühe Auftreten der Symptome (typischerweise vor dem 30. Lebensmonat), die Unfähigkeit, eine Beziehung zu anderen Menschen zu entwickeln (die sogenannte „sozial-emotionale Reziprozität"), „grobe Defizite" in der Sprachentwicklung, eigentümliche Sprachmuster und ungewöhnliche Beziehungen zur Umwelt (Bindung an unbelebte Objekte, Unbeweglichkeit und dergleichen).

Olmsted und Blaxill erklären: „Die meisten Kinder mit der Diagnose ‚Autismus' werden nie einer Arbeit nachgehen, Steuern zahlen, sich verlieben, heiraten, Kinder bekommen oder für ihre Gesundheit und ihr Wohlergehen verantwortlich sein."[12] Tatsächlich sind laut des kalifornischen Bildungsministeriums mehr als 50 Prozent der autistischen Kinder überhaupt nicht in der Lage zu sprechen.[13] Eine Studie im *Journal of Autism and Developmental Disorders* zeigte, dass 28 Prozent der achtjährigen Kinder mit Autismus-Spektrum-Störungen (ASD) selbstverletzendes Verhalten an den Tag legen (das bedeutet, sie fügen ihrem eigenen Körper Verletzungen zu).[14] Das *Maternal and Child Health Journal* veröffentlichte eine Untersuchung, aus der hervorgeht, dass Kinder mit Autismus doppelt so häufig fettleibig sind.[15] Eine Studie aus dem Bereich der Pädiatrie ergab, dass 35 Prozent der jungen Erwachsenen, die an Autismus leiden, nach der Highschool nie einen Job hatten oder eine Ausbildung erhielten.[16] Wissen Sie, wie hoch die durchschnittlichen Kosten für die Unterstützung eines autistischen Menschen im Laufe seines Lebens sind? 2,4 Millionen Dollar.[17]

Als wären diese Zahlen nicht schon schlimm genug, hat eine in der Zeitschrift *Research in Developmental Disabilities* publizierte Arbeit gezeigt, dass autistische Kinder auch erheblich kränker sind als ihre Altersgenossen ohne Autismus.[18] Asthma, Haut- und Nahrungsmittelallergien, Ohrinfektionen, starke Kopfschmerzen und Durchfall oder Kolitis sind bei einem Kind mit Autismus weitaus wahrscheinlicher. Tatsächlich waren die Magen-Darm-Probleme bei autistischen Kindern sehr viel schlimmer als bei jeder anderen Gruppe. Die Autoren der Studie waren daher der Meinung, diese Kinder verdienten besondere Aufmerksamkeit, wobei sie feststellten, „dass ein Ergebnis besonders hervorsticht, wenn wir die Gruppen mit Entwicklungsstörungen miteinander vergleichen: Kinder mit Autismus litten im vergangenen Jahr mit doppelt so hoher Wahrscheinlichkeit an Durchfall oder Kolitis wie Kinder mit ADHS, einer Lernbehinderung oder einer anderen Entwicklungsverzögerung. Die Wahrscheinlichkeit, dass sie diese gastrointestinalen Probleme hatten, war siebenmal höher als bei Kindern ohne Entwicklungsstörungen.“ Kürzlich berichtete National Public Radio, dass Menschen mit Entwicklungsstörungen siebenmal häufiger sexuellen Übergriffen ausgesetzt sind und diese Übergriffe typischerweise „an Orten geschehen, wo sie geschützt und sicher sein sollten“ – ein Albtraumszenario für jedes Elternteil mit autistischem Kind.[19]

Schließlich, und das ist wirklich tragisch, schätzt die Organisation Autism Speaks, dass ein Drittel der Kinder mit Autismus auch an Epilepsie leidet, „einer Hirnstörung, die durch wiederkehrende Anfälle oder Krämpfe gekennzeichnet ist“.[20] Und eine europäische Studie aus dem Jahr 2016 fand heraus, dass Menschen mit Autismus „jünger sterben als der Durchschnittsbürger – 12 bis 30 Jahre“, wobei die Hauptursache für einen frühen Tod Epilepsie ist.[21] Ist dies dieselbe glückliche Welt, die Silberman beschreibt? Nicht in Ihrem Leben. Oder in deren.

## Sogar der Kongress glaubt, dass wir eine Epidemie haben

Im Jahr 2012 hielt das Committee on Oversight and Government Reform, das der Aufsicht über Regierungshandeln dient, eine Anhörung zum Thema Autismus ab. Titel der Anhörung? „1 von 88 Kindern [die damalige Autismusquote]: Ein Blick auf die Reaktion des Bundes auf steigende Autismusquoten.“ Der Kommissionsvorsitzende Darrell Issa eröffnete die Anhörung und sagte: „Vorausgesetzt, die Zahlen sind korrekt, und wenn sie von dem heutigen Verhältnis von 1 zu 88 Kindern, die in irgendeiner Weise von ASD betroffen sind, weiter steigen, haben wir es heute in der Tat mit einer Epidemie zu tun. Es könnte sein, dass die Rate von 1 zu 150 zu Beginn des vorigen Jahrhunderts etwas zu niedrig war, dass bei den Menschen tatsächlich keine Diagnose festgestellt wurde. Aber das glauben nur wenige Menschen." Dan Burton, ein Kongressabgeordneter aus Indiana, fügte hinzu: „Wir sind von einer Autismusquote von 1 zu 10.000 Kindern auf 1 zu 88 gekommen. Es ist schlimmer als eine Epidemie; es ist eine absolute Katastrophe."[22] Carolyn Maloney, eine Kongressabgeordnete aus New York, verlieh dem Ganzen noch mehr Nachdruck:

> *Autismus entwickelt sich in den USA zu einer wachsenden Epidemie, die unbedingt bekämpft werden muss ... Nun zu den Zahlen, auf die er vorhin hingewiesen hat, nämlich dass früher 1 von 10.000 Kindern Autismus hatte, jetzt ist es 1 von 88, und ich möchte Dr. Boyle [einen CDC-Angestellten] fragen, warum? Und ich möchte nicht hören, dass wir eine bessere Erfassung haben. Wir haben eine bessere Erfassung, aber eine Erfassung würde keinen Sprung von 1 zu 10.000 auf 1 zu 88 erklären. Das ist ein riesiger, riesiger, riesiger Sprung. Welche anderen Faktoren könnten neben einer besseren Erfassung dazu beitragen? Nehmen Sie die bessere Erfassung vom Tisch. Ich stimme zu, dass wir eine bessere Erfassung haben, aber diese Zahlen werden nicht berücksichtigt.*

Unsere eigenen gewählten Vertreter scheinen die Wahrheit zu kennen und dennoch sind Menschen wie Silberman weiterhin in allen Medien vertreten.

## Keine Epidemie, keine Verantwortung

Robert F. Kennedy jun. gab eine überzeugende Vorstellung davon, warum seiner Meinung nach das Abstreiten von Epidemien ein Thema in der öffentlichen Debatte bleibt. In einem pointierten Essay, in dem Silbermans Buch im Jahr 2015 besprochen wurde, schreibt Kennedy:

> *Eine Fadenwurmtaktik, die ein Jahrzehnt lang von der Pharmaindustrie und dem Center[s] for Disease Control (CDC) und ihren Verbündeten angewandt wurde, um gegen die wissenschaftlichen Beweise anzugehen, dass die explosionsartige Autismusausbreitung eine von Menschen verursachte Epidemie neueren Ursprungs ist, war*

*die Andeutung, dass es überhaupt keine Autismus-Epidemie gibt. Die öffentlichen Gesundheitsbehörden lehnen es ab, die plötzliche Explosion der Krankheit als „Epidemie“ oder „Krise“ zu bezeichnen und raten aktiv davon ab, die umweltbedingten Ursachen dafür wissenschaftlich zu untersuchen. „Sie werden niemals hören, dass die CDC die explosionsmäßige Autismusverbreitung als eine Krise oder eine Epidemie bezeichnet“, sagte Dr. Brian Hooker, Epidemiologe der Simpson University. „Solange es keine Epidemie gibt, braucht niemand nach dem Auslöser in der Umwelt zu suchen. All dies erklärt die Aufregung bei den von Big Pharma finanzierten Medien während des erstmaligen Erscheinens von Steve Silbermans Buch* Geniale Störung: Die geheime Geschichte des Autismus und warum wir Menschen brauchen, die anders denken. *Indem er die alten Falschmeldungen der Pharmaindustrie nachplappert, deutet Silberman an, dass Autismus eine gänzlich genetisch bedingte psychische Erkrankung sei, die uns in ähnlicher Häufigkeit wie heute schon immer begleitet hat. Silberman argumentiert, dass wir bis vor Kurzem Autismus nie bemerkt haben, weil betroffene Personen mit der Krankheit früher in psychiatrischen Einrichtungen untergebracht oder falsch diagnostiziert wurden.*[23]

Kennedy kommt zu folgendem Schluss: „Silbermans übergreifende Botschaft lautet, dass wir aufhören sollten, die umweltbedingte Ursache der Autismus-Epidemie – und mögliche Heilmittel – zu untersuchen, und einfach das Mosaik der Neurodiversität der Menschheit feiern sollten. Das ist natürlich alles dummes Zeug.“ Olmsted und Blaxill geben ihre eigene Meinung zu dem Warum kund, indem sie fragen: „Wer profitiert davon?“

*Die erste Frage, die wir uns stellen müssen, ist die unvermeidliche Frage des Eigennutzes: Cui bono? Wer profitiert von diesem unfassbaren Versäumnis, die einfache Wahrheit zuzugeben und anzusprechen? Angesichts des Ausmaßes des Autismusproblems ist es nicht verwunderlich, dass mächtige Interessengruppen nach Wegen suchen, um nicht für das Problem verantwortlich gemacht zu werden und, was noch schlimmer ist, auf irgendeine Weise – finanziell oder anderweitig – zur Rechenschaft gezogen zu werden. Wie wir im ersten Satz des Buches geschrieben haben, stehen Billionen von Dollar auf dem Spiel, darunter Milliarden von Gewinnen, Aktienkursen,*

*Boni und Verbindlichkeiten. Die mit der Epidemie verbundenen Dollarzeichen sind so groß, dass es für die Hauptverdächtigen Milliarden wert ist, sich der Rechenschaftspflicht zu entziehen.*[24]

## Das System der Epidemie-Verleugnung

Ganz vorne im System der Verleugnung der Epidemie sitzt ein Mann: Dr. Paul Offit. Oberflächlich betrachtet gibt es keinen Grund, warum Offit eine große Meinung zu Autismus haben oder jemals von der Mainstream-Presse über Autismus zitiert werden sollte, da sein Fachgebiet … Impfstoffe sind. Paul Offit ist Professor für „Vakzinologie" am Kinderkrankenhaus von Philadelphia und hat persönlich zig Millionen Dollar verdient, als eine seiner Erfindungen – ein Impfstoff gegen Rotaviren – in den von den USA empfohlenen Impfkalender aufgenommen wurde.[25] Offit hat zwar keine formelle Ausbildung auf irgendeinem Gebiet, das mit Autismus zu tun hat, aber das hielt ihn nicht davon ab, Bücher über Autismus zu schreiben (*Autism's False Prophets: Bad Science, Risky Medicine, and the Search for a Cure*, nur englischsprachig, Anm. d. Verlags), und er wird in den Medien oft zitiert, wenn es um Autismus geht. Im Jahr 2010 wählte der Age of Autism-Blog Paul Offit zum „Verleugner des Jahrzehnts" für die Nuller Jahre.[26] Hier ist ein typisches Zitat Offits über die Autismusquote:

> *Es ist keine wirkliche Epidemie. Mitte der 1990er-Jahre wurde die Definition von Autismus auf das erweitert, was heute als Autismus-Spektrum-Störungen bezeichnet wird. Viele mildere Teile des Störungsbilds – Probleme mit der Sprache, soziale Interaktion – wurden in die Skala mit aufgenommen. Wir sind heute auch aufmerksamer, sodass wir diese Krankheit öfter wahrnehmen. Und es gibt einen finanziellen Anstoß, Kinder in die erweiterte Definition einzubeziehen, damit ihre Behandlung von der Versicherung übernommen wird. Zöge man die aktuellen Kriterien heran und ginge 50 Jahre zurück, würde man, so wird behauptet, ungefähr genauso viele Kinder mit Autismus sehen.*[27]

In der Welt von Paul Offit gibt es hier kein Problem. Die Dinge sind so, wie sie immer waren; wir verstehen sie nur besser. Und wenn es keine Epidemie gibt, gibt es auch keine Ursache in der Umwelt, denn warum einen auslösenden Sündenbock suchen, wenn etwas nicht wirklich gewachsen ist? Anders ausgedrückt: Die Autismus-Epidemie zu bestreiten bedeutet, das Leiden von Millionen von Kindern und ihrer Familien zu leugnen und auch die Erforschung der wahren Ursache abzulehnen, um die Epidemie beenden zu können. Aber was ist Offits wahre Motivation? Meiner Meinung nach ist die Autismus-Epidemie die größte Bedrohung für das Impfprogramm in seiner derzeitigen Form. Wie bereits erwähnt, wird die Gleichung von Risiko und Nutzen hinsichtlich des Impfprogramms zerstört, wenn Impfungen bei einem von 36 Kindern Autismus auslösen. Wenn andererseits Autismus schon immer präsent war, könnten Impfstoffe möglicherweise keine Rolle spielen.

Paul Offit ist ein öffentliches Sprachrohr mit engen finanziellen Beziehungen zu insbesondere einem Unternehmen: Merck, dem größten Impfstoffhersteller der Welt. Tatsächlich ist Offit *Maurice R. Hilleman, Professor* für Impfstoffkunde (derselbe Maurice Hilleman, der den MMR-Impfstoff erfunden hat) an der Perelman School of Medicine der University of Pennsylvania, einem von Merck gestifteten Lehrstuhl.

Ist es wirklich so schwer zu verstehen, warum er für die Medien der Ansprechpartner für Behauptungen ist, wenn es darum geht, Epidemien zu leugnen?

Paul Offit ist nicht der einzige, der schöne Sprüche oder Kommentare zu Studien von sich gibt und manchmal auch Primärforschung betreibt, um Zweifel an der Zunahme der Autismusquote aufrechtzuerhalten. Dr. Peter Hotez, Dr. Eric Fombonne und Dr. Paul Shattuck sind drei weitere medienfreundliche Sprachrohre mit engen Verbindungen zur Impfstoffindustrie, die in der etablierten Presse als objektive und sachkundige Experten zu Geschichten über Autismus hofiert werden.

Peter Hotez, der vielleicht meistzitierte „Experte“ für Impfstoffe und Autismus in den vergangenen Jahren, ist in Wirklichkeit Patentinhaber mehrerer experimenteller Impfstoffe.[28] Eric Fombonne hat nicht nur eine der verblüffend schlechtesten Studien über den Impfstoff gegen Masern, Mumps und Röteln (MMR) verfasst (den ich in Kapitel 3 bespreche), sondern auch als Sachverständiger für Impfstoffhersteller gedient, indem er vor Gericht gegen die Eltern von Kindern aussagte, die durch den Impfstoff Schaden genommen haben.[29] Paul Shattuck war ein Merck-Stipendiat und hat von der CDC Zuschüsse von mehr als 500.000 Dollar zur Finanzierung seiner Forschung erhalten.[30] Objektive Experten? Nicht einmal annähernd. „Profitieren“ sie von der Leugnung einer Epidemie? Natürlich tun sie das, wie Blaxill und Olmsted wortgewandt erklären:

*Die Menschen, die am meisten von der Verleugnung einer Autismus-Epidemie profitieren, sind diejenigen, die die Toxine herstellen und die Expositionen inszenieren, die, wenn auch unbeabsichtigt, die Epidemie verursacht haben. Sie profitieren zuerst, unnötig zu sagen, indem sie Geld verdienen und dann, indem sie eine Schuld in Form von rechtlicher, finanzieller und möglicherweise sogar strafrechtlicher Haftung vermeiden.*[31]

## Der Autismusexperte

In *Geniale Störung* lobt Silberman die Arbeit von Dr. Bernard Rimland, einem wegweisenden Psychologen, dessen berühmtes Buch *Infantile Autism* von 1964 für immer die Vorstellung zerstörte, Autismus sei emotional distanzierten Eltern geschuldet. Silbermans Entscheidung, Rimland zu vergöttern, ist angesichts seiner immensen Beiträge auf dem Gebiet des Autismus zwar völlig angemessen, aber auch paradox, wenn man bedenkt, dass Rimland auch die früheste und öffentlichste Stimme war, die eine schleichende Dynamik in der Autismusdebatte hinterfragte, die Mitte der 1990er-Jahre zum ersten Mal auftrat: die Verleugnung der Epidemie.

Bernard Rimland, der sowohl die Autism Society of America als auch das Autismusforschungsinstitut gründete, war in den 1980er- und 1990er-Jahren und bis zu seinem Tod im Jahr 2006 die führende Autorität zum Thema Autismus. Tatsächlich war er der Pionier der biomedizinischen Intervention, der sich viele Eltern zur Genesung ihrer Kinder bedienten. Mitte der 1990er-Jahre erkannte er eindeutige Beweise für einen massiven Anstieg der Anzahl autistischer Kinder und schrieb bereits 1995 einen Aufsatz mit dem Titel „Is there an autism epidemic?" (Gibt es eine Autismus-Epidemie?).[32] Rimlands Antwort war einfach und direkt: „Ja! Die Anzahl der autistischen Kinder hat eindeutig stark zugenommen." Bis zum Jahr 2000 konnte Rimland kaum mit einer ständig wachsenden Zahl autistischer Kinder Schritt halten, ebenso wenig wie mit dem anhaltenden Versuch einiger Experten, das Wasser zu trüben. In jenem Jahr veröffentlichte er einen inzwischen berühmten Essay im *Journal of Nutritional & Environmental Medicine*, in dem es heißt:

*Während es einige wenige Ewiggestrige gibt, die darauf insistieren, dass es keine wirkliche Autismus-Epidemie gibt, sondern nur höhere Aufmerksamkeit, ist es für alle anderen offensichtlich, dass die Zahl der Kleinkinder mit Autismus-Spektrum-Störungen (ASD) dramatisch zugenommen hat und weiter steigt … Die Beweise waren 1995 überzeugend und sind im Jahr 2000 überwältigend. Nichtsdestotrotz lese und höre ich täglich über Fachleute, darunter viele, die als Autoritäten für Autismus gelten und behaupten, die Anzahl autistischer Menschen nehme nicht wirklich zu … Ich las das Wort Autismus zum ersten Mal im Frühjahr 1958, fünf Jahre nachdem ich meinen Doktor in Psychologie gemacht hatte … Ich habe ähnliche Geschichten von vielen Ärzten, Sonderschullehrern und Schulleitern gehört, deren Erfahrungen bis in die frühen 1970er Jahre und davor zurückreichen. Autismus war damals wirklich selten.*[33]

## Die drei Hauptargumente von Leugnern der Autismus-Epidemie

Wenngleich Dr. Rimland zweifellos der bekannteste Autismusforscher war, als Mitte der 1990er-Jahre erstmals die Leugnung der Epidemie aufkam, reichen seine Worte allein möglicherweise nicht aus, um jeden zu überzeugen. Wichtig ist, sich die tatsächlichen Daten, die Details und die vielen publizierten Studien anzusehen.

„Epidemie-Leugner" bieten drei einzelne, aber verwandte Erklärungen dafür, warum sie glauben, dass Autismus uns schon immer in gleichem Maße begleitet habe: dass sich die Diagnose verbessert habe, dass Autismus eine Neuklassifizierung geistiger Retardierung sei und dass sich die Definition des Begriffs Autismus erweitert habe. Jede Erklärung klingt, oberflächlich betrachtet, plausibel, wird aber durch Fakten und Wissenschaftsstudien zunichte gemacht. Und jede dieser drei gängigen Erklärungen ist leicht überprüfbar. Lassen Sie uns also sehen, was die Beweise zeigen. Zuerst aber sollten wir einen Referenzwert festlegen.

### Der Referenzwert in Wisconsin

1970 wurde in den Archives of General Psychiatry ein Referenzwert für die Prävalenz von Autismus festgelegt.[34] Anhand von Daten aus Wisconsin versuchten Dr. Darold Treffert und Kollegen, „die Inzidenz und Prävalenz von Kindheitsschizophrenie und frühkindlichem Autismus in der gesamten Bevölkerung des Bundesstaates im Alter von 12 Jahren und darunter zu ermitteln". Dies war das erste Mal, dass ein gründliches Verfahren durchgeführt wurde, um die Autismusquote zu ermitteln, und Treffert und sein Team untersuchten etwa 899.000 Kinder; sein Ergebnis: 0,7 Kinder von 10.000

„entsprechen der Definition des klassischen, frühkindlichen Autismus". (In den 1970er-Jahren war Autismus in Medizinerkreisen in Deutschland größtenteils noch unbekannt. Zwar wurde die Zahl autistischer Kinder aufgrund epidemiologischer Studien auf 6.000 bis 7.000 geschätzt, allerdings waren Mitte der Siebziger gerade einmal 600 Fälle bekannt. Anm. d. Verlags) Dies ist die Studie, aus der die weitverbreitete Zahl „1 von 10.000" stammt.

Erwähnenswert ist, dass Treffert über die Merkmale berichtete, aufgrund derer ein Kind aus Wisconsin als autistisch gilt:

> *Klassischer frühkindlicher Autismus, der die Organizität ausschließt und sich durch frühes Auftreten der Krankheit, Selbstisolation und die Unfähigkeit, Beziehungen aufzubauen sowie Sprachprobleme, Verdacht auf Taubheit und das Bedürfnis nach Gleicherhaltung manifestiert.* [Mein Sohn hatte all diese Kriterien erfüllt].

Trefferts Untersuchung erkannte auch einen großen Gegensatz im Geschlechterverhältnis von autistischen Kindern und stellte fest, dass Jungen häufiger an der Krankheit litten als Mädchen, und zwar im Verhältnis 3,4 zu 1. Ebenso fand man heraus, dass Eltern autistischer Kinder „ein hohes Bildungsniveau" hatten und „eine geringe Inzidenz psychischer Erkrankungen" aufwiesen. Die Studie war besonders gründlich und die Autoren hatten Zugang zur gesamten psychiatrischen Infrastruktur von Wisconsin, einschließlich aller Einrichtungen, in denen sich ein Kind mit Symptomen einer psychischen Störung befand.

Treffert war der Ansicht, „dass es aufgrund der Komplexität der neurologischen Störung, der schwierigen Differentialdiagnose und der komplizierten Dispositionsplanung sehr unwahrscheinlich war, dass innerhalb von fünf Jahren kein Fall von Kindheitsschizophrenie oder frühkindlichem Autismus in der Altersgruppe bis zu 12 Jahren in einer der oben genannten Situationen aufgetreten wäre." Wäre Steve Silbermans Weltanschauung richtig, hätte es in Wisconsin mehr als 18.000 Kinder mit Autismus geben müssen. Dr. Treffert und sein Team fanden lediglich etwas mehr als 60.

45 Jahre später, im Jahr 2015, kommentierte Treffert die Autismus-Epidemie für die Wisconsin Medical Society in einem Blog-Beitrag. Während er einerseits behauptete, dass die Zunahme der Autismusfälle sich teilweise darauf zurückführen ließe, dass die Anzahl der Kriterien vergrößert wurde (siehe das dritte Argument zur Leugnung der Autismus-Epidemie auf Seite (S. 28)), machte er andererseits deutlich, dass er „überzeugt ist, dass es eine tatsächliche Zu-

nahme der Erkrankung gibt ... Und meiner Ansicht nach ist dieser Anstieg zum Teil tatsächlich auf einige Umweltfaktoren zurückzuführen (unterschiedliche Schadstoffe, die ebenfalls zu einer Zunahme weiterer angeborener Anomalien und Frühgeburten beitragen können)“.[35]

Lassen Sie mich das klarstellen, denn es handelt sich um eine wirklich große Sache: Der allererste Epidemiologe, der 1970 in Wisconsin die Autismusquote in Wisconsin analysierte, meint, dass es einen tatsächlichen Anstieg dieser Quote gebe und diese Zunahme zumindest teilweise auf Umweltfaktoren zurückzuführen sei.

### Erstes Argument zur Leugnung der Autismus-Epidemie: Die Diagnose-Möglichkeiten haben sich verbessert

Den meisten Menschen fällt es schwer, den Unterschied zwischen einer Autismusquote von 3,3 pro 10.000 und einer Quote von 277 pro 10.000 Erkrankten zu verinnerlichen. Sie wissen, dass die zweite Zahl viel größer ist, sind sich aber vielleicht nicht der praktischen Bedeutung dieses Unterschieds bewusst. Betrachten wir also ein Beispiel aus dem wahren Leben: 1987, kurz vor dem Wendepunkt der Autismus-Epidemie im Jahr 1989, wurde eine von Fachleuten begutachtete Studie mit dem Titel „A Prevalence Study of Pervasive Developmental Disorders in North Dakota“ (Eine Prävalenzstudie zu tiefgreifenden Entwicklungsstörungen in North Dakota) veröffentlicht, die zählen sollte, wie viele Kinder im gesamten Bundesstaat die Diagnose PDD (tiefgreifende Entwicklungsstörung, Anm. d. Verlags) bzw. Autismus hatten.[36] Die Forscher untersuchten alle 180.000 Kinder unter 18 Jahren und stellten fest, dass die Autismusquote in North Dakota bei 3,3 pro 10.000 Kindern lag.

Die Autoren der Studie fassten ihre Ergebnisse folgendermaßen zusammen:

> *Von den 180.986 Kindern in North Dakota im Alter von 2 bis 18 Jahren erfüllten 21 die DSM-III-Kriterien [Diagnostisches und statistisches Handbuch psychischer Störungen, Anm. d. Verlags] für frühkindlichen bzw. infantilen Autismus (IA), zwei erfüllten die Kriterien für das Auftreten einer tiefgreifenden Entwicklungsstörung (COPDD) im Kindesalter, und bei 36 wurde eine atypische tiefgreifende Entwicklungsstörung (APDD) diagnostiziert, weil sie die Verhaltenskriterien für COPDD vor dem 30. Lebensmonat, aber nie die Kriterien für IA erfüllten. Die Prävalenzraten wurden für IA auf 1,16 pro 10.000, für COPDD auf 0,11 pro 10.000 und für APDD auf*

*1,99 pro 10.000 Kinder geschätzt. Die kombinierte Rate für alle PDD betrug 3,26 pro 10.000 bei einem Verhältnis von 2,7 zu 1 zwischen Jungen und Mädchen.*

Dies war eine außerordentlich sorgfältige Studie. Die Kinder mit Autismus wurden von einem Arzt persönlich untersucht, die Daten in einer Zeitschrift veröffentlicht und von Fachkollegen begutachtet; die Daten waren replizierbar. Die Forscher fanden heraus, dass 3,3 von 10.000 Kindern an Autismus litten. Konnten sie sich geirrt haben? War die tatsächliche Zahl wirklich ganz anders? Möglicherweise. Vielleicht war die echte Rate wirklich so hoch (5 von 10.000) oder so niedrig (2 von 10.000). Aber wir sprechen hier von 3,3 von 10.000 Kindern mit Autismus oder ungefähr über 1 von 3.300.

Wir wissen heute, dass 1 von 36 Kindern von Autismus betroffen ist, das sind 83-mal mehr Kinder als in der Studie von North Dakota aus dem Jahr 1987. Aber es ist schlimmer, wenn man es anders betrachtet: Wären es 1987 eine Million Kinder gewesen, hätten 330 an Autismus gelitten; wenn es heute eine Million Kinder sind, leiden 27.777 Kinder. Lassen Sie mich das noch einmal wiederholen: Im Jahr 1987 bedeutete die Quote der Autismusprävalenz, dass pro eine Million Kinder 330 autistisch waren. Bei der heutigen Zahl, die etwa 13-mal so hoch ist, gäbe es fast 28.000 an Autismus erkrankte Kinder.

Wenn Sie Steve Silberman und anderen Epidemie-Leugnern glauben wollen, müssen Sie davon überzeugt sein, dass die 1987 durchgeführte Untersuchung zur Autismusprävalenz schlichweg falsch war. Die Forscher in North Dakota übersahen jede Menge Kinder und machten viel zu geringe Angaben über die tatsächliche Anzahl der Fälle mit Autismus. Wie viele Kinder übersahen sie? Nun, wenn die Forscher in North Dakota feststellten, dass 3,3 von 10.000 Kindern an Autismus litten, obwohl sie 277 pro 10.000 Kinder hätten finden müssen, dann haben sie 98,8 Prozent der Autismusfälle in North Dakota übersehen. Das bedeutet, dass 1987 die Kinderärzte, Psychologen und alle Screening-Fragebogen (ganz zu schweigen von allen Eltern) in North Dakota 98,8 Prozent der Kinder mit Autismus übersahen und sie einfach durch die Maschen schlüpfen ließen. Diese Kinder, alle 98,8 Prozent von ihnen, saßen im Unterricht direkt neben ihnen, und sie und ihre Eltern und Ärzte wussten es nicht. Es ist eine unmögliche Welt, aber es ist die, die Steve Silberman, Paul Offit und andere uns glauben machen wollen.

Noch mal kurz zurück nach North Dakota. Die Wissenschaftler und Ärzte, die 1987 diese Studie durchführten und die ergab, dass von 10.000 Kindern 3,3 an Autismus litten, wollten auf jeden Fall sicherstellen, dass ihre

Zählung korrekt war. Sie verfolgten zwölf Jahre lang dieselbe Geburtskohorte, nämlich die fast 200.000 Kinder, aus denen ihre ursprüngliche Studie von 1987 bestand. 13 Jahre später, im Januar 2000, veröffentlichten sie eine zweite Studie mit dem Titel „A Prevalence Methodology for Mental Illness and Developmental Disorders in Rural and Frontier Settings“ (Eine Prävalenzstudie über psychische Erkrankungen und Entwicklungsstörungen in ländlichen und Grenzgebieten).[37] Die Autoren der Studie schlussfolgerten:

*Die Ergebnisse der Prävalenzstudie [die ursprüngliche Studie von 1987] wurden mit den Ergebnissen einer zwölf Jahre andauernden Überwachung der Kohorte verglichen. Die zwölf Jahre andauernde Beobachtung machte einen Fall ausfindig, der in der ursprünglichen Prävalenzstudie übersehen wurde. So identifizierte die ursprüngliche Methodik der Prävalenzstudie 98 Prozent der Fälle mit tiefgreifender Entwicklungsstörung mit autistischen Zügen in der Bevölkerung. Diese Methodik kann auch für Studien über andere Entwicklungsstörungen in ländlichen und Grenzgebieten nützlich sein.*

Diese Forscher kehrten also zwölf Jahre später zurück und überprüften ihre Arbeit. Bei ein paar hunderttausend Kindern stellten sie fest, dass sie ihre ursprüngliche Schätzung der Autismusprävalenz in North Dakota um genau ein Kind zu niedrig angesetzt hatten. Ein Kind! Diese Studie allein sollte jeden zum Schweigen bringen, der von einer „besseren Diagnose“ spricht, aber es kommt noch besser.

**Perinatales Kooperationsprojekt**

Olmsted und Blaxill schrieben in ihrem Buch *Denial* ausführlich über diese Studie aus dem Jahr 1975:

*Es würde unserer eigenen Argumentation sehr entgegenkommen, wenn die zuständigen Behörden die Zeit und das Geld aufgewendet hätten, eine mehr zeitgemäße Erhebung über die Autismusquote zu erstellen, bei der der Goldstandard der Überwachungsmethoden, nämlich eine vorausblickende Studie zur Autismusquote, angewendet worden wäre. Eine solche prospektive Studie würde eine große Gruppe von Kindern von der Geburt bis zur Kindheit begleiten und ihre Entwicklung in regelmäßigen Abständen streng überwachen, um festzustellen, wie sie voranschreiten und ob sie*

*Entwicklungsprobleme wie Autismus haben oder nicht. Eine weitsichtige Studie, die Autismus mit einbezieht, gäbe uns zu erkennen, wie hoch die tatsächliche Autismusquote wirklich war, indem sie eine bestimmte Bevölkerungsgruppe sorgfältig verfolgt und nicht rückblickend versucht hätte, Fälle in einer festgelegten Population zu identifizieren, nachdem Autismus bereits aufgetreten war. Im Idealfall hätte eine solche Studie irgendwo zwischen den 1930er-Jahren, als man Autismus erstmals erkannt hatte, und seiner explosionsartigen Ausbreitung in den 1990er-Jahren durchgeführt werden müssen, um überzeugende Argumente für niedrige Autismusquoten vor dem Ausbruch einer angeblichen „Epidemie" zu liefern. Ein weiteres ideales Merkmal einer solchen Studie wäre eine große Stichprobe – Zehntausende Kinder, die von Geburt an beobachtet würden, um herauszufinden, bei wie viel Prozent Autismus diagnostiziert wird. Eine solche ideale Studie würde Daten aus computergestützten Krankenakten sowie aus neurologischen, psychologischen und Sprach- und Höruntersuchungen in jedem Stadium der kindlichen Entwicklung heraussuchen. Führende medizinische Zentren, maßgebliche Forscher und eine strenge staatliche Beaufsichtigung würden gewährleisten, dass es keine Interessenkonflikte gibt. Vergleicht man die besprochene obskure Studie mit den heutigen Quoten, dann wüsste man wirklich, ob es eine Autismus-Epidemie gibt, einen kleinen Anstieg oder lediglich eine veränderte Form – so wie wir die verschiedenen Formen menschlicher Behinderung beschreiben. Oh, halt! Diese Studie wurde durchgeführt.*[38]

Forscher aus 14 verschiedenen Krankenhäusern, die an große Universitäten angeschlossen sind, beobachteten jahrelang eine Gruppe von Neugeborenen (30.000), die zwischen 1959 und 1965 geboren wurden.[39] Über die Kinder wurden in einem festgelegten Zeitraum vom Tag ihrer Geburt bis zu ihrem achten Lebensjahr detaillierte Gutachten erstellt. Die National Institutes of Health (die für die medizinische Forschung zuständige Bundesbehörde) erläuterte klar und deutlich, warum die Daten aus dieser Studie so wertvoll waren:

*Die Daten wurden im Rahmen einer prospektiven Studie [die Kinder wurden von Geburt an beobachtet und kontinuierlich neu bewertet] erhoben, die in ihrer Konzeption und ihrem Umfang einzigartig ist.*

*Die Daten stellen einen Fundus an Informationen von großem Wert dar. Es gibt Hunderte Bücher und Monografien, die auf Analysen dieser Daten basieren, sowie andere Publikationen. Dennoch sind die Möglichkeiten zur Weiterentwicklung des auf dieser Studie basierenden Wissens immens. Es ist unwahrscheinlich, dass eine solche Studie erneut durchgeführt wird, und es ist daher von besonderer Bedeutung, dass die Daten so umfassend wie möglich genutzt werden.*[40]

Um dies in einen weiteren Kontext zu stellen, hier der ursprüngliche Titel dieser Studie: „Collaborative Study of Cerebral Parsy, Mental Retardation, and Other Neurological and Sensory Disorders of Infancy and Childhood“ (Gemeinschaftliche Studie über Zerebralparese, geistige Behinderung und andere neurologische und sensorische Störungen im Säuglings- und Kindesalter). Ich erwähne dies nur, damit jedem klar ist, dass der wesentliche Zweck dieser Studie darin bestand, Abweichungen in der kindlichen Entwicklung zu finden, von denen Autismus wie ein schmerzender Daumen herausgestochen hätte. Wie Robert F. Kennedy Jr. sagte: Bleibt einem Autismus erspart, ist das so, „als hätte man ein Zugunglück verpasst“.[1]

Das National Collaborative Perinatal Project (NCPP – Nationales Perinatales Kooperationsprojekt, Anm. d. Übers.) war ein bedeutsames Unterfangen und wurde direkt vom Bewilligungsausschuss des US-Repräsentantenhauses finanziert. Laut einer Zusammenfassung der Studie sagten viele Experten für psychische Gesundheit vor dem Kongress über die Bedeutung dieser Studie aus:

*Der Bedarf an prospektiven Daten, die systematisch erfasst werden, zusammen mit dem seltenen Auftreten neurologischer Defizite in der Kindheit, machten die Verfügbarkeit einer großen Gruppe schwangerer Frauen zwingend erforderlich … Der Kern der Forschungsbemühungen bestand darin, eine große Zahl von Fällen detailliert zu untersuchen, um die Auswirkungen perinataler Faktoren auf die Gesundheit des einzelnen Kindes zu bewerten.*[42]

„Prospektive Daten, systematisch erfasst“, die genau nach Krankheiten wie Autismus suchten; 30.000 Kinder, ein Projekt, das so groß war, dass „die Größe und Komplexität des NCPP ein hoch entwickeltes und integriertes Personal erforderte, um die von den oben genannten Ausschüssen entwickelten und geleiteten Forschungsarbeiten durchzuführen.“ Die Kinder wurden zwischen ihrer Geburt und ihrem achten Lebensjahr neunmal untersucht; die Untersuchungen umfassten Pädiatrie, Psychologie, Neurobiologie, Sprechen, Sprache und Hören sowie visuelles Screening. Im Alter von drei Jahren wurden alle Kinder auf Sprachrezeption und -ausdruck, auf ein auditives Gedächtnis für Ziffern und unsinnige Silben, auf Sprechmechanismus, Sprachproduktion sowie zusätzliche Beobachtungen getestet – was eine Frage aufwirft, die auf der Hand liegt: Wie groß sind die Chancen, dass eine so gründliche Studie den Autismus übersehen würde? Die Antwort ist recht einfach: gleich null.

Dr. E. Fuller Torrey und seine Kollegen durchkämmten unabhängig voneinander die Daten des NCPP für ihre eigene Studie, um die Auswirkungen zu untersuchen, die Gebärmutterblutungen auf psychische Störungen haben könnten. Die Autoren stellten fest, dass „etwa 4.000 einzelne Informationen zu jeder Schwangerschaft und deren Ausgang gesammelt wurden". Einer dieser Ausgänge, nach dem sie suchten – Autismus – wurde daher genau analysiert. Die Ergebnisse von Torreys Studie, die 1975 im *Journal of Autism and Childhood Schizophrenia* veröffentlicht wurden, ergaben, dass 14 Kinder die Kriterien für Autismus aus den NCPP-Daten erfüllten.[43]

14 autistische Kinder wurden in der umfassendsten Studie über Kinder gefunden, die jemals in den USA durchgeführt wurde, in einer Studie, die insbesondere nach „neurologischen und sensorischen Störungen im Säuglingsalter und in der Kindheit" suchte, denn so ist Autismus definiert: als eine neurologische und sensorische Störung. Diese 14 Kinder entsprechen 4,7 Kindern von 10.000 gegenüber der heutigen Rate von 277 von 10.000, was 59-mal mehr Kindern entspricht. Die Quote des NCPP (4,7 von 10.000) entspricht der Rate der North-Dakota-Studie von 3,3 pro 10.000 Kindern.

Wäre die tatsächliche Autismusquote während der Zeit des NCPP 1 von 36 gewesen, hätten die Forscher 98,4 % oder 819 der Kinder mit Autismus übersehen; das taten sie nicht.

Heute ist Torrey nach wie vor ein aktiver Forscher, sein Spezialgebiet ist die Schizophrenie. Ich sprach ihn in einem Interview auf diese Studie von 1975 an, und er sagte mir: „Es fällt mir schwer zu glauben, dass die an der Studie beteiligten Personen so viele Kinder [mit Autismus] übergangen haben. Sie waren sehr gründlich." Ich fragte ihn, was seiner Meinung nach für so viele autistische Kinder heute verantwortlich sein könnte. Dr. Torrey wies schnell darauf hin, dass sein Fachgebiet die Schizophrenie sei, er aber „vermute, dass Autismus, Multiple Sklerose und Schizophrenie die Folge eines infektiösen Erregers im Gehirn sind".[4]

Das Argument der besseren Diagnose ist nicht stichhaltig. Die Fakten, die Studien und der gesunde Menschenverstand untermauern es nicht. Sogar unsere Kongressabgeordneten wissen, dass es lächerlich ist. Erinnern Sie sich an die Kongressabgeordnete Carolyn Maloney? Sie wusste, dass eine bessere Diagnose völlig unlogisch ist, und die Frage, die sie 2012 in der Kongressanhörung stellte, richtete sich an Dr. Coleen Boyle, die bei der CDC dafür zuständig ist, die Anzahl der Autismusfälle zu verfolgen. Boyle stand unter Eid, was bedeutete, dass sie ihre Worte sorgfältig wählen musste. Carolyn Maloney wollte wissen, was – abgesehen von einer „besseren Erfassung“ – möglicherweise für all diese Fälle mit Autismus verantwortlich sein könnte. Hier der Dialog zwischen der Kongressabgeordneten Maloney und Dr. Boyle:

**Maloney: Welche anderen Faktoren könnten neben einer besseren Erfassung dazu beitragen, dass dies geschieht? Nehmen Sie eine bessere Erfassung vom Tisch. Ich stimme zu, dass wir eine bessere Erfassung haben, aber diese Zahlen werden dadurch nicht berücksichtigt.**
Dr. Boyle: Um es in den Kontext zu stellen: Eine bessere Erfassung macht einen Teil davon aus.

**Maloney: Ich kenne einige, aber welche anderen Faktoren? Ich möchte nicht hören …**
Dr. Boyle: Unser Überwachungsprogramm zählt Fälle von Autismus und ermittelt die Prävalenz. Es gibt uns nicht alle Antworten auf die Fragen nach dem Warum.

**Maloney: Okay.**
Dr. Boyle: Wir führen eine Reihe von Studien durch, um zu versuchen, das „Warum“ zu verstehen, und eines der Dinge, die wir untersucht haben, die wir versucht haben zu untersuchen, ist, was sich in der Umwelt verändert hat, Umstände, von denen wir wissen, dass sie Risikofaktoren für Autismus sind, so etwas wie Frühgeburt und Geburtsgewicht.

**Maloney: Nun, beschäftigen Sie sich mit Impfungen? Ist das Teil Ihrer Studien?**
Dr. Boyle: Lassen Sie mich das noch zu Ende bringen.

**Maloney: Ich habe eine Frage. Beschäftigen Sie sich mit Impfungen? Ist das Teil … Entschuldigen Sie bitte.**
Dr. Boyle: Es gibt, wie ich bereits erwähnt habe, umfangreiche Literatur.

**Maloney: Gibt es bei Ihnen eine Studie über Impfungen und darüber, dass mehrere Impfstoffe zusammengepackt werden und Kinder neun auf einmal bekommen? Ist das eine Ursache? Haben Sie Studien über Impfungen?**
Dr. Boyle: Es gibt eine Reihe von Studien der CDC über Impfungen …

**Maloney: Könnten Sie sie an das ranghöchste Mitglied und den Vorsitzenden hier schicken?**
Dr. Boyle: Ja.

Ich denke, es ist fair, aus der Lektüre von Dr. Boyles Antwort, in der sie erörtert, „was sich in der Umwelt verändert hat", zu schließen, dass sogar die CDC begriffen hat, dass eine bessere Diagnose eine dünne Erklärung für den raketenhaften Anstieg der Autismusfälle ist. Leider geben Wortführer wie Steve Silberman und Paul Offit, die gebetsmühlenartig ihre Argumente zur Verleugnung der Epidemie gegenüber der Presse rezitieren, ihre Kommentare niemals unter Eid ab. Olmsted und Blaxill liefern eine schöne Eloge auf das Argument der besseren Diagnose:

*Entgegen der Vorstellung dieser verborgenen Horde autistischer Erwachsener möchten wir den allgemeinen Tatbestand wiederholen, dass Kanners ältester Fall 1931 geboren wurde [sein Werk erschien 1943] und dass es trotz seines häufigen Schreibens über die Erkrankung keine Hinweise darauf gibt, dass jemals eine ältere Person an ihn oder seine Mitarbeiter verwiesen wurde … Wir glauben, dass Kanners Bericht eine Flut von Menschen aller Altersgruppen hätte wachrütteln müssen. Eine versteckte Horde hätte mit neuen Diagnosen und Bestätigungen aus ihrem Versteck ins Freie gelangen sollen – und nicht nur eine von Kindern.*[45]

Aber das tat sie nie, weil es sie nicht gab.

### Zweites Argument zur Leugnung der Autismus-Epidemie: Autismus ist eine Neueinstufung geistiger Retardierung

Die Autismus-Epidemie scheint Ende der 1980er-Jahre ihren Anfang genommen zu haben. Bestätigt wurde die Epidemie erst Mitte der 1990er-Jahre und der „Schuss, der weltweit über Autismus zu hören war", stammte aus einem

Bericht des California Department of Developmental Services (CDDS) aus dem Jahr 1999 mit dem Titel „Changes in the Population of Persons with Autism and Pervasive Developmental Disorders in California's Developmental Services System: 1987 to 1998" (Veränderungen in der Bevölkerung bei Personen mit Autismus und tiefgreifenden Entwicklungsstörungen im kalifornischen System der Entwicklungsdienste: 1987 bis 1998).[46] Der Bericht bestätigte, was viele zu sehen glaubten: Die Autismusfälle in Kalifornien hatten sich in nur zehn Jahren fast vervierfacht, während die Anzahl aller anderen Fälle mit psychischen Störungen unverändert geblieben war. Dies waren eindeutige Beweise aus Kalifornien, dem Bundesstaat, von dem behauptet wurde, dass er die Fälle mit Autismus am genauesten nachverfolge. Olmsted und Blaxill erläutern, was für ein Schock dieser Bericht für die landläufige Meinung über Autismus wirklich war:

> *Ein glaubwürdiger Bericht eines großen Bundesstaates, in dem sich die Quote mit schweren Autismusfällen ohne offensichtliche Erklärung in einem Jahrzehnt fast vervierfachte, sorgte für großes Aufsehen. Das lag zum Teil daran, dass er bestätigte, was viele bereits glaubten: dass es viel mehr Fälle von Autismus gab. Dies war eine direkte Kampfansage an diejenigen, die an einer starren Definition von Autismus festhielten – nämlich dass Autismus eine genetische Störung sei, die für einen solchen plötzlichen Anstieg, den die kalifornischen Zahlen zeigten, im Grunde nicht infrage kam. Es verwundert nicht, dass die dogmatischen „Autismusexperten" schnell auf diese Herausforderung reagierten.*[47]

Olmsted und Blaxill beziehen sich auf einen Bericht, der 2002 im *Journal of Autism and Developmental Disorder* veröffentlicht wurde und der fehlerhaften Theorie der sogenannten diagnostischen Substitution gewissermaßen einen Steilflug ermöglichte, bevor sie abstürzte und auf dem Boden zerschellte.[48] Forscher des US-amerikanischen Unternehmens Kaiser Permanente unterzogen die kalifornischen Zahlen aus dem CDDS-Bericht von 1999 einer erneuten Analyse und behaupteten, die Daten zeigten, dass „Änderungen in der Diagnostik für die vermehrten Fälle von Autismus verantwortlich sind". Anders gesagt, die Forscher kamen zu dem Schluss, dass es keine echte Autismus-Epidemie gebe, nichts, worüber man sich Sorgen machen müsse.

Die diagnostische Substitution als glaubwürdige Erklärung für den Anstieg der Autismusfälle hatte nur eine sehr kurze Haltbarkeitsdauer. Daten aus Kalifornien, Minnesota und dem US-Bildungsministerium verwarfen das Argument der diagnostischen Substitution, doch zunächst mussten die Autoren der Studie von 2002 ihre Ergebnisse widerrufen, nachdem sie vom Co-Autor von *Denial*, Mark Blaxill, auf einen methodischen Fehler hingewiesen worden waren. Dr. Lisa Croen, die Hauptautorin der Studie aus dem Jahr 2002, die eine Autismus-Epidemie ausschließt, wertete ihre Daten neu aus und kam zu dem Schluss, dass nach der Berücksichtigung von Mark Blaxills Kritik „die diagnostische Substitution offenbar nicht für den erhöhten Trend der Autismusprävalenz verantwortlich ist, den wir in unserer ursprünglichen Analyse beobachtet haben".[9]

Lassen Sie mich diese wichtige Entwicklung hervorheben: Der eine Artikel, der den mit der „diagnostischen Substitution" unterstützte, war kurz nach seinem Erscheinen bereits obsolet. In der Zwischenzeit veröffentlichten Forscher des UC Davis MIND Institute 2003 einen Bericht mit dem Titel „Report to the Legislature on the Principal Findings from the Epidemiology of Autism in California" (Bericht an die Legislative über die wichtigsten Ergebnisse der Epidemiologie des Autismus in Kalifornien), ihre Schlussfolgerungen ließen keinen Raum für Interpretationen:

> *Vor 1985 ging man davon aus, dass Autismus eine seltene Erkrankung sei, von der Schätzungen zufolge 4 bis 5 von 10.000 Menschen betroffen sind … Einer der umstrittensten Aspekte des CDDS-Berichts ist, ob der signifikante Anstieg der Anzahl von Personen mit Autismus in den Bezirkszentren auf erhöhte Autismusquoten oder auf einen anderen Faktor zurückzuführen ist … Wurden die Kriterien, um Autismus zu diagnostizieren, gelockert, sodass mehr Kinder von den Dienstleistern der Bezirkszentren untersucht werden und die Anzahl der autistischen Kinder steigt? Wir konnten das nicht feststellen … Wurde die Zunahme der Autismusfälle künstlich herbeigeführt, indem man die Diagnose in der Vergangenheit „übersah" und stattdessen autistische Kinder als „geistig zurückgeblieben" gemeldet wurden? Diese Erklärung wurde durch unsere Daten nicht untermauert … Die Studie zur Epidemiologie des Autismus ergab keine Hinweise darauf, dass der Anstieg der Autismusfälle auf künstliche Faktoren zurückzuführen ist, z. B. auf eine Lockerung der diagnostischen Kriterien für Autismus, eine Zunahme falscher Klassifizierungen von Autismusfällen in der Vergangenheit, die als geistig zurückgeblieben eingestuft wurden, oder eine vermehrte*

*Einwanderung autistischer Kinder in Kalifornien. Ohne Beweise für einen künstlich herbeigeführten Anstieg von Autismusfällen kommen wir zu dem Schluss, dass ein Teil, wenn nicht sogar die gesamte Zunahme eine echte erhöhte Anzahl autistischer Kinder in Kalifornien darstellt. Und die Zahl der Fälle, die dem Dienstleistungssystem der Regionalzentren vorgelegt wird, ist keine zu hoch angesetzte Schätzung der Zahl der Kinder, die in Kalifornien an Autismus leiden.*[50]

Es ist schockierend, diesen Bericht mehr als ein Dutzend Jahre später erneut zu lesen, denn das Fazit der Forscher des UC Davis Medical Center ist klar und deutlich: Die Zunahme der Autismusfälle ist nicht zu verleugnen und somit faktisch Realität, Punkt.

Ebenfalls im Jahr 2003 analysierten Forscher der University of Minnesota staatliche Daten und veröffentlichten ihre Ergebnisse in einer Studie mit dem Titel „Analysis of Prevalence Trends of Autism Spectrum Disorder in Minnesota" (Analyse der Prävalenzentwicklungen von Autismus-Spektrum-Störungen in Minnesota).[51] Ihre Schlussfolgerungen waren ebenso eindeutig:

*Wir beobachteten einen dramatischen Anstieg der Prävalenz von Autismus-Spektrum-Störungen als eine vorrangige Behinderung, die eine sonderpädagogische Betreuung ab dem Schuljahr 1991–1992 erforderte, und die Trends zeigen keine Anzeichen einer Abnahme. Wir fanden keinen entsprechenden Rückgang in irgendeiner Kategorie von Behinderungen im sonderpädagogischen Bereich, der auf eine diagnostische Substitution als Erklärung für die Autismusentwicklung in Minnesota schließen lässt.*

Schließlich veröffentlichten Dr. Craig Newschaffer und Kollegen 2005 in der Zeitschrift *Pediatrics* eine Analyse der Autismusquoten unter Verwendung von Daten des US-Bildungsministeriums und kamen zu einem ähnlichen Schluss:

*Kohortenkurven deuten darauf hin, dass die Verbreitung von Autismus mit der Zeit zugenommen hat, was durch höhere Prävalenzen unter jüngeren Geburtskohorten belegt wird … Ein gleichzeitiger Rückgang in den Kategorien Geistige Retardierung oder Sprech-/Sprachstörungen wurde nicht festgestellt.*[52]

Kalifornien, Minnesota und das US-Bildungsministerium analysierten alle Autismusdaten und kamen zu eindeutigen Ergebnissen: Eine diagnostische Substitution ist nicht für den Anstieg der Autismusquoten verantwortlich. Hört man Menschen, die in der Öffentlichkeit das Gegenteil behaupten, sind sie nicht richtig informiert, sie wiederholen eine zuvor gehörte Lüge oder sie lügen selbst.

### Drittes Argument zur Leugnung der Autismus-Epidemie: Die Erweiterung der Definition von Autismus

Um einige möglicherweise komplizierte Ereignisse zu vereinfachen, lassen Sie uns das Endergebnis diskutieren. *Das diagnostische und statistische Handbuch psychischer Störungen (DSM)* hat in seiner vierten Ausgabe von 1994 das Asperger-Syndrom in die Liste der Autismus-Spektrum-Störungen aufgenommen. Dadurch wurde die Definition von Autismus erweitert und führte zu den sogenannten „DSM-IV"-Kriterien für Autismus. In der freizügigsten aller Analysen erhöhte die Erweiterung der Autismusdefinition um das Asperger-Syndrom im DSM-IV die Anzahl der autistischen Kinder um knapp 10 Prozent. Eine Änderung der Zahlen? Ja. Genug, um den Anstieg der Zahl der Kinder mit Autismus um das Achtzigfache oder mehr zu erklären? Nicht einmal annähernd. Blaxill und Olmsted sagen:

> *Die Miteinbeziehung des Asperger-Syndroms erweiterte den effektiven diagnostischen Umfang des DSM-IV um etwa 10 Prozent – genug für einen arithmetischen Anstieg proportional zur Erweiterung der Kategorie, aber nicht für einen exponentiellen Anstieg um das Zehn-, Zwanzig- oder Einhundertfache, der jedes Jahr weiter zunahm … In jeder Hinsicht muss man, wenn man die Auswirkungen beurteilen will, die sich durch die Aufnahme des Asperger-Syndroms in die Autismusdefinition ergeben, nur darauf achten, ob die Asperger-Fälle zu den in Betracht gezogenen Zahlen addiert werden oder nicht. In den meisten Fällen werden die beängstigenden Autismuszahlen, die wir hören, nicht wesentlich von Asperger-Fällen beeinflusst.*[53]

Interessanterweise ist die „diagnostische Erweiterung" die am wenigsten angeführte Erklärung für das Fehlen eines „echten" Anstiegs der Autismusquote, obwohl sie eine gewisse Gültigkeit besitzt. Die Ergänzung durch das

Asperger-Syndrom trug nicht dazu bei, dass sich die Anzahl der Autismusfälle wesentlich erhöhte. Im Jahr 2009 bestätigte eine Studie die begrenzten Auswirkungen, die sich durch die Aufnahme des Asperger-Syndroms in die Kriterien für eine Autismusdiagnose ergaben, und löste gleichzeitig einen weltweiten Alarm aus. Eine von Dr. Irva Hertz-Picciotto vom MIND Institute der UC Davis und ihren Kollegen durchgeführte Studie mit dem Titel „The Rise in Autism and the Role of Age at Diagnosis“ (Die Zunahme der Autismusfälle und die Rolle des Alters bei der Diagnose) machte deutlich, dass der Anstieg der Zahl autistischer Kinder sehr real war und dass diese Zunahme „nicht durch Veränderungen in der Art und Weise, wie die Krankheit diagnostiziert oder gezählt wird, erklärt werden kann“.[4] In einem Interview wurde Hertz-Picciotto noch deutlicher:

> *Es gibt keinen Hinweis darauf, dass eine Lockerung der diagnostischen Kriterien zu einer erhöhten Anzahl von Autismuspatienten beigetragen hat … Wir schließen daraus, dass ein Teil, wenn nicht sogar die gesamte beobachtete Zunahme einen echten Anstieg der Fälle von Autismus in Kalifornien darstellt … Ein rein genetischer Grund für Autismus liefert keine vollständige Erklärung für das vermehrte Auftreten von Autismus.*

Hertz-Picciotto forderte sogar, dass man sich erneut auf die Untersuchung von Umweltfaktoren konzentrieren solle, die möglicherweise eine Rolle bei Autismus spielen:

> *Es ist an der Zeit, nach den Übeltätern in der Umwelt zu suchen, die für den beachtlichen Anstieg der Autismusquote in Kalifornien verantwortlich sind. Wir untersuchen die möglichen Auswirkungen von Metallen, Pestiziden und Infektionserregern auf die Entwicklung des Nervensystems. Wenn wir der steigenden Anzahl der Autismusfälle in Kalifornien Einhalt gebieten wollen, müssen wir diese Studien weiterführen und sie so weit wie möglich ausweiten … Derzeit werden etwa 10- bis 20-mal mehr Forschungsgelder für die Erforschung der genetischen Ursachen von Autismus ausgegeben als für Umweltstudien. Wir müssen zusehen, dass sich die Finanzierung einpendelt.*[55]

Im Jahr 2014 veröffentlichte Dr. Cynthia Nevison in der Fachzeitschrift Environmental Health[56] das, was vielen als die jüngste wegweisende und endgültige Arbeit zu Autismusquoten gilt: „A Comparison of Temporal Trends in United States Autism Prevalence to Trends in Suspected Environmental Factors“ (Ein Vergleich zwischen zeitweiligen Trends in der Autismusprävalenz in den USA und den Entwicklungen mutmaßlicher Umweltfaktoren). Nevison verwendete auch Daten des California Department of Developmental Services (CDDS) und des US Department of Education Individuals with Disabilities Education Act (IDEA). In ihrer Studie kam sie zu dem Schluss:

> *Die Datensätze des CDDS und des IDEA weisen übereinstimmend auf einen starken Anstieg der Autismusprävalenz in den vergangenen Jahrzehnten hin. Der quantitative Vergleich der Momentaufnahme des IDEA mit den jahrelang konstant verfolgten Trendanstiegen deutet darauf hin, dass etwa 75 bis 80 Prozent des nachverfolgten Anstiegs autistischer Fälle seit 1988 auf eine tatsächliche Zunahme dieser neurologischen Störung und nicht auf sich verändernde diagnostische Kriterien zurückzuführen ist.*

In einem Interview ging Nevison näher auf die Ergebnisse ihrer Studie ein:

> *Die Häufigkeit diagnostizierter Autismusfälle ist in den USA in den vergangenen Jahrzehnten dramatisch gestiegen und befindet sich seit dem Geburtsjahr 2005 weiter im Aufwärtstrend. Die Zunahme der Autismusfälle ist im Wesentlichen ein echtes Phänomen, da nur etwa 20 bis 25 % auf ein erhöhtes Bewusstsein für Autismus und die damit einhergehenden Diagnosen zurückzuführen sind, und dieser Anstieg trat hauptsächlich seit den späten 1980er-Jahren auf.*

Sie verglich die Zunahme des Autismus auch mit bestimmten Umweltbelastungen:

> *Zu den Umweltfaktoren mit zeitlicher Entwicklung, die positiv mit Autismus korrelieren, gehören zwei impfstoffbedingte Indizes: die sich steigernde Exposition gegenüber Aluminiumadjuvantien und die kumulative Gesamtzahl der Dosen gegen Krankheiten bis zum 18. Lebensmonat, polybromierte Diphenylether (die als Flammschutzmittel verwendet werden), das Unkrautvernichtungsmittel*

*Glyphosat (das bei GV-Kulturen eingesetzt wird) sowie die mütterliche Adipositas.*[57]

## Autismus als genetische Erkrankung

Ich habe noch nie läppischere Erklärungen gesehen als die, mit denen versucht wurde, Autismus als genetische Erkrankung darzustellen, obwohl es keine Beweise dafür gibt. Buchstäblich Hunderte Millionen Dollar sind dafür ausgegeben worden, um Autismus als eine genetisch bedingte Krankheit zu erklären; Wissenschaftler haben endlose Studien konzipiert, die alle rein theoretisch sind. Es gibt kein „Autismus-Gen“ und dem Genetiker Dr. James Lyons-Weiler zufolge „haben Studien zur Genetik 850 mit Autismus verbundene Gene aufgedeckt, aber kein einziges Gen erklärt mehr als 1 Prozent der ASS“.[58] Wahrscheinlicher ist, dass es Gene für z. B. eine mitochondriale Dysfunktion, eine gestörte Entgiftungsfunktion und dergleichen gibt, die bestimmte Kinder anfällig machen, stärker auf Umwelteinflüsse zu reagieren, aber das muss die Wissenschaft erst noch schlüssig beweisen.

Im März 2016 veröffentlichte die CDC Daten, aus denen hervorgeht, dass sich die Autismusquote in den USA „stabilisiert“ hat, weil die Daten gegenüber denen zwei Jahre zuvor „weitgehend unverändert“ waren.[59] Sie stammten von elf verschiedenen regionalen Standorten, an denen Daten zu Autismus erhoben werden, darunter Utah, wo die Forscherin Dr. Judith Pinborough-Zimmerman einen Monat nach der Veröffentlichung der Daten eine Whistleblower-Klage gegen die CDC einreichte.[60] Pinborough-Zimmerman war nicht nur eine Forscherin; sie war die leitende Untersuchende für das CDC-Netzwerk zur Überwachung von Autismus und Entwicklungsstörungen (ADDM) in Utah. Sie brachte gravierende Anschuldigungen hervor und behauptete, dass sie sich unter Druck gesetzt gefühlt habe, den Anstieg der Anzahl von Autisten zu bremsen und diese zu stabilisieren

*Aussagen von Zimmerman und ihren ehemaligen Kollegen deuten darauf hin, dass die angeblichen Datenfehler schwerwiegend waren und mitunter zu großen Unterschieden in den gemeldeten Autismusquoten in Utah führten.*[61]

Im Dezember 2017 veröffentlichte die CDC dezent neue Autismuszahlen, die zeigen, dass das Verhältnis tatsächlich auf 1 pro 36 Kinder gestiegen war. In ihrem Facebook-Account nahm Pinborough-Zimmerman deutlich Stellung dazu, wie die CDC die Autismuszahlen „handhabte“:

> *Zehn Jahre verbrachte ich mit der Erforschung der Verbreitung von ASD. Wir dokumentierten erschütternde Veränderungen in der Prävalenz, nur um von derselben Regierung, die die Forschung finanziert hatte, heruntergespielt zu werden … Die Welt ist verrückt.*[62]

Wenn ich engen Freunden, die mit Autismus nicht besonders vertraut sind, die Verleugnung der Epidemie erkläre, fällt es ihnen schwer zu glauben, dass dies tatsächlich ein Thema ist: „Die Leute sagen, es gebe nicht mehr Fälle von Autismus?“ Der massive Anstieg autistischer Kinder ist für die meisten Erwachsenen, die in den 1950er-, 60er-, 70er-, 80er- oder sogar 90er-Jahren aufgewachsen sind, eine Selbstverständlichkeit. Dr. Michael Merzenich hat mehr als 150 Artikel in Fachzeitschriften veröffentlicht und für seine Arbeiten über die Gehirnplastizität sogar den Kavli-Preis (einen der weltweit renommiertesten Preise in den Neurowissenschaften) gewonnen. Er sagt:

> *Es irritiert mich zutiefst, dass wir immer noch darüber streiten, ob die Inzidenz [von Autismus] zunimmt. Ich denke, es gibt viele Hinweise für ein vermehrtes Auftreten und sie sprechen deutlich dafür, dass es Dinge in der Umwelt gibt, die zur Inzidenzrate beitragen. Aber man streitet sich immer noch.*[63]

Ich stimme Merzenich zu; es „irritiert mich zutiefst“, dass wir in der Öffentlichkeit immer noch darüber streiten, ob die Zahl der Kinder mit Autismus wirklich gestiegen ist. Meiner Meinung nach zeigt dies, dass die maßgeblichen Kreise genau das getan haben, was sie tun wollen: Zweifel und Verwirrung säen.

Kaltes Wasser über den Schweregrad der Autismus-Epidemie zu gießen, hemmt den Aufruf zum Handeln, den wir alle brauchen, um eine Ursache zu finden. Das eröffnet unschlüssigen Wissenschaftlern genau dort einen Ausweg, wo sie die Autismus-Epidemie als „noch zur Debatte stehend“ beschreiben können. Das Abstreiten der Epidemie leugnet das Leiden so vieler betroffener Kinder und verhindert eine Umverteilung der Forschungsgelder für die Suche nach umweltbedingten Ursachen. Letztendlich ist die Behauptung, die Autismus-Epidemie sei nicht real, nichts weiter als eine Lüge, die das Leiden so vieler Kinder verlängert.

## KAPITEL 2

# „Impfstoffe sind unbedenklich und wirksam“

*Menschen der Wissenschaft haben alle möglichen Fehler gemacht; sie haben ihr Wissen nur dadurch erweitert, weil sie sich allmählich von alten Irrtümern, schlechten Schätzungen und verfrühten Schlussfolgerungen verabschiedet haben.*

**George Sarton,**
Gründer der *History of Science Society*

Die Aussage, dass Impfstoffe unbedenklich und wirksam seien, erschien meiner Frau Lisa und mir absolut sinnvoll; unsere wunderbaren Jungen würden durchgeimpft werden. Ich war geimpft worden und meine Frau ebenso. Es war die einfachste Entscheidung, die zwei Elternteile treffen konnten. Sie können sogar zwei Fliegen mit einer Klappe schlagen: ihre Babys vor Infektionskrankheiten schützen, zur Herdenimmunität beitragen und somit andere schützen. Wie hoch war das Risiko, dass durch eine Impfung etwas Schlimmes passiert? Das allgemeine Verhältnis – das auch heute noch weitverbreitet ist – betrug „eins zu einer Million“.

Der Vertrauensverlust in unseren Kinderarzt und letztlich in das gesamte medizinische Establishment löste ein extrem unwohles Gefühl in mir aus, wie bei so vielen Eltern, die ihren Kinderärzten das Leben ihrer Kinder anvertrauten. Könnte mein Kinderarzt mich in die Irre führen? Könnten diese Impfungen meinem Sohn wirklich schaden? Haben diese verrückten Eltern wirklich recht? Es ist ein befremdlicher, verstörender und beunruhigender Weg, den viele Eltern mit autistischen Kindern gehen müssen. In vielen Fällen waren diese Eltern am gefügigsten, wenn es um die allgemeine medizinische Versorgung ging – unsere Kinder erhielten in der Regel jede Impfung und jeden medizinischen Eingriff, der uns von unseren Ärzten empfohlen wurde. Wir sind keine „Impfgegner"; wir sind meistens „Ex-Impfwillige", die fügsamen Eltern, die auf die harte Tour gelernt haben.

Nur wenige Eltern wissen, wie umfangreich unser Impfprogramm wirklich ist (ich wusste es gewiss nicht), wie sehr sich der Impfkalender der USA von dem vieler anderer Industrieländer unterscheidet, wie niedrig die Impfraten für Kinder in den Vereinigten Staaten noch in den 1980er-Jahren waren (ohne tödliche Epidemien), welche vielfältigen Nebenwirkungen („Impfschäden") Impfstoffe hervorrufen können und wie eindeutig die veröffentlichte Wissenschaftsliteratur zeigt, dass Impfstoffe verantwortlich für die Epidemie von Autoimmunkrankheiten (Asthma, Nahrungsmittelallergien usw.) sind. Oder die Tatsache, dass sich die Gesundheitsbehörden sehr wohl bewusst sind, dass sauberes Wasser, Hygiene, Rohrleitungen sowie Sanitär- und Kühlanlagen einen viel größeren Einfluss auf die Prävention von Infektionskrankheiten haben als Impfungen. Es gab so viele Dinge, die ich nicht wusste, als ich meine Jungen komplett durchimpfen ließ; es ist schwer, die Schuldgefühle abzuschütteln, weil ich meine Hausaufgaben nicht gemacht habe.

Ich habe das amerikanische Impfprogramm über zehn Jahre studiert und nach Hinweisen gesucht, um besser verstehen zu können, was genau mit meinem Sohn passiert ist. Wie kann ich ihm helfen, gesund zu werden, wenn ich nicht weiß, was ihm geschadet hat? Auch wenn es manche irritiert: Man ist sich einfach nicht der extremen und langfristigen Nebenwirkungen, die Impfungen bei bestimmten Kindern hervorrufen können, bewusst. Vieles von dem, was man in den Massenmedien hört, ist eigentlich Werbung und Meinungsmache, die von den Impfstoffherstellern lanciert wird.

Die gebetsmühlenartig wiederholte Leier, dass „Impfstoffe ungefährlich und wirksam" seien, ist eine Werbebotschaft, die jedoch nicht gänzlich auf Fakten beruht. Man denke nur an die American Academy of Pediatrics (AAP), eine Organisation, auf die man sich normalerweise immer dann beruft, wenn eine Diskussion über Impfstoffe aufkommt. Ist die AAP ein wohlwollender, objektiver Fürsprecher Ihres Babys? Nein, sie ist eine Gewerkschaft für Kinderärzte, und diese erwirtschaften den größten Teil ihres Einkommens – Sie haben es erraten – mit Impfstoffen.[1] Wie ist es um den nationalen Hüter des Impfprogramms, der CDC, bestellt? Liefert sie den Eltern objektive Informationen über die Risiken und Vorteile von Impfungen? Oder meint sie, der Öffentlichkeit einen Schrecken einjagen zu dürfen, damit sie sich impfen lässt?

Die meisten Menschen sind, wenn es um die Pharmaindustrie geht, zumindest etwas zynisch. Das Lob für „Big Pharma" ist, gemessen an den Umfragen, nicht viel größer als das für Kongressabgeordnete. In einer 2013 veröffentlichten Studie mit dem Titel „Undue Industry Influences that Distort Healthcare Research, Strategy, Expenditure and Practice: A Review" (Die ungebührlichen Einflüsse der Industrie, die Forschung, Strategie, Ausgaben und Praxis im Gesundheitswesen verzerren: Eine kritische Prüfung) des University College London untersuchten Forscher, wie die Pharmaindustrie die medizinische Forschung, die Politik und die Praxis beeinflusst.[2] Was sie herausfanden, ist nicht allzu sehr überraschend:

> *Um ihren Interessen gerecht zu werden, beeinflusst die Industrie meisterhaft die Beweisgrundlage, die Ergebnissynthese, das Verständnis für Schadensprobleme, die Bewertungen der Wirtschaftlichkeit, die Richtlinien für die klinische Praxis und die Ausbildung medizinischer Fachkräfte im Gesundheitswesen und übt darüber hinaus direkten Einfluss auf fachberufliche Entscheidungen und Gesundheitskonsumenten aus … Infolge dieser Einflussnahme werden die Vorteile von Arzneimitteln und anderen medizinischen Produkten oft aufgebauscht, ihre potenziellen Nachteile heruntergespielt und Entscheidungen über klinische Richtlinien, medizinische Praktiken und Gesundheitsausgaben verzerrt.*

Einige Menschen glauben fälschlicherweise, dass Impfstoffe nicht für die gleiche Gewinnmotivation sorgen wie andere Produkte für Pharmaunternehmen, doch sie tun es.[3] Was, wenn ich Ihnen sagte, dass der Markt für Impfstoffe im Jahr 2020 voraussichtlich 60 Milliarden Dollar wert ist[4], gegenüber 170 Millionen Dollar in den frühen 1980er-Jahren?[5] Das ist eine 350-fache Umsatzsteigerung für Impfstoffhersteller in den vergangenen 30 Jahren! (Siehe Abbildung 2.1; laut Paul-Ehrlich-Institut, dem Bundesinstitut für Impfstoffe und biomedizinische Arzneimittel, dem alle Impfkomplikationen seitens der Ärzte, Heilpraktiker, Gesundheitsämter und Impfstoffhersteller gemeldet werden müssen, wurden im Jahr 2019 in Deutschland ca. 20 Millionen Dosen freigegeben – im Jahr zuvor lag der Wert noch bei ca. 15 Millionen. Die Ausgaben für Schutzimpfungen in der BRD sind von 2015 bis 2019 ungefähr um ein Drittel auf 1,80 Milliarden Euro gestiegen, Anm. d. Verlags.) Und es sind nicht nur die Impfstoffproduzenten, die die Fakten manipulieren, um ihren Interessen gerecht zu werden; zu ihnen gesellt sich eine Bundesbehörde, die Robert F. Kennedy Jr. als eine „unfreiwillige Dienststelle“ der pharmazeutischen Industrie bezeichnet hat: die CDC.

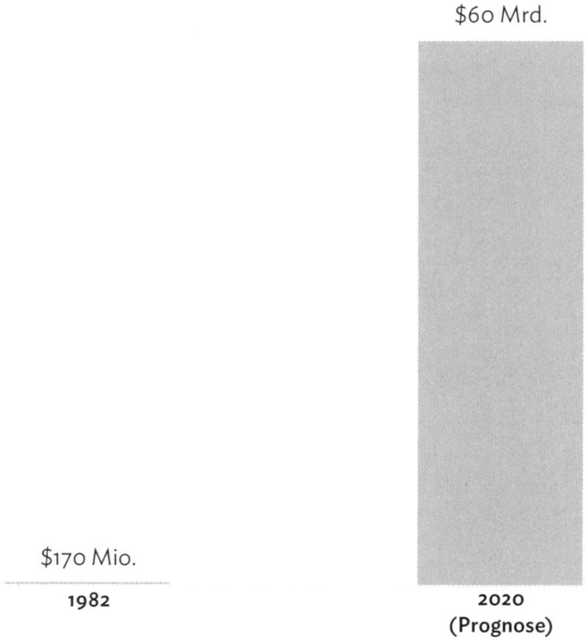


**Abb 2.1:** Impfstoffeinnahmen pro Jahr (bis zum 350-fachen). Daten von Sanford et al., 1985, und Zion Research, 2016.

## Verbreitung von Angst und Sorge

Am 14. April 2004 sprach Glen Nowak, ein Angestellter der CDC, auf dem Nationalen Gipfel für Grippeimpfstoffe in Atlanta, Georgia, vor seinen Kollegen aus dem Gesundheitswesen. Die Konferenz, die von der CDC und der American Medical Association mitfinanziert wurde, war im Noble Ballroom des Hotels „Crowne Plaza“ mit Beamten des öffentlichen Gesundheitswesens, Ärzten und Vertretern der weltgrößten Impfstoffhersteller bis auf den letzten Platz besetzt.

Glen Nowaks Präsentation mit dem Titel „Increasing Awareness and Uptake of Influenza Immunization“ (Influenza ernster nehmen und mehr Schutzimpfungen dagegen verabreichen) gab einen Einblick in die Denkweise der amerikanischen Gesundheitsbehörden.[6] Als Direktor für Medienarbeit bei der CDC sagte Nowak dem Publikum, dass er es als seine Aufgabe betrachte, „Bedenken, Angst und Sorge“ in der Allgemeinbevölkerung zu schüren, insbesondere bei Menschen, die „nicht regelmäßig eine jährliche Grippeimpfung erhalten“. Er will, dass sich mehr Menschen impfen lassen? Der Bedarf danach entstehe aus der „Empfindung oder dem Gefühl, sich eine schlimme Krankheit zuzuziehen oder eine solche durchzumachen“, erklärte Nowak. In seiner Rede stellte er klar, dass die Menschen nicht so handeln, wie man es sich wünscht, wenn man nicht zuerst Ängste in der Bevölkerung entfachte:

> *Der Glaube, dass man Menschen informieren und warnen und sie dazu bringen kann, entsprechende Maßnahmen oder Vorkehrungen hinsichtlich einer Gesundheitsbedrohung oder eines Gesundheitsrisikos zu ergreifen, ohne sie tatsächlich in Angst und Sorge zu versetzen, ist nicht möglich … Das ist so, als ob Sie mit Ihrem Freund Schluss machten, ohne seine Gefühle zu verletzen. Das ist unmöglich.*

Nowaks Präsentation beinhaltete ein „Rezept“, um für einen hohen Bedarf an Impfstoffen zu sorgen. Der dritte Schritt von Nowaks Rezept in sieben Schritten betonte, wie wichtig es sei, dass medizinische Experten und Beamte des öffentlichen Gesundheitswesens „Besorgnis und Alarm“ verbreiten und „schlimme Folgen“ vorhersagen, wenn Menschen nicht geimpft werden. Entscheidend sei, dass die Wortführer die Grippesaison so gestalten, beispielsweise mit Formulierungen wie „sehr schwerwiegend“ und „tödlich“, dass die Bevölkerung bereit ist, ihr Verhalten zu ändern und sich impfen lässt, sagte Nowak. Ebenso könnten Verweise auf eine „pandemische Grippe“ zu Beginn des 20. Jahrhunderts dazu beitragen, die Bevölkerung zum Handeln zu bewegen, bemerkte er.

Einige Jahre später rühmte sich GlaxoSmithKline (GSK), ein in London ansässiger Impfstoffhersteller, vor demselben Publikum damit, dass er mehr als 2 Milliarden Dollar in die Herstellung von Grippeimpfstoffen für den US-Markt investiert hatte. Mitch Johnson, verantwortlicher Direktor für die Lizenzvergabe für Grippeimpfstoffe bei GSK, sagte, dass GSK „sich verpflichtet hat, mit der Regierung, den Gesundheitsbehörden und den Gesundheitsdienstleistern zusammenzuarbeiten, um das allgemeine Bewusstsein für die Bedeutung der Grippeschutzimpfung zu schärfen".[7]

In Nowaks Präsentation, die 17 Folien umfasste, ging an jenem Tag im Publikum leider unter, dass einige der von ihm befeuerten Informationen und Nachrichten, die GSK später sponsern würde, allzu sehr nach Lügen rochen. Nur neun Monate nach Nowaks Präsentation stellte Dr. Peter Doshi in einem Artikel, der im *British Medical Journal (BMJ)* publiziert wurde, eine Frage (und beantwortete sie auch), die Nowaks Empfehlungen einer strengen Prüfung unterzog. In seinem Artikel „*Are US Flu Death Figures More PR Than Science?*" (Sind die Todeszahlen in den USA durch Grippe mehr Öffentlichkeitsarbeit als Wissenschaft?) erklärte Doshi, dass die Behauptungen der CDC, es gebe jährlich 36.000 Grippetodesfälle, „sicherlich übertrieben" seien und dass „bis zur Richtigstellung und bis zur Erstellung unvoreingenommener Statistiken die Möglichkeiten für eine vernünftige Diskussion und öffentliche Gesundheitspolitik begrenzt" seien.[8] In einer ungewöhnlich harschen Kritik erwähnte Doshi (heute der Herausgeber des *BMJ*) Nowak sogar namentlich und berief sich auf dessen Sieben-Schritte-Rezept als Beweis dafür, dass die CDC Zahlen und Ergebnisse anführt, die die Wissenschaft nicht unterstützen kann, und das alles nur, damit sich mehr Menschen impfen lassen.

Im Jahr 2006, ein Jahr nach Doshis Kritik, veröffentlichte Dr. Tom Jefferson von der geschätzten und unabhängigen Cochrane Collaboration einen Bericht, wiederum im *BMJ*, über Grippeimpfstoffe.[9] Das Ziel der Cochrane Collaboration sei es, den Verbrauchern „Gesundheitsinformationen, die frei von kommerziellem Sponsoring und anderen Interessenkonflikten sind", zur Verfügung zu stellen, und Jeffersons Artikel „Influenza Vaccination: Policy Versus Evidence" (Grippeschutzimpfung: Politik gegen Beweise) untermauerte nicht nur Doshis Argumente, sondern stellte auch die Gesamtheit von Nowaks Botschaften (und damit die der CDC) infrage.

Tom Jefferson stellte eine „große Lücke zwischen der Politik und dem, was uns die Daten sagen" sowie „eine grobe Überschätzung der Grippeauswirkungen" fest und meinte, dass „der optimistische Ton einiger Vorhersagen zur Viruszirkulation und zu den Auswirkungen von Totimpfstoffen, die im Widerspruch zu den Beweisen stehen, auffallend" sei. Anders gesagt, er war erstaunt darüber, wie sehr die Beamten des öffentlichen Gesundheitswesens gelogen haben, und er drängte darauf, dass „dringend eine Neubewertung [über die gesamte Verwendung von Grippeimpfstoffen] vorgenommen werden sollte". Es kommt selten vor, dass wissenschaftliche Schläge in solch auffallenden Tönen ausgeteilt werden, aber weder Dr. Doshi noch Dr. Jefferson hielten sich mit ihrer Kritik zurück, dass die Beweise zur Untermauerung der Empfehlungen für Grippeimpfstoffe völlig unzureichend seien.

Doshi holte 2013 zu einem weiteren Schlag gegen den Grippeimpfstoff aus. Sein Aufsatz (wieder im *BMJ*) „Influenza: Marketing Vaccine by Marketing Disease“ (Grippe: Vermarktung eines Impfstoffs durch die Vermarktung einer Krankheit) sollte den CEOs von Walgreens, Rite Aid und allen anderen Drogerien, die in jeder Wintersaison Grippeschutzimpfungen verabreichen, vor Verlegenheit erröten lassen.[10] Seine Worte waren prägnant gewählt:

> *Die Propagierung der Grippeimpfstoffe ist heute eine der präsentesten und aggressivsten Maßnahmen im Bereich der öffentlichen Gesundheit. Vor 30 Jahren, im Jahr 1990, standen in den USA 32 Millionen Dosen des Grippeimpfstoffs zur Verfügung. Heute kommen jährlich rund 135 Millionen Dosen dieses Impfstoffs auf den US-Markt, wobei die Impfungen in Drogerien, Supermärkten und sogar in einigen Drive-in-Restaurants verabreicht werden. Dieses enorme Wachstum wurde nicht durch die Nachfrage seitens der Bevölkerung geschürt, sondern durch eine Kampagne im Bereich der öffentlichen Gesundheit, die eine klare Botschaft vermittelt, die von Menschen bei klarem Verstand möglicherweise nicht geteilt wird: Die echte Grippe ist eine schwere Krankheit, wir alle sind der Gefahr von Komplikationen in Zusammenhang mit dieser Erkrankung ausgesetzt. Die Grippeschutzimpfung ist praktisch risikofrei und sie rettet Leben. Unter diesem Blickwinkel scheint die mangelnde Verfügbarkeit von Grippeimpfstoffen für alle 315 Millionen US-Bürger die Grenze zum Unmoralischen erreicht zu haben. Dennoch sind landesweit verbindliche Grippeimpfvorschriften erlassen worden, insbesondere in Gesundheitseinrichtungen, gerade weil nicht jeder diese Impfung wünscht, und Zwangsimpfungen scheinen der einzige Weg zu sein, um hohe Impfquoten zu erreichen. Eine genauere Untersuchung dieser Richtlinien zeigt, dass die Befürworter zwar wissenschaftliche Argumente anführen, die zugrunde liegenden Studien jedoch häufig qualitativ nicht aussagekräftig sind und die Behauptungen der Beamten nicht untermauern. Der Impfstoff ist möglicherweise weniger vorteilhaft und nicht so unbedenklich wie behauptet wird, und die Bedrohung durch die Grippe scheint überbewertet.*

Eine vernünftige Frage, die man sich stellen sollte, wenn man Doshis Artikel von Anfang bis Ende liest, lautet: „Wie überlebt der Grippeimpfstoff solch scharfe Kritik?" Doch schauen Sie sich heute um: Nichts hat sich geändert. Die unhaltbare Statistik „36.000 Grippetote pro Jahr" wird immer noch regelmäßig aufs Tapet gebracht, und die Vermarktung der Grippeimpfung wird weiterhin von Ärzten und Beamten des öffentlichen Gesundheitswesens vorangetrieben, die schlimme Folgen vorhersagen, welche jedoch niemals eintreten werden, wobei ein Großteil der Vermarktung von Impfstoffherstellern finanziert wird. (In Deutschland sind in der Grippesaison 2019/2020 laut dem Robert Koch-Institut 161 Menschen an der Grippe gestorben; 85 Prozent davon waren 60 Jahre oder älter, Anm. d. Verlags.) Gehen Sie im Herbst und Winter auf die Website der CDC; dort werden Sie aufmunternd begrüßt, sich noch heute gegen Grippe impfen zu lassen, um sowohl sich selbst als auch Ihre Familie zu „schützen". (In Deutschland empfiehlt die Ständige Impfkommission (STIKO), welche Impfungen sie in welchem Lebensalter für sinnvoll hält. Auch die deutschen Krankenkassen rufen dazu auf, sich beispielsweise gegen die saisonale Grippe impfen zu lassen, Anm. d. Verlags.) Wenn es um die Grippeschutzimpfung oder eine andere Impfung geht, fungiert die CDC sowohl als Richter wie auch als Jury. Es gibt keine gegenseitige Kontrolle, es gibt nur *eine* Behörde. Viele CDC-Angestellte landen auf der Gehaltsliste der Pharmaindustrie, wie Dr. Julie Gerberding, die, wie weiter oben erwähnt, ihre Position als Leiterin der CDC vorteilhaft zu nutzen wusste und es zur Präsidentin der Impfstoffsparte bei Merck gebracht hat.

Ende 2017 deckte das Wissenschaftsjournal *Science Magazine* in einem Artikel mit dem Titel „Why Flu Vaccines So Often Fail" (Warum Grippeimpfstoffe so oft versagen) weitere Grenzen und Falschannahmen auf, die in Zusammenhang mit dem Grippeimpfstoff stehen.[11] Wie sich herausstellte, ist der Grund dafür komplizierter als die oft wiederholte Behauptung, der Hauptstamm der Grippe in der nächsten Saison sei nur schwer zu erraten:

> *Viele Jahrzehnte lang glaubten Forscher, der Grippeimpfstoff biete einen soliden Schutz, wenn er sich den zirkulierenden Stämmen gut anpassen würde; Studien aus den 1940er- bis 1960er-Jahren zeigten regelmäßig eine Wirksamkeit von 70 bis 90 %. Diese Untersuchungen stützten sich jedoch auf eine irreführende Methodik. Ohne eine einfache Methode zur Hand zu haben, das Virus im Blut nachzuweisen, maßen die Forscher die Antikörperwerte und suchten nach deren höchstem Anstieg, der nach der Infektion auftritt. In den 1990er-Jahren ermöglichten*

*dann Polymerase-Kettenreaktionstests den Forschern, die Virusspiegel tatsächlich zu messen, und sie erzählten eine andere Geschichte. Es stellte sich heraus, dass einige Menschen, die nach der Exposition nicht den höchsten Antikörperwert aufwiesen – daher wurde das als Impferfolg gewertet – tatsächlich einen sprunghaften Anstieg der Virusspiegel zeigten, was auf eine Infektion hinwies; ältere Evaluierungen zeigten eine übertriebene Impfstoffwirksamkeit. Darüber hinaus war die Wirksamkeit manchmal nur gering, selbst wenn der Impfstoff und die zirkulierenden Stämme gut aufeinander abgestimmt schienen.*

Im Jahr 2012 tauchten schlechtere Nachrichten über den Grippeimpfstoff auf, und zwar mit einer in der Fachzeitschrift *Clinical Infectious Diseases* publizierten Studie, die herausfand, dass gegen Grippe geimpfte Kinder zwar nicht weniger gefährdet waren, an dieser Infektion zu erkranken, aber ein mehr als viermal höheres Risiko für andere Atemwegsinfektionen hatten. Daher kamen die Forscher zu dem Schluss, dass „der durch TIV [Grippeimpfstoff] gewährte Schutz vor einer Grippevirusinfektion durch ein erhöhtes Risiko für Infektionen mit anderen Atemwegsviren ausgeglichen wurde", was sie auf die „virale Interferenz" des Grippeimpfstoffs mit dem natürlichen Immunsystem zurückführten.

Wie kommt es, dass die Öffentlichkeit nie über all diese neuen Erkenntnisse informiert wird? Wir können viel aus der mangelnden Bereitschaft der Gesundheitsbehörden lernen, ihre Geschichten zu ändern, wenn sie in angesehenen medizinischen Fachzeitschriften veröffentlicht werden. Aus Glen Nowaks „Rezept" wissen wir, dass Beamte des öffentlichen Gesundheitswesens bereit sind zu übertreiben, die Tatsachen zu verdrehen und zu lügen, wenn dies aus politischen Gründen angebracht ist.

## Impfstoffe sind keine Rettung für die Menschheit

Eine von Wissenschaftlern des öffentlichen Gesundheitswesens der CDC und der Johns Hopkins School of Public Health durchgeführte Studie aus dem Jahr 2000, die, versteckt vor aller Augen, in der APA-eigenen Zeitschrift *Pediatrics* veröffentlicht wurde, widerlegt auf einzigartige Weise die oft erzählte Lüge, dass Impfstoffe die Menschheit gerettet hätten. Wie jeder, der sich mit öffentlicher Gesundheit befasst, bestätigen kann, sind sauberes Wasser, Hygiene, Rohrleitungen, Sanitär- und Kühlanlagen sowie der richtige Umgang mit Lebensmitteln weitaus wichtiger, um die Ausbreitung von Infektionskrankheiten einzudämmen, und es war die allgemeine Verbesserung des Lebensstandards in den USA, die zu einem drastischen Rückgang der Todesfälle durch Infektionskrankheiten führte. Wie stark war dieser Rückgang? In der Studie „Annual Summary of Vital Statistics: Trends in the Health of Americans During the 20th Century" (Jährliche Zusammenfassung der Vitalstatistik: Trends in der Gesundheit der Amerikaner im 20. Jahrhundert) erklären die Wissenschaftler, dass „nicht Impfungen für den beeindruckenden Rückgang der Sterblichkeitsrate in der ersten Hälfte des Jahrhunderts verantwortlich waren … Fast 90 % der Mortalitätsabnahme durch Infektionskrankheiten bei US-Kindern waren vor 1940 zu verzeichnen, als nur wenige Antibiotika oder Impfstoffe zur Verfügung standen."[12] (Siehe Abbildung 2.2)

Was trug zu dem massiven Rückgang der Kindersterblichkeit vom Anfang bis zum Ende des 20. Jahrhunderts bei? Die Studie führt eine Reihe von Dingen an, darunter die Einrichtung lokaler Gesundheitsabteilungen in jedem Bundesstaat, die Wasseraufbereitung, die Lebensmittelsicherheit, die Abfallentsorgung, kleinere Menschenmengen in städtischen Wohnungen und die „Aufklärung der Öffentlichkeit über Hygienepraktiken". Besonders merkwürdig ist, dass viele andere Infektionskrankheiten ebenfalls rapide zurückgingen, obwohl es für sie keinen Impfstoff gab – wie kann beides wahr sein? Wie Dr. Jayne Donegan erklärt:

> *Für mich und meine Zeitgenossen war es ein „Credo", dass Impfungen die nützlichste Gesundheitsmaßnahme waren, die je eingeführt wurde … Mir wurde beigebracht, dass Impfungen der Grund dafür seien, dass Kinder und Erwachsene nicht mehr an Krankheiten sterben, denn dagegen gebe es Impfstoffe … Uns wurde gesagt, dass andere Krankheiten, wie Scharlach, rheumatisches Fieber, Typhus, Cholera usw., gegen die es damals keine Impfstoffe gab, aufgrund besserer gesellschaftlicher Verhältnisse sowohl hinsichtlich der Inzidenz als auch der Sterblichkeit abnahmen. Man sollte meinen, dass einige von uns gefragt hätten: „Aber wenn die Todesfälle infolge dieser Krankheiten aufgrund besserer gesellschaftlicher Bedingungen abnahmen, warum gingen dann nicht auch die, gegen die es damals Impfstoffe gab, zur gleichen Zeit aus demselben Grund zurück?"*[13]

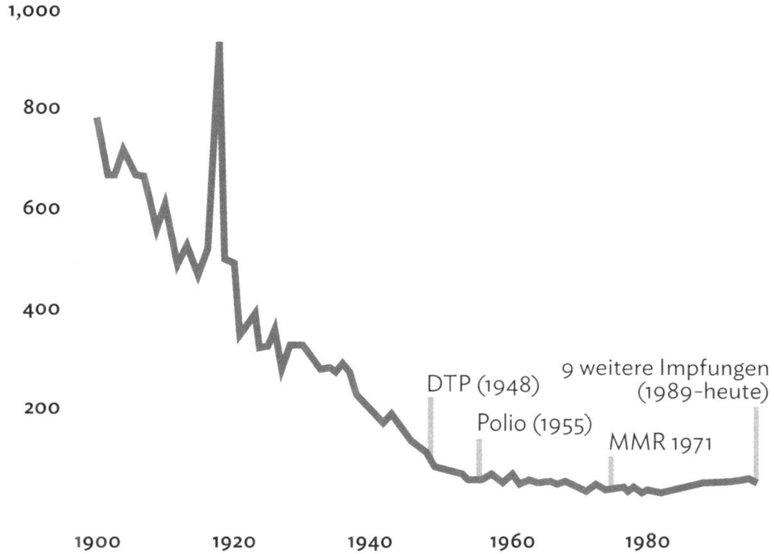


**Abb 2.2:** Sterblichkeitsraten infolge von Infektionskrankheiten und die Einführung von Impfstoffen im 20. Jahrhundert. Anmerkung: Die Daten zu Infektionskrankheiten reichen nur bis 1996; Daten von den Centers for Disease Control and Prevention. Die Grafik wurde aus „Trends in Infectious Disease Mortality“, *Journal of the American Medical Association*, JAMA, übernommen. Gregory L. Armstrong, MD; Laura A. Conn, MPH; Robert W. Pinner, MD, 1999; 281(1): 61–66.

Seiner Zeit weit voraus war der Engländer John Thomas Biggs. Er war Sanitäringenieur in seiner Heimatstadt Leicester und musste aktiv auf Pockenausbrüche reagieren. Er lernte schnell, dass die gesundheitlichen Folgen, zu denen die sanitären Einrichtungen führten, die Auswirkungen der Impfungen bei Weitem übertrafen (dort, wo er dramatische Impfschäden und die Ineffektivität der Impfungen beobachten konnte). Im Jahr 1912 verfasste er ein Standardbuch mit dem Titel: *Leicester: Sanitation versus Vaccination* (Leicester: Sanitäre Einrichtungen versus Impfungen).[14] Vor mehr als 100 Jahren hatte Biggs entdeckt, was die CDC im Jahr 2000 erneut bestätigte: Nichts schützt vor Infektionskrankheiten so gut wie eine ordentliche Hygiene. Er schrieb:

> *Leicester hat sowohl durch Vorschriften als auch durch praktische Beispiele den unwiderlegbaren Beweis für die Tauglichkeit und den Einfluss der Hygiene erbracht, nicht nur bei der Bekämpfung und Kontrolle, sondern auch bei der praktischen Verbannung von Infektionskrankheiten aus ihrer Mitte … Eine Stadt, die nach den*

*modernsten Prinzipien von Raum und Luft neu geplant wird und sich an der „Leicester-Methode“ der hygienischen Einrichtungen orientiert, könnte sich nicht nur gegen Pocken, sondern auch gegen andere infektiöse, wenn nicht sogar gegen fast alle zymotischen Krankheiten zur Wehr setzen.*

Dr. Andrew Weil, ein oft zitierter Arzt, unterstreicht diesen Punkt und sagt, dass „die Medizin Lorbeeren eingeheimst hat, die sie für einige Fortschritte in der Gesundheit nicht verdiente. Die meisten Menschen glauben, dass der Sieg über die Infektionskrankheiten des vergangenen Jahrhunderts mit der Erfindung von Impfungen errungen wurde. Tatsächlich waren Cholera, Typhus, Tetanus, Diphtherie und Keuchhusten und die anderen Infektionserkrankungen bereits im Rückgang begriffen, bevor Impfstoffe gegen sie erhältlich waren – es war besseren hygienischen Methoden, der Abwasserentsorgung und der Verteilung von Lebensmitteln und Wasser geschuldet.“[15]

Impfstoffe haben die Menschheit nicht gerettet, es war tatsächlich die Verbesserung der sanitären Einrichtungen und die Steigerung des Lebensstandards. Haben Impfstoffe zu einer geringfügigen Verringerung bestimmter akuter Krankheiten beigetragen? Ja, aber ihr relativer Nutzen wird oft extrem übertrieben. Bedenken Sie: Ende 2017 wurde berichtet, dass Wissenschaftler der Emory University einen Impfstoff gegen Erkältungen entwickelten. Professor Martin Moore brüstete sich damit, dass er in seiner Forschungsarbeit „50 Stämme, die für eine gewöhnliche Erkältung verantwortlich sind, in eine Spritze gibt“ und dass die Affen, die als Versuchstiere dienten, „sehr gut reagierten“. Sie sollten damit rechnen, diesen Impfstoff in den nächsten fünf Jahren bei Ihrem Kinderarzt zu sehen, der wahrscheinlich schon bald nach Erscheinen der Geschichten in den Medien über Erkältungen, die zum Tod von Kindern führt, eingeführt wird.

## Der Mythos von der Herdenimmunität

Wenn Sie sich noch mehr davon überzeugen müssen, ob das öffentliche Gesundheitswesen und die Impfstoffhersteller die Öffentlichkeit in die Irre führen, denken Sie an den Mythos von der „Herdenimmunität“, der oft angeführte Grund, dass sich jeder impfen lassen müsse. Wenn die meisten Menschen („die Herde“) gegen eine Krankheit geimpft sind, so heißt es, dann ist auch die Herde vor dieser Krankheit geschützt. In vielen Fällen gehen Kinderärzte und Möchtegern-Experten gezielt auf die Herdenimmunität ein und berufen sich auf vermeintlich wichtige Statistiken, die besagen, dass die Impfquoten bei gewissen Krankheiten über einem bestimmten Prozentsatz der Menschen bleiben müssten, um eine Herdenimmunität zu erreichen. Diese Schwelle wird nicht erreicht? Das ist ein Rezept für eine Katastrophe. Als es vor einigen Jahren in Disneyland eine „Masernepidemie“ gab (es war eigentlich keine Epidemie, sondern nur ein kleiner und typischer Ausbruch), wurden Experten im Fernsehen zitiert, die behaupteten, die Herdenimmunitätsschwelle für Masernimpfstoffe liege bei 95 Prozent. Das bedeutet, dass 95 Prozent der Bevölkerung gegen Masern geimpft werden müssten, um „Epidemien“ zu verhindern.

Vielleicht hat niemand die Werbetrommel für die Herdenimmunität lauter geschlagen als der kalifornische Senator Richard Pan. Er ist Verfasser und Sponsor von SB 277, einem Gesetzentwurf, der Kalifornien zum dritten Bundesstaat in den USA machte, in dem Impfungen für den Schulbesuch von Kindern Pflicht sind (Mississippi und West Virginia sind die beiden anderen). Tatsächlich nutzte er den Masernausbruch in Disneyland als Grund dafür, dass sein Gesetz verabschiedet werden müsse. In einem an seine Wähler gerichteten Schreiben bemerkte Senator Pan, dass seine Gesetzesvorlage im Jahr 2015 die Impfquoten in Kindergärten erhöht habe und prahlte: „Dieser Erfolg ist ein erster Schritt zur Verringerung der Zahl all jener, die nicht geimpft sind und somit unsere Familien dem Risiko vermeidbarer Krankheiten aussetzen, und damit ist es auch ein Schritt, die gemeinschaftliche Immunität in unserem gesamten Bundesstaat in den kommenden Jahren wiederherzustellen.“[16]

Sehen wir uns Senator Pans Worte genauer an. Die „gemeinschaftliche Immunität wiederherzustellen“ impliziert mehrere Aspekte. Erstens, dass Kalifornien die Gemeinschaftsimmunität (ein unwissenschaftliches Synonym für Herdenimmunität) „verlor“; zweitens bedeutet die „Wiederherstellung“ dieser allgemeinen Immunität, dass bis zur Erreichung eines bestimmten Schwellenwerts der Impfquote schwerwiegende Risiken bestehen – die Wiederherstellung der Sicherheit hat oberste Priorität! Die Absurdität von Senator Pans Überzeugungen über die Bedeutung der Herdenimmunität und das Erreichen bestimmter Impfziele besteht darin, dass die USA aus zwei einfachen Gründen nie auch nur in der Nähe einer Herdenimmunität gegen eine durch Impfungen vermeidbare Krankheit waren: (1) Die überwiegende Mehrheit der Erwachsenen in den Vereinigten Staaten ist hinsichtlich ihrer Impfstoffe nicht auf dem neuesten Stand, und (2) die Wirksamkeit von Impfstoffen zur Vorbeugung von Krankheiten lässt mit der Zeit nach, was bedeutet, dass der

Schutz eines Impfstoffs in der Regel in zehn Jahren oder weniger „nachlässt".[17] (Dies wird als „nachlassender Impfschutz" bezeichnet.)

Um dies ins rechte Licht zu rücken: In den USA gibt es etwa 150 Millionen nicht geimpfte Erwachsene, die also schutzlos gegenüber vielen Krankheiten sind, für die wir angeblich die Herdenimmunitätsschwelle erreicht haben. Die CDC befragt jedes Jahr Erwachsene, sodass es recht einfach ist, die Durchimpfungsraten zu ermitteln. Hier sind nur einige wenige: Hepatitis A (9 %), Hepatitis B (24,5 %), Pneumokokken (20,4 %) und Grippe (43,2 %).[18] (Zum Vergleich: In Deutschland ist jeder fünfte Erwachsene ab 18 Jahren ohne Impfschutz gegen Masern, nur etwa 70 Prozent der Erwachsenen sind mit einer Impfung gegen Tetanus geschützt, 57 Prozent sind gegen Diphterie geimpft, Anm. d. Verlags.) Diese Erwachsenen arbeiten in Schulen (wo für sie nicht die gleichen Impfbestimmungen gelten wie für Kinder), in Restaurants, in Geschäften und sind Teil jeder Gemeinde, was bedeutet, dass wir der Herdenimmunität bei Weitem nicht nahe sind und es auch nie waren. Tatsächlich glaube ich nicht, dass den meisten Erwachsenen überhaupt bewusst ist, dass die CDC einen Impfkalender für Erwachsene bereithält. Wenn Leute wie Senator Pan sich selbst auf die Schulter klopfen, weil sie die Gesellschaft schützen, indem sie die Herdenimmunität wiederherstellen, dann entbehrt das in der Tat jeglicher Grundlage. Wenn so viele Menschen nicht geimpft sind, wo sind dann die alles lahmlegenden Epidemien?

Ein vor Kurzem in der Kongresszeitung *The Hill* erschienener Artikel mit dem Titel „If Only Half of America Is Properly Vaccinated, Where Are the Epidemics?" (Wenn nur halb Amerika ordentlich geimpft ist, wo sind dann die Epidemien?), der von Gretchen DuBeau, der Geschäftsführerin der Alliance for Natural Health, verfasst wurde, erklärt diese Logiklücke:

> *Es mag zwar keine Herdenimmunität geben, aber gewiss eine Herdenmentalität. Gesundheitsbehörden, Medienberichterstatter sowie Schulen und ihre Eltern-Lehrer-Verbände versäumen keine Gelegenheit, diesen Mythos aufrechtzuerhalten. Die Befürworter haben die Öffentlichkeit so gründlich davon überzeugt, dass ein Elternteil, der dies infrage stellt, wie jemand behandelt wird, der glaubt, die Erde sei eine Scheibe oder der Klimawandel nur eine Verschwörung. Ganz im Gegenteil: Ein unvoreingenommener Blick auf die Wissenschaft über Impfstoffe und eine Untersuchung der Geschichte zeigen deutlich, dass die Theorie der Herdenimmunität falsch ist – und immer falsch war.*[19]

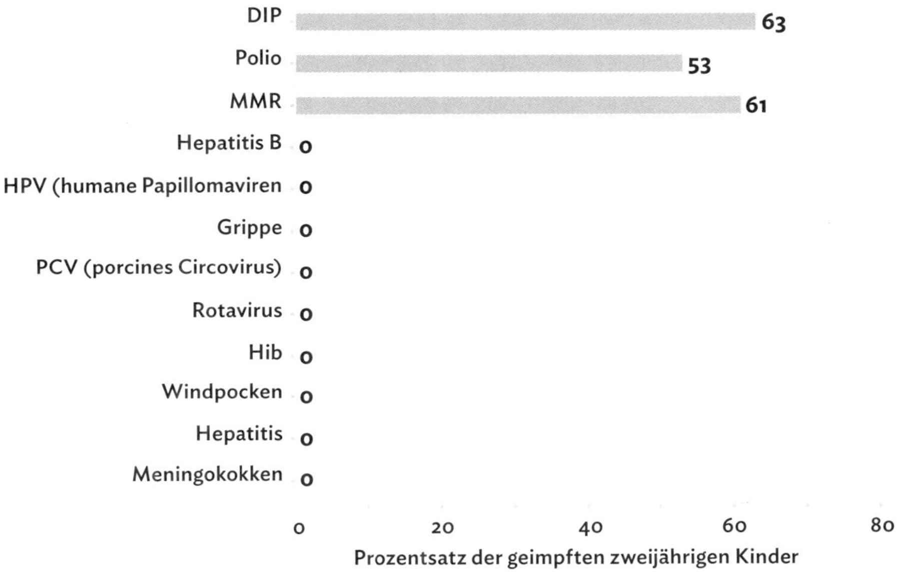


**Abb 2.3:** US-Impfquoten im Jahr 1985. Hinweis: Impfstoffe mit einer Quote von 0 % wurden bis 1985 nicht in den Plan aufgenommen. Daten von den Centers for Disease Control and Prevention.

Die Impfquoten bei amerikanischen Kindern für die drei in den 1960er- und 1970er-Jahren wichtigsten Impfstoffe waren weitaus niedriger als die heutigen Impfraten. Im Jahr 1973 beispielsweise, dem ersten Jahr, in dem die CDC die nationalen Impfquoten verfolgte, lagen die Raten für DTP (Diphtherie, Tetanus und Keuchhusten), Polio und MMR bei 72, 59 bzw. 61 %; 1985 waren es 63, 53 und 61 %.[20] So kann man heutigen Erwachsenen die Frage stellen: Wo waren all die Kinderepidemien in den Jahren 1973 und 1985 mit so „niedrigen“ Impfquoten? – Antwort: Es gab sie nicht (siehe Abbildung 2.3).

Politiker erheben sich vor ihren Kollegen, schlagen mit der Faust auf den Tisch und plädieren für die Verabschiedung verbindlicher Impfgesetze zur „Erhaltung der Herdenimmunität“. Kinderärzte sind im Fernsehen zu sehen und erklären, wie wichtig es sei, dass wir alle „die Herdenimmunität erhalten“.

Der Begriff der Herdenimmunität ist Unsinn. Die Wahrheit spielt sich für jeden Elternteil im wirklichen Leben ab, er muss nur einen Blick auf die Fakten werfen.

## Impfstoffhersteller werden von der Haftung entbunden

Am 20. Oktober 1986 berichtete die *Los Angeles Times* über einen umstrittenen Gesetzentwurf, der seinen Weg durch den Kongress fand. Die Schlagzeile lautete: „Gesetzentwurf des Vaccine Injury Fund gebilligt, steht aber vor einem Veto".[21] Im Weiteren wurde über das zwiespältige Konzept des Gesetzentwurfs berichtet, der die Impfstoffhersteller, sollte ihr Produkt Schäden verursachen, vor der Haftung schützen sollte, und die Reagan-Regierung sprach sich dagegen aus:

> *In einem klar formulierten Brief an den Sprecher des Repräsentantenhauses, Tip O'Neill, sagte der damalige Sekretär des Gesundheitsministeriums, Otis R. Bowen: „Der Gesetzentwurf wird wahrscheinlich wenig dazu beitragen, die Impfstoffversorgung sicherzustellen oder unser Bemühen fördern, mehr Kinder impfen zu lassen." Der stellvertretende Generalstaatsanwalt John R. Bolton schrieb im Namen des Justizministeriums an den Leiter des Justizausschusses des Repräsentantenhauses und sagte, das Weiße Haus habe sich gegen das Gesetz ausgesprochen, weil es „ein wichtiges neues Programm für den Anspruch auf Schadensersatz schaffe, für das kein legitimer Bedarf nachgewiesen wurde." Präsident Reagan war beunruhigt über den Gesetzentwurf für Schadensersatzleistungen bei Impfstoffschäden und wurde mit den Worten zitiert: „Obwohl das Ziel, diese Personen zu entschädigen, ein würdiges Ziel ist, weist das Programm ... schwerwiegende Mängel auf."*

Die Reagan-Regierung schien sich vor allem mit zwei Fragen zu befassen: wer bei Impfschäden für die erforderliche Entschädigung aufkommen sollte sowie mit dem Präzedenzfall, dass die Bundesregierung Privatunternehmen von der Haftung entbinden soll. Die *New York Times* berichtete: „Das Programm würde ‚nicht von der Exekutive, sondern von den Bundesgerichten verwaltet werden', sagte Reagan und nannte es eine ‚beispiellose Vereinbarung', die mit der verfassungsmäßigen Forderung nach Gewaltenteilung zwischen den ausführenden Organen der Bundesregierung unvereinbar sei."[22]

Der National Childhood Vaccine Injury Act war Teil eines größeren Gesetzes, des Omnibus Health Bill (Abs. 1744), das Ende 1986 in den letzten Tagen des 99. Kongresses eingebracht wurde. Ein Kongressabgeordneter aus Kalifornien, Henry Waxman, bemühte sich vier Jahre lang, das umstrittene

Gesetz zur Impfstoffhaftung zu verabschieden. Waxmans Gesetzentwurf wurde von den Impfstoffherstellern, die in seinem Namen harte Lobbyarbeit betrieben, und von der American Academy of Pediatrics unterstützt.

Um fair zu sein: Der Gesetzentwurf beinhaltete, wie viele andere Gesetze auch, einige vernünftige Ziele. Den meisten Eltern ist bis heute nicht bekannt, dass eine ältere Version der DTP-Impfung bei vielen Kindern schwere Hirnschäden verursachte und die Klagen der Eltern gegen Impfstoffhersteller sich häuften.[23] Es war tatsächlich zu befürchten, dass Pharmaunternehmen völlig aus dem Impfstoffgeschäft aussteigen könnten, weil die Risiken zu hoch waren (nicht sehr tröstlich). Und der Gesetzentwurf schlug die Gründung von VAERS vor – dem heutigen Vaccine Adverse Event Reporting System (Datenbank des Berichterstattungssystems zu Nebenwirkungen von Impfstoffen), ein Überwachsungssystem, das in der heutigen Form damals so noch nicht existierte.

Noch wenige Tage vor der Kongresspause war die Verabschiedung des Gesetzentwurfs ungewiss und das Weiße Haus verkündete Pläne, gegen das Gesamtpaket der Gesundheitsrechte ein Veto einzulegen, fast ausschließlich aufgrund der Bestimmungen des National Childhood Vaccine Injury Act. Der Kongressabgeordnete Waxman, der Verfasser des Gesetzentwurfs, war unnachgiebig, nutzte die Presse in den letzten Tagen zu seinem Vorteil und erklärte:

> *Dieser Gesetzentwurf ist der erste Schritt, um sich um Kinder zu kümmern, die beim Schutz der Gesellschaft vor Epidemien Schaden genommen haben, und um ein ausreichendes Angebot an Impfstoffen sicherzustellen … Wenn der Präsident sein Veto dagegen einlegt, wird er diese Kinder sich selbst überlassen und das Land mit Risiken oder Engpässen oder exorbitant steigenden Preisen hinterlassen … Wenn er sein Veto einlegt, hoffe ich, dass er einen Notfallplan parat hat, um selbst Impfstoffe herstellen zu können, denn die Hersteller lassen wissen, dass sie möglicherweise die Produktion einstellen.*[24]

Besorgt über die von Henry Waxman und der AAP ausgehenden Drohung, die gesamte Produktionsbasis der Impfstoffhersteller zu verlieren, erklärte Ronald Reagan am 15. November 1986 den Gesetzentwurf „mit gemischten Gefühlen“ und „ernsthaften Vorbehalten“ zum Gesetz.[25] Was

Impfstoffe anbelangt, machte er den Herstellern derselben ein frühes Festtagsgeschenk, wie das neue Gesetz verdeutlichte:

> *Kein Impfstoffhersteller haftet im Rahmen einer Zivilklage für Schäden, die durch einen impfstoffbedingten Schaden oder den Tod in Zusammenhang mit der Verabreichung eines Impfstoffs nach dem 1. Oktober 1988 entstehen, wenn die Verletzung oder der Tod auf Nebenwirkungen zurückzuführen ist, die unvermeidbar waren, obwohl der Impfstoff ordnungsgemäß zubereitet und mit entsprechenden Gebrauchsanleitungen und Warnhinweisen versehen war.*

Was dann geschah, sollte niemanden überraschen, der weiß, wie Kapitalismus funktioniert: Dieselbe Branche, die Vioxx, Thalidomid, Fen-Phen, Prozac und die Opioidepidemie hervorbrachte, hatte gerade die Produkthaftung aufgehoben und sie einem neu eingerichteten „Impfstoffgericht“ übergeben, das mit einer Zusatzsteuer für jeden gekauften Impfstoff finanziert werden sollte (ja, die Amerikaner finanzieren das Programm zur Entschädigung von Impfschäden, wenn sie für einen Impfstoff für sich selbst oder ihr Kind bezahlen) und letztlich von der Bundesregierung verwaltet und geschützt wird. Denken Sie daran: Als dieses Gesetz Ende 1986 verabschiedet wurde, betrachtete man es als eine Möglichkeit, die Impfstoffhersteller im Geschäft zu halten. Ich bin mir nicht sicher, ob irgendjemand (außer vielleicht die Führungskräfte der Pharmaunternehmen und deren Lobbyisten) vorhersehen konnte, wie sehr sich die Dinge ändern würden. Bedenken Sie Folgendes:*

1962 hatte ein Kind, das dem von der CDC empfohlenen Impfkalender folgte, bis zum Alter von fünf Jahren drei Impfstoffe erhalten.

1983 hatte ein Kind, das dem von der CDC empfohlenen Impfkalender folgte, bis zum Alter von fünf Jahren zehn Impfstoffe bekommen.

Im Jahr 2017 erhielt ein Kind, das dem von der CDC empfohlenen Impfkalender folgte, bis zum Alter von fünf Jahren 38 Impfstoffe: fast das Vierfache dessen, was ein Kind in den 1980er-Jahren erhielt, und mehr als das Zwölffache dessen, was ein Kind in den 1960er-Jahren verabreicht bekam (siehe Tabelle 2.1).

---

* Das Zählen von Impfstoffen kann verwirrend sein. Damit die Zahlen einheitlich bleiben, wird jeder Impfstoff einfach als ein Impfstoff gezählt. Obwohl die MMR-Impfung also drei verschiedene Antigene enthält, wird sie genau wie der Hepatitis-B-Impfstoff (mit nur einem Antigen) als *ein* Impfstoff gezählt.

| 1962 | 1983 | | 2012 | |
|---|---|---|---|---|
| Polio | DTP | (2) | Grippe | Schwangers. |
| Pocken | Polio | (2) | DTaP | Schwangers. |
| DTP | DTP | (4) | Hep B | Geburt |
| **3 Impfstoffe** | Polio | (4) | Hep B | (2) |
| | DTP | (6) | Rotavirus | (2) |
| | MMR | (15) | DTaP | (2 |
| | DTP | (18) | Hib | (2 |
| | Polio | (18) | PCV | (2) |
| | DTP | (48) | IPV | (2) |
| | Polio | (48) | Hep B | (4) |
| | **10 Impfstoffe** | | Rotavirus | (4) |
| | | | DTaP | (4) |
| | | | Hib | (4) |
| | | | PCV | (4) |
| | | | IPV | (4) |
| | | | Hep B | (6) |
| | | | Rotavirus | (6) |
| | | | DTaP | (6) |
| | | | Hib | (6) |
| | | | PCV | (6) |
| | | | IPV | (6) |
| | | | Grippe | (6) |
| | | | Grippe | (12) |
| | | | Hib | (12) |
| | | | PCV | (12) |
| | | | MMR | (12) |
| | | | Varicella | (12) |
| | | | Hep A | (12) |
| | | | DTaP | (18) |
| | | | Grippe | (18) |
| | | | Hep A | (18) |
| | | | Grippe | (30) |
| | | | Grippe | (42) |
| | | | DTaP | (48) |
| | | | Polio | (48) |
| | | | MMR | (48) |
| | | | Varizellen | (48) |
| | | | Grippe | (60) |
| | | | **38 Impfstoffe** | |

**Tabelle 2.1:** Empfohlener Impfkalender der CDC für Kinder (im Alter von 0 bis 5 Jahren) für 1962, 1983 und 2018

**Hinweis:** Die Zahl in Klammern gibt das Alter in Monaten an, in dem ein Kind den Impfstoff erhält. Fettgedruckte Zahlen geben die Gesamtzahl der verabreichten Impfstoffe an.

Als ich in den 1980er-Jahren ein Kind war, gab es nur drei Impfstoffe für Kinder: DTP, Polio und MMR (mehrmals verabreicht, um die Immunität zu „stärken"). Heute sind die Impfungen gegen Influenza (Grippe), Hepatitis B, Hepatitis A, Hämophilus influenzae Typ B (Hib), Pneumokokken (PCV), Rotavirus, Meningitis und Varizellen (Windpocken) in den Kinderimpfkalender aufgenommen (und werden mehrfach durch Auffrischimpfungen verabreicht). Wenn Sie jemand fragt, ob Ihr Kind „durchgeimpft" ist, lautet Ihre richtige Antwort möglicherweise: „Auf der Grundlage welchen Jahrzehnts?" Erwähnenswert ist, dass Kinder in den 1980er-Jahren, als viel weniger Impfstoffe verabreicht wurden (und eins von 10.000 Kindern Autismus hatte), nicht „auf der Straße starben".

Lassen Sie mich einen Moment innehalten und Ihre Aufmerksamkeit auf den Begriff „empfohlener Impfkalender" lenken. Wenn Sie sich als Elternteil fragen, welche Impfungen Ihr Kind bei seiner nächsten Vorsorgeuntersuchung verabreicht bekommt, können Sie die Website der CDC besuchen und finden den „empfohlenen Impfkalender". Beachten Sie, dass dieser Kalender den Eltern nicht „empfohlen" wird, als leiteten Sie eine Behörde (obwohl die CDC Sie das glauben machen möchte). Dieser Impfkalender wird der AAP empfohlen, die ihn sofort übernimmt, sowie Kinderärzten, die in ihrer Praxis oft Prämien für die vollständige Einhaltung der Impfungen erhalten. Für die Eltern ist es de facto ein vorgeschriebener Plan, da Kinder in den meisten US-amerikanischen Bundesstaaten nicht zur Schule gehen können, ohne geimpft worden zu sein. Auch wenn Sie vielleicht eine Ausnahmeregelung anstreben – sei sie religiös, philosophisch oder medizinisch begründet –, wird es immer schwieriger, diese zu erhalten. Tatsächlich gibt es Bemühungen vieler staatlicher Gesetzgeber, diese Ausnahmeregelungen für Impfungen komplett zu streichen, wie es Kalifornien 2015 mit der Verabschiedung des SB 277 getan hat (und damit der dritte Staat mit nur einer medizinischen Ausnahmeregelung ist).

Bis heute hat das 1986 geschaffene Impfgericht mehr als 3,7 Milliarden US-Dollar für Schadensersatzansprüche infolge von Impfschäden ausgezahlt – finanziert von, wohlgemerkt, amerikanischen Steuerzahlern. Die meisten dieser Klagen werden von den Familien eingereicht, deren Kinder durch Impfungen Schäden erlitten haben.[26] Der Markt für Impfstoffe hat im Jahr 2020, ich sagte es bereits, wahrscheinlich einen Wert von 60 Milliarden Dollar[27], gegenüber 170 Millionen Dollar in den frühen 1980er-Jahren[28], als das Gesetz von 1986 in Kraft trat. Die *New York Times* berichtete 2014: „Impfstoffe waren einst ein Verlustbringer für die Hersteller, da ihre Produktion oft teurer ist als die herkömmlicher Medikamente; heute können Impfstoffe sehr profitabel sein … Seit 1986 haben sie laut der CDC die Durchschnittskosten für die Durchimpfung eines privat versicherten Kindes bis zum Alter von 18 Jahren von 100 auf 2.192 Dollar erhöht."[29]

Es ist kaum zu glauben. Das Einzige, was den Markt auf dem Weg zu 60 Milliarden Dollar bremsen könnte, sind die Zweifel der Verbraucher. Wenn Eltern Impfstoffe nicht infrage stellen, so wie meine Frau Lisa und ich es nicht taten, generiert die Branche noch mehr Profite. Aber wenn Eltern beginnen, an der Sicherheit von Impfstoffen zu zweifeln, könnte die Pharmaindustrie einen Riesenverlust erleiden. Genau hier kommt Autismus ins Spiel. Bei einer Quote von 1 zu 36 Kindern ist dies kein akzeptabler Kompromiss. Es ist gar nicht so schwer, sich vorzustellen, warum die Wahrheit so sehr unterdrückt und so heftig bekämpft wird.

## In anderen Ländern wird wesentlich weniger geimpft

Die Definition von „geimpft" ist schwer zu definieren. Geimpft zu werden, bedeutete nicht nur vor 20 Jahren noch etwas ganz anderes, sondern sich impfen zu lassen hat heute je nach Geburtsort in der Welt eine unterschiedliche Bedeutung. Nehmen wir zum Beispiel den Impfkalender Dänemarks, der dort von der nationalen Gesundheits- und Arzneimittelbehörde reguliert und überwacht wird.[30] Er bietet Eltern ein planmäßiges Impfprogramm für Kinder, ähnlich wie in den USA, aber im dänischen Plan fehlen die Impfstoffe für die folgenden fünf Krankheiten, die amerikanische Kinder erhalten: Hepatitis B, Hepatitis A, Grippe, Rotaviren und Windpocken.

**Abb. 2.4:** Anzahl der Impfstoffe, die ein „durchgeimpftes" Kind bis zum Alter von fünf Jahren erhält. Daten von Centers for Disease Control and Prevention und dem dänischen Impfprogramm für Kinder.

Ein durchgeimpftes amerikanisches Kind und ein durchgeimpftes dänisches Kind sind nicht das gleiche, letzteres erhält weitaus weniger Impfstoffe (insgesamt 16 in Dänemark gegenüber 38 in den USA, siehe Abbildung 2.4). Wenn diese Impfstoffe lebenswichtig sind, warum sollte dann ein Land, das vielen als Ausgangsort für Reisen nach Europa dient, die Impfungen, die der amerikanische Kalender vorsieht, ausschließen? Der Hepatitis-B-Impfstoff wird in den meisten europäischen Ländern nur an die Nachkommen von Müttern verabreicht, die selbst an Hepatitis B leiden. In den meisten Ländern Europas werden Kinder nicht regelmäßig gegen Hepatitis A, Rotaviren, Varizellen (Windpocken) oder Grippe geimpft.

Wenn wir etwas genauer hinschauen, stellen wir fest, dass Kinder in Großbritannien nicht gegen Windpocken geimpft werden. Im Vereinigten Königreich leitet der National Health Service (NHS) das Impfprogramm und er erklärt, warum er Kindern den Impfstoff gegen Windpocken nicht verabreicht:

> *Die Impfung gegen Windpocken ist nicht Teil des regelmäßigen britischen Impfprogramms für Kinder, da Windpocken in der Regel eine leichte Krankheit sind, insbesondere bei Kindern. Es besteht auch die Sorge, dass die Einführung einer Windpockenimpfung für alle Kinder möglicherweise das Risiko für Windpocken und Gürtelrose bei Erwachsenen erhöht.*[31]

In Großbritannien wird die Impfung gegen Windpocken nicht empfohlen. Möchten aber in den USA die Eltern ihr Kind nicht gegen Windpocken impfen lassen, könnten sie von ihrem Kinderarzt wegen „nicht ausreichenden Impfschutzes“ gerügt werden oder Probleme bekommen, ihr Kind in einer Kindertagesstätte oder Schule anzumelden. Willkommen im Land des Impfchaos.

In Deutschland gibt es keine verbindliche Impflicht, doch die Ständige Impfkommission (STIKO) hat das Geschehen im Auge und empfielt einen Impfkalender für Säuglinge, Kinder, Jugendliche und Erwachsene. (Anm. d. Verlags: Eine Ausnahme ist dabei das Masernschutzgesetz: Seit Anfang 2020 müssen Eltern nachweisen, dass ihre Kinder vor der Aufnahme in einer Gemeinschaftseinrichtung wie Kindergarten oder Schule gegen Masern geimpft wurden. Auch für Personen, die in Gemeinschafts- oder medizinischen Einrichtungen beschäftigt sind, gilt das Gesetz, also beispielsweise Erzieher, Lehrer oder medizinisches Personal. Die Immunisierung erfolgt als Kombinationsimpfung gegen Masern, Mumps und Röteln, die sog. MMR-Impfung.)

## Für viele Infektionskrankheiten gibt es keine Impfstoffe

Ich lebe in Oregon. Wie in jedem Bundesstaat haben wir ein staatliches Gesundheitsamt, in unserem Fall ist es die Gesundheitsbehörde von Oregon (OHA). Um die Überwachung von Infektionskrankheiten regeln zu können, hat der Staat Gesetze dafür eingeführt, wie schnell ein Gesundheitsdienstleister das Auftreten bestimmter Infektionskrankheiten bei einem Patienten an die OHA melden muss. Die Krankheiten werden in drei Kategorien eingeteilt: sofortige Meldung, innerhalb von 24 Stunden und innerhalb eines Arbeitstages – also ein Rankingsystem hinsichtlich der Bedenken der OHA über verschiedene Infektionskrankheiten.

In meinem Bundesstaat gibt es insgesamt 67 „meldepflichtige“ Krankheiten. Von diesen 67 haben wir nur gegen zehn Impfstoffe, nicht aber für die anderen 57 meldepflichtigen Krankheiten. Von den 17 Krankheiten, die sofort gemeldet werden müssen, impfen wir gegen vier davon, sodass 100 % der Kinder gegen die anderen 13 Krankheiten „ungeschützt“ bleiben.[32]

Impfstoffe legen um niemanden einen Schutzring; unser Immunsystem bleibt unsere wichtigste Abwehr gegen Krankheiten, zumindest für die 57 meldepflichtigen hier in Oregon, gegen die wir keinen Impfstoff haben. Wie der Bestsellerautor Dr. Bob Sears erklärt:

> *Ein gesundes Immunsystem ist der Schlüssel zur Prävention von Infektionskrankheiten. Wir alle sind täglich Millionen von Keimen ausgesetzt und Impfstoffe decken nur einen winzigen Bruchteil von 1 % dieser Keime ab. Wir müssen uns also auf unser eigenes Immunsystem verlassen, um die meisten potenziellen Infektionen abzuwehren.*[33]

Ich würde sogar behaupten, dass das Verständnis der meisten Menschen dafür, was ein Impfstoff bewirkt und wie er funktioniert, sehr simpel ist und in etwa so aussieht: Man bekommt einen völlig sicheren Impfstoff, er stärkt das Immunsystem, und dann ist man vor der Krankheit, gegen die man geimpft wurde, geschützt, vielleicht für immer. Nur dass kein Teil dieser einfachen Erklärung der Wahrheit entspricht.

## Es wird immer Krankheitsausbrüche geben

Jedes Jahr werden Ausbrüche von Keuchhusten, Mumps und Masern gemeldet. Es gibt eine einfache Erklärung für diese Regelmäßigkeit und es ist nicht so, wie Sie denken. Einfach ausgedrückt: Die Impfstoffe wirken nicht so gut. Wie die Associated Press im Jahr 2013 berichtete: „Eine Regierungsstudie liefert eine neue Theorie darüber, warum der Impfstoff gegen Keuchhusten nicht so gut zu wirken scheint wie erwartet. Die Forschungsergebnisse legen nahe, dass der Impfstoff die Menschen zwar davor bewahrt, krank zu werden, sie aber nicht daran hindert, Keuchhusten – auch bekannt als Pertussis – auf andere zu übertragen. ‚Das könnte die Zunahme der Fälle mit Keuchhusten erklären, die wir in den USA beobachten', sagte einer der Forscher, Tod Merkel, von der Food and Drug Administration."[34] Im Jahr 2017 behaupteten Forscher des öffentlichen Gesundheitswesens an der Boston University, dass das Wiederauftreten von Keuchhustenfällen „weitgehend auf das immunologische Versagen azellulärer Impfstoffe zurückzuführen" sei, wie der leitende Forscher Dr. Christopher J. Gill erklärte:

> *Diese Krankheit ist wieder da, weil wir nicht wirklich verstanden haben, wie unsere Immunabwehr gegen Keuchhusten funktioniert, und wir haben nicht verstanden, wie die Impfstoffe wirken müssen, um sie zu verhindern. Stattdessen stapeln wir eine Vermutung auf die andere und befinden uns jetzt in der unangenehmen Lage zuzugeben, dass wir möglicherweise einige entscheidende Fehler gemacht haben. Das ist definitiv nicht der Punkt, von dem wir dachten, dass wir ihn 2017 erreicht hätten.*[35]

Und was die Medien über Masern und andere Krankheitsausbrüche berichten, erklärt nur selten, dass die Mehrheit der an Keuchhusten, Masern oder Mumps erkrankten Menschen geimpft wurde. Erst vor wenigen Jahren gab es einen Mumpsausbruch an der Harvard University. Es stellte sich heraus, dass „die infizierten Studenten alle, wie gesetzlich vorgeschrieben, gegen Mumps geimpft worden waren. Es ist möglich, dass der Impfstoff bei einigen Menschen nicht gewirkt hat oder dass das Virus so mutiert ist, dass die Impfung weniger wirksam war. Der Impfstoff gegen Mumps kann etwa 12 Prozent der Personen, die ihn erhalten, nicht gegen die Krankheit immunisieren, sodass es selbst in stark geimpften Bevölkerungen gelegentlich zu Mumpsausbrüchen kommt."[36]

Im Oktober 2017 hielt der CDC-eigene Beratende Ausschuss für Impfpraktiken eine Sitzung ab, um die Frage der Impfstoffwirksamkeit zu erörtern: „Die Forschung deutet darauf hin, dass zehn oder mehr Jahre nach der zweiten Dosis [gegen Mumps] im Kindesalter der Schutz vor dem Virus so weit nachlässt, dass eventuell Ausbrüche auftreten."[37] Interessant ist in diesem Zusammenhang, dass es in Pennsylvania gegen Merck, den Hersteller des Mumps-Impfstoffs, eine Whistleblower-Klage gibt, in der ehemalige Mitarbeiter des Pharmaunternehmens behaupten, Merck habe die Wirksamkeitsdaten des Impfstoffs gegen Mumps geheim gehalten, weil sie zeigten, dass er oft nicht wirkte. Die Whistleblower betonen in ihrer Klage, „der Arzneimittelhersteller wusste, dass sein Impfstoff weniger wirksam war als die behauptete Effektivität von 95 Prozent und dass die Geschäftsleitung darüber informiert war und auch Tests überwachte, die die tatsächliche Effektivität verschleierten."[38]

## Die Tests zur Unbedenklichkeit von Impfstoffen sind unzureichend

Impfstoffe müssen keine Doppelblindstudien durchlaufen, bevor sie an Säuglinge verabreicht werden. Wenn ein Pharmaunternehmen Impfstoffe testet, gibt es keine „Kontrollgruppe", die einen Placebo-Impfstoff erhält, um herauszufinden, ob sich die nachteiligen Auswirkungen bei der Verabreichung eines neuen Impfstoffs unterscheiden. Schlimmer noch: Der Sicherheitstest während einer neuen Impfstoffstudie bewertet Nebenwirkungen, nachdem die Teilnehmer zwei bis fünf Tage lang einen Impfstoff erhalten haben. So wurde zum Beispiel der einzige eigenständige Polio-Impfstoff in den USA nach der Verabreichung nur 48 Stunden überwacht.[39] Das war's. Autismus, dessen Manifestation einige Zeit in Anspruch nimmt, würde bei diesen Sicherheitstests niemals erfasst werden. Tatsächlich kann es Wochen, Monate oder sogar Jahre dauern, bis viele der durch Impfstoffe ausgelösten Nebenwirkungen – Guillain-Barré-Syndrom, chronisch-entzündliche demyelinisierende Polyneuropathie und rheumatoide Arthritis – auftreten, sodass die Sicherheitschecks keine davon erfassen würden.

Ein weiteres Beispiel ist die Sicherheitsstudie von Recombivax, einer der weltweit am häufigsten verwendeten Hepatitis-B-Impfstoffe, der vielen amerikanischen Babys am ersten Lebenstag verabreicht wird. Die Untersuchung umfasste „434 Dosen RECOMBIVAX HB, 5 µg …, die 147 gesunde Säuglinge und Kinder (bis zu 10 Jahren) erhielten und die nach jeder Dosis 5 Tage lang überwacht wurden."[40] Das gesamte Sicherheitsprofil für diesen Impfstoff, der an Millionen von Kindern verabreicht wurde, basierte auf 147 Säuglingen, die fünf Tage lang unter Beobachtung standen. Und sie erhielten keine weiteren Impfstoffe, obwohl Babys im Alter von zwei, vier, sechs und zwölf Monaten gleichzeitig mindestens vier weitere Impfstoffe bekommen, und zwar gegen Rotaviren, DTP, Hib und PCV. Wie der Kinderarzt Dr. Harold E. Buttram in einem Brief an das BMJ schreibt:

> *Um die Kriterien des wissenschaftlichen Nachweises zu erfüllen, müsste eine Untersuchung zur Impfstoffsicherheit vor und nach Studien am Menschen durchgeführt werden, die mögliche nachteilige Auswirkungen auf das neurologische, immunologische und hämatologische System untersuchen, wobei geimpfte mit nicht geimpften Personen verglichen werden müssten, und zwar sowohl in ausreichender Zahl als auch über einen hinreichenden Zeitraum, um aussagekräftig zu sein. Studien dieser Art hat es nie gegeben und offenbar wurden diesbezüglich auch keine Versuche unternommen. Basierend auf persönlichen Beobachtungen scheint es, dass Vorher-Nachher-Tests von staatlichen Gesundheitsbehörden bewusst vermieden wurden, aus Angst, dass die Ergebnisse das Vertrauen der Öffentlichkeit in Impfprogramme beeinträchtigen würden. Solange diese Art von Sicherheitstests nicht durchgeführt wird, ist es eine faktische Gewissheit, dass viele unerwünschte Impfreaktionen unerkannt stattfinden und auch weiterhin auftreten werden. Solange keine aussagekräftigen, objektiven Sicherheitstests zu Impfstoffen erfolgen, kann man meiner Meinung nach dem NIH, der CDC und der FDA mit Recht Fahrlässigkeit beim Schutz der Gesundheit und des Wohlergehens der amerikanischen Öffentlichkeit, insbesondere der Kinder, vorwerfen.*

Da die Sicherheitstests für Impfstoffe, bevor sie für über 70 Millionen amerikanische Kinder in den Handel kommen, dermaßen begrenzt sind, verlässt sich die CDC auf das Sicherheitsmonitoring, sobald die Impfstoffe in der wirklichen Welt verabreicht werden, wo die Dinge noch problematischer werden.[41]

## Fast jeder 50. Mensch ist von Nebenwirkungen betroffen

Das Gesetz von 1986, das die Impfstoffhersteller von der Haftung für Impfschäden befreite, rief auch VAERS ins Leben, ein passives Berichterstattungssystem für impfstoffinduzierte Nebenwirkungen. Das bedeutet, dass VAERS nur in dem Maße funktioniert, in dem Ärzte oder Eltern bereit sind, einen Impfschaden an das VAERS-Onlinesystem zu melden. Da die meisten Eltern keine Vorstellung davon haben, wie so ein Impfschaden aussieht, ferner die meisten Ärzte nicht darin geschult sind, einen solchen Schaden zu erkennen, und Impfstoffe nach allgemeiner Auffassung völlig harmlos sind, können Sie sich die Grenzen dieses Systems vorstellen, und die Wissenschaft bekräftigt das: 2007 finanzierte die CDC drei Jahre lang eine Studie von Harvard Pilgrim Health Care mit 715.000 Patienten, in der festgestellt wurde, dass „weniger als 1 Prozent der impfstoffbedingten Nebenwirkungen gemeldet werden."[42]

Im Jahr 2016 gingen bei VAERS 59.117 Berichte über impfstoffinduzierte Nebenwirkungen ein, darunter 432 Todesfälle und 10.284 Notaufnahmen.[43] Wenn diese 59.117 Berichte 1 % der tatsächlichen Gesamtzahl ausmachten, würde dies bedeuten, dass es tatsächlich 5,9 Millionen meldepflichtige, unerwünschte Ereignisse durch Impfstoffe in einem einzigen Jahr gegeben hätte.

Die von der CDC finanzierte Harvard-Pilgrim-Studie hatte zum Ziel, die Meldung von Impfschäden automatisch anzupassen, indem bekannte Impfreaktionen in die Krankenakten von Patienten einprogrammiert wurden, bei denen kurz vor der Impfung bestimmte Reaktionen auftraten. Die Pilotstudie lieferte beunruhigende Ergebnisse, denn bei 715.000 Personen wurden 35.570 mögliche Impfreaktionen festgestellt.[44] Das sind 2,6Prozent der Impfstoffempfänger – weit entfernt von der Zahl „einer von einer Million", die von denen verbreitet wird, die Impfstoffe vermarkten! Die Forscher der Harvard-Pilgrim-Studie waren bereit, dieses neue Meldesystem in VAERS zu integrieren, berichteten aber stattdessen, dass bei der CDC Funkstille über eine Studie herrschte, die mehr als eine Million Dollar kostete, wie der Untersuchungsleiter Ross Lazarus berichtete:

> *Leider gab es nie eine Gelegenheit, Leistungsbewertungen des Systems durchzuführen, da die notwendigen CDC-Kontakte nicht mehr zur Verfügung standen und die für den Datenerhalt zuständigen CDC-Berater nicht mehr auf unsere mehrfachen Anfragen reagierten, mit den Tests und der Auswertung fortzufahren.*

Eine dreijährige Studie erbrachte Ergebnisse, die für die CDC so potenziell verheerend waren – weil die Rate der unerwünschten Ereignisse so viel höher war als alles, was die CDC der Öffentlichkeit mitteilen konnte –, dass das Programm eingestellt wurde.

## Das Wissen über die Nebenwirkungen ist mangelhaft

Welche Schäden kann ein Impfstoff genau verursachen? 1991 untersuchte das renommierte Institute of Medicine (IOM) die Nebenwirkungen von nur einem Impfstoff, dem DTP, und kam zu dem Schluss, dass die Wissenschaft einen kausalen Zusammenhang mit den folgenden sechs Impfschäden belegt: akute Enzephalopathie, chronische Arthritis, akute Arthritis, Schock und ungewöhnlicher schockartiger Zustand, Anaphylaxie und langwieriges, untröstliches Schreien.[45] Im Jahr 2012 untersuchte das IOM die 158 häufigsten Impfschäden, die VAERS gemeldet wurden, und fand heraus, dass die Wissenschaft bei 18 dieser Schäden „einen kausalen Zusammenhang überzeugend unterstützt", stellte aber fest, dass es keine wissenschaftlichen Beweise gibt, die 135 weitere Schäden entweder bestätigen oder bestreiten.[46] Hier ist die Liste der Schäden, die durch Impfstoffe verursacht werden könnten, nur hat niemand nachgesehen:

Enzephalitis, Enzephalopathie, infantile Spasmen, fieberfreie Anfälle, Krampfanfälle, zerebelläre Ataxie, akute disseminierte Enzephalomyelitis, transverse Myelitis, Sehnervenentzündung, Neuromyelitis optica, Multiple Sklerose, Guillain-Barré-Syndrom, chronisch entzündliche demyelinisierende Polyneuropathie, Brachialneuritis, amyotrophe Lateralsklerose, Kleinfaserneuropathie, chronische Urtikaria, Erythema nodosum, systemischer Lupus erythematodes, Polyarteriitis nodosa, Psoriasis-Arthritis, reaktive Arthritis, rheumatoide Arthritis, juvenile idiopathische Arthritis, Arthralgie, Autoimmunhepatitis, Schlaganfall, chronische Kopfschmerzen, Fibromyalgie, plötzlicher Kindstod, Hörverlust, Thrombozytopenie, Immunthrombozytopenie.

Bei 86 Prozent der Impfschäden, die dem VAERS gemeldet wurden, weiß niemand, ob sie mit Impfstoffen in Zusammenhang stehen.

## Niemand kennt die wahren Auswirkungen von Mehrfachdosierungen

Im Jahr 2012 gab eine Studie, die Daten aus der oben erwähnten VAERS-Datenbank untersuchte, Anlass zur Beunruhigung. Je mehr Impfstoffe ein

Kind auf einmal verabreicht bekam, desto wahrscheinlicher war es, dass es ins Krankenhaus eingewiesen wurde oder starb.[47] In der in *Human and Experimental Toxicology* veröffentlichten Studie stellten Dr. Gary Goldman und Neil Miller eine „positive Korrelation zwischen den Quoten der Hospitalisierungen und der Anzahl der Impfstoffdosen" fest und auch „die Wahrscheinlichkeit, dass jüngere Säuglinge nach der Impfung ins Krankenhaus eingewiesen wurden oder starben, war erheblich höher als bei älteren Säuglingen". Die Autoren bestätigten auch die Unzulänglichkeiten der aktuellen Impfstofftests:

> *Es wurden keine Studien durchgeführt, um die Unbedenklichkeit (oder Wirksamkeit) zu bestimmen, wenn mehrere Impfstoffdosen in einer Vielzahl von Kombinationen verabreicht werden, wie es die CDC-Richtlinien empfehlen.*

Frustrierend für die Eltern ist der widersprüchliche und wissenschaftlich nicht untermauerte Standpunkt, den die American Academy of Pediatrics vertritt, wenn einem Kind gleichzeitig mehrere Impfstoffe verabreicht werden. So heißt es auf der Website der AAP: „Impfstoffe sind so gut erforscht, um zu gewährleisten, dass es unbedenklich ist, sie alle auf einmal zu injizieren."[48] Es versteht sich von selbst, dass Eltern darüber verwirrt sind.

## Der DTP-Impfstoff: Mehr Schaden als Nutzen in Afrika

Es gibt wenig wissenschaftliche Forschung, die die Gesundheitsergebnisse geimpfter Kinder mit denen von Kindern vergleicht, die überhaupt nicht geimpft sind. Jedenfalls bis 2017, als die wohl verstörendsten Forschungen, die je zu diesem Thema durchgeführt wurden, ein Ergebnis lieferten, das auf die weltweiten Bemühungen, Kinder impfen zu lassen, ein schlechtes Licht wirft und die ultimative Frage zu Impfstoffen aufwirft: Sind sie wirklich „sicher und wirksam"? Die in der Fachzeitschrift *EBioMedicine* veröffentlichte Studie trägt den Titel „The Introduction of Diphtheria-Tetanus-Pertussis and Oral Polio Vaccine Among Young Infants in an Urban African Community: A Natural Experiment " (Die Einführung eines oral verabreichten Impfstoffs gegen Diphtherie, Tetanus, Keuchhusten und Polio bei jungen Säuglingen in einer afrikanischen städtischen Gemeinschaft: Ein natürliches Experiment).[49]

Wissenschaftler des Research Center for Vitamins and Vaccines des Statens Serum Instituts (Dänemark) und des Bandim Health Project haben

Daten aus dem westafrikanischen Guinea-Bissau genau untersucht. Die Forscher widmeten sich eingehend den „unspezifischen Effekten" (engl. NSE = „nonspecific effects") von Impfstoffen, was ein Euphemismus für die Tatsache ist, dass Impfstoffe Kinder mitunter anfälliger für andere Infektionen machen. Die Wissenschaftler stellten fest, dass die Daten der Kinder, die gegen DTP geimpft worden waren, „mit einer fünffach höheren Sterblichkeit zusammenhingen als bei nicht geimpften Kindern. Keine prospektive Studie zeigt, dass DTP eine vorteilhafte Wirkung aufweist, die das Überleben von Kindern sichert … DTP ist der am weitesten verbreitete Impfstoff … Alle derzeit verfügbaren Beweise deuten darauf hin, dass der DTP-Impfstoff möglicherweise mehr Kinder aus anderen Gründen tötet, als er vor Diphtherie, Tetanus oder Keuchhusten schützt. Obwohl ein Impfstoff Kindern Schutz vor der Zielkrankheit bietet, kann er sie gleichzeitig anfälliger für Infektionen machen, die in keinem Zusammenhang mit der Krankheit stehen."

Einfach ausgedrückt bedeutet dies: Wird einem Kind der DTP-Impfstoff verabreicht, kann es an anderen Infektionen erkranken. Im Leben geht es um Risiko und Nutzen. Als Experte für Risikokapital habe ich während meiner gesamten Karriere jedes Geschäft, das ich jemals abgeschlossen habe, anhand des Risikos und des Nutzens analysiert. Gleichermaßen sollten Eltern über alle erforderlichen Informationen verfügen, damit auch sie eine Entscheidung im Namen von Risiko und Nutzen für ihre Kinder treffen können – mit anderen Worten: Einwilligung nach erfolgter Aufklärung. Sie und ich und alle anderen Eltern auf der Welt wollen Sicherheit und Gesundheit für unsere Kinder.

Vielleicht hat kein Wissenschaftler dieses Thema so eloquent und öffentlich diskutiert wie Dr. Tetyana Obukhanych, die ein Buch mit dem Titel *Vaccine Illusion: How Vaccination Compromises Our Natural Immunity and What We Can Do to Regain Our Health* (Die Impfstoff-Illusion:: Wie Impfungen unsere natürliche Immunität beeinflussen und was wir tun können, um unsere Gesundheit wiederzuerlangen) geschrieben hat, in dem die Problematik der durch Impfstoffe ausgelösten unspezifischen Effekten erörtert wird. Dr. Obukhanych sagte vor der California State Assembly (dem Unterhaus der California State Legislature) aus, kurz bevor dafür gestimmt wurde, Impfstoffe für den Schulbesuch in Kalifornien zur Pflicht zu machen. Sie absolvierte ihre Ausbildung im Bereich der Immunologie und „begeisterte sich zu Beginn für alles, was mit Impfungen zu tun hatte, wie jeder Immunologe".[50] Ihre Begeisterung für Impfungen verblasste jedoch schnell und sie musste feststellen, dass *trotz der Tatsache, dass die biologische Grundlage der natürlich erworbenen Immunität nicht verstanden wird, die heutige medizinische Praxis auf einer künstlichen Manipulation der Immunantwort (auch bekannt als Immunisierung oder Impfung) besteht, um „Immunität“ zu sichern, ohne den eigentlichen Krankheitsprozess zu durchlaufen. Der impfstoffinduzierte Verlauf ähnelt zwar nicht einer natürlichen Krankheit, ist aber dennoch ein Krankheitsprozess mit eigenen Risiken. Und es ist keine Immunität, die wir durch Impfung erlangen, sondern ein mickriger Ersatz für Immunität. Aus diesem Grund ist die Impfung in ihrem Kern weder eine sichere noch eine wirksame Methode zur Krankheitsprävention.*

Was wir aus der afrikanischen Studie lernen, und das wird von Dr. Obukhanych perfekt erklärt, ist, dass Kinder, die den durch einen Impfstoff ausgelösten künstlichen Krankheitsprozess durchlaufen, tatsächlich anfälliger dafür sind, an anderen Krankheiten zu leiden (und manchmal auch zu sterben), weil ihr Immunsystem geschwächt und auf eine Weise beeinträchtigt ist, die wir noch nicht wirklich verstehen.

## Der Impfstoff gegen das Dengue-Fieber

Ein weiteres Beispiel für unerwartet auftretende „unspezifische Effekte“ durch Impfstoffe zeigt der Skandal auf den Philippinen Ende 2017. Die Impfung gegen das Dengue-Fieber, die mehr als 700.000 Kinder bekamen, verschlimmerte besagtes Fieber sogar noch (und oftmals mit tödlichem Ausgang) für alle, die sich impfen ließen und zuvor noch kein Dengue-Fieber hatten. Der Skandal stürzte die Nation in eine tiefe Krise und Rodrigo Duterte, der Präsident der Philippinen, ließ seine vernichtende Verurteilung über den Einfluss der Pharmaindustrie durch seinen Sprecher verkünden: „Wir werden nichts unversucht lassen, um die Verantwortlichen für diesen schamlosen Betrug im Bereich der öffentlichen Gesundheit, der Hunderttausende von jungen Menschenleben in Gefahr bringt, zur Rechenschaft zu ziehen.“[51] National Public Radio berichtete über den Skandal:

*Der weltweit einzige Impfstoff gegen das Dengue-Fieber ist in eine Sackgasse geraten, was dazu führt, dass einige Länder seine Verwendung einschränken. Sanofi Pasteur, der französische Hersteller, äußerte in der vergangenen Woche neue Sicherheitsbedenken hinsicht-*

*lich seines Impfstoffs. Als Reaktion darauf setzten die Philippinen eine Massenimpfkampagne aus, bei der bereits mehr als 700.000 Kinder eine Dosis des Impfstoffs verabreicht bekamen. Und die brasilianische Regierung hat die Beschränkungen für die Impfung verschärft. Der Impfstoff namens Dengvaxia erhöht das Risiko für eine tödliche Form des Dengue-Fiebers für Menschen, die noch nie dem Virus ausgesetzt waren, gab Sanofi Pasteur am Mittwoch in einer Erklärung bekannt. Das Unternehmen sagte, es habe die Komplikation entdeckt, nachdem es die Daten aus einer sechsjährigen Studie analysiert hatte …*[52]

Die *Manila Times* äußerte sich extrem kritisch zum Fiasko mit dem Impfstoff gegen das Dengue-Fieber; die Zeitung beschuldigte den ehemaligen philippinischen Präsidenten Aquino (der die Massenimpfung gegen das Dengue-Fieber angeordnet hatte) und zitierte Dr. Scott Halstead, einen Forscher über dieses Fieber, der für bittere Ironie sorgte: „Es ist passiert. Wir haben einen Impfstoff, der das Dengue-Fieber verstärkt."[53]

## Der Grippeimpfstoff machte die Kanadier anfälliger

Es ist eher unwahrscheinlich, dass viele Amerikaner von dem Impfskandal um das Dengue-Fieber gehört haben, und vermutlich wussten noch weniger, dass eine Studie in Kanada eine ähnlich geschwächte Immunantwort nach einer Grippeschutzimpfung im Jahr 2015 festgestellt hatte. Forscher der University of Calgary, die in einem Artikel in *Global News* mit dem Titel „Canadian study finds flu shot could increase risk of getting sick" (Kanadische Studie findet heraus, dass eine Grippeschutzimpfung möglicherweise das Krankheitsrisiko erhöht) vorgestellt wurden, entdeckten, dass der Grippeimpfstoff 2014/2015 bei Menschen, die im Vorjahr nicht gegen Grippe geimpft wurden, weitaus besser wirkte,[54] oder anders ausgedrückt: Je mehr Grippeimpfungen man erhielt, desto weniger gut wirkte er.

In dem Artikel von *Global News* erklärte der Forscher Dr. Jim Dickinson von der University of Calgary: „Ein negativer Wirksamkeitsgrad deutet darauf hin, dass der Impfstoff die Menschen anfälliger für Grippe machte. Wir müssen weitere Untersuchungen durchführen, um zu verstehen, warum dies so ist."

Um zu bekräftigen, dass wiederholte Grippeimpfungen das Immunsystem möglicherweise auf unvorhersehbare Weise verändern, entdeckten Wissenschaftler der University of Maryland im Jahr 2018, dass eine Grippeimpfung das Risiko, andere Menschen zu infizieren, deutlich erhöht, da die Menge des durch Atmen und Niesen abgegebenen Grippeimpfstoffs sechsmal höher war als bei denjenigen, die keinen Grippeimpfstoff bekommen hatten:

> *[Wir fanden] 6,3-mal (95 % CI 1,9–21,5) mehr Aerosolausstoß bei geimpften Fällen in der aktuellen und der vorangegangenen Saison vor als bei nicht geimpften Fällen in diesen beiden Saisons.*[55]

## Eltern haben Bedenken gegen Gardasil

Gardasil, ein Impfstoff, der die Ausbreitung der humanen Papillomaviren (HPV) verhindern soll, ist der wichtigste neue Impfstoff für Merck. Allein mit Gardasil erzielte das Unternehmen im Jahr 2016 einen Umsatz von mehr als 2 Milliarden Dollar; damit ist Gardasil Mercks Impfstoff Nummer eins.[56]

Gardasil wird in der Regel gesunden weiblichen Teenagern verabreicht und die fürchterlichen Geschichten von Mädchen, die nach der Impfung mit Gardasil krank wurden oder Schaden nahmen, haben sich in allen Ländern, in denen der Impfstoff verabreicht wird, herumgesprochen. In Japan, einem Land, das hinsichtlich der Nebenwirkungen von Impfstoffen stets offen und ehrlich war, wurden die Geschichten über Gardasil-induzierte Schäden zu einem öffentlichen Skandal, dass die Impfquote heute unter 1 Prozent liegt (in den USA liegt sie für Mädchen im Teenageralter derzeit bei über 60 Prozent).[57] Ende 2016 veröffentlichte eine Aufsichtsbehörde der japanischen Industrie – Medwatcher Japan – einen vernichtenden Brief, in dem sie unter anderem die Weltgesundheitsorganisation kritisierte, die ihrer Meinung nach den Gardasil-Impfstoff befürwortete, ohne die wachsende Zahl wissenschaftlicher Erkenntnisse zu bestätigen, die hohe Raten schlimmer Nebenwirkungen nachweisen:

> *Nicht nur Japan, sondern auch andere Länder haben auf große Probleme hinsichtlich der Unbedenklichkeit von HPV-Impfstoffen hingewiesen. Diese „unbequemen“ Tatsachen in dem Bemühen zu ignorieren, die HPV-Impfung voranzutreiben, steht im Widerspruch zur Hauptverantwortung der WHO, die darin besteht, Risiken und Vorteile objektiv einzuschätzen … Gemeldete schwerwiegende AEs [unerwünschte Ereignisse] umfassen vielfältige, komplexe, das Körpersystem übergreifende Symptome wie Krampfanfälle, Bewusstseinsstörungen, systemische Schmerzen einschließlich Kopfschmer-*

*zen, Myalgie, Arthralgie, Rückenschmerzen und andere Schmerzen, motorische Funktionsstörungen wie Lähmung, Muskelschwäche, Erschöpfung und unwillkürliche Bewegungen, Taubheit und Empfindungsstörungen, autonome Symptome wie Schwindel, Hypotonie, Tachykardie, Übelkeit, Erbrechen und Durchfall, ferner Atmungsstörungen einschließlich Dyspnoe und Asthma, endokrine Störungen wie Menstruationsstörungen und Hypermenorrhoe, Überempfindlichkeit gegenüber Licht und Geräuschen, psychologische Symptome einschließlich Angst, Frustration, Halluzinationen und Überernährung, höhere Hirnfunktionsstörungen und kognitive Beeinträchtigungen einschließlich Gedächtnisstörungen, Desorientierung und Konzentrationsverlust sowie Schlafstörungen, Hypersomnie und plötzliche Schlafattacken. In einigen Fällen beeinträchtigen diese Symptome das Lernen und führen zu extremer Müdigkeit und verminderter Motivation, was sich negativ auf das Alltagsleben auswirkt.*[58]

Unterdessen war in Irland die wütende Debatte über Gardasil 2017 das ganze Jahr über häufig auf den Titelseiten zu finden, da eine gut organisierte Gruppe von Eltern, die sich „Regret" nannte, die Debatte über Gardasil zu einem nationalen Thema machte. Im Spätherbst 2017 berichtete die *Irish Times,* dass „die Verabreichung des Impfstoffs von einem Höchststand von 87 auf 50 Prozent gesunken ist. Jeder weitere Rückgang dürfte die wirtschaftliche, medizinische und politische Begründung des Programms infrage stellen. Nach Angaben der staatlichen Arzneimittelaufsichtsbehörde gaben fast 650 Mädchen in Irland an, nach Erhalt des HPV-Impfstoffs eine medizinische Intervention oder Behandlung zu benötigen."[59]

Im Jahr 2017 ergab eine veröffentlichte Metaanalyse der klinischen Untersuchungen über Gardasil, dass „zwei der größten randomisierten Studien erheblich gravierendere unerwünschte Ereignisse in der getesteten Behandlungsgruppe, die den HPV-Impfstoff verbreicht bekam, fanden." Die Studie „Serious Adverse Events After HPV Vaccination: A Critical Review of Randomized Trials and Post-marketing Case Series" (Schwere unerwünschte Ereignisse nach einer HPV-Impfung: Eine kritische Überprüfung randomisierter Studien und Fallserien nach dem Inverkehrbringen) kam zu dem Schluss: „Diese Ergebnisse lassen weitere Zweifel an der Sicherheit des HPV-Impfstoffs aufkommen."[60]

Mercks wichtigster Impfstoff, der weltweit in die Kritik geraten ist, könnte dazu dienen, die Abrechnung mit Impfstoffen im Allgemeinen zu beschleunigen und vielleicht auch den Autismus besser zu beleuchten. Gardasil hat mit den meisten Impfstoffen, die an Säuglinge verabreicht werden, etwas gemeinsam: einen sehr hohen Gehalt an Aluminiumadjuvantien.

## Impfstoffe stehen in Zusammenhang mit Autoimmunkrankheiten

Auch wenn es in diesem Buch hauptsächlich um Autismus geht, sollte darauf hingewiesen werden, dass Autismus möglicherweise nur die Spitze des Eisbergs für eine Reihe von neurologischen und körperlichen Störungen ist, die unsere Kinder in epidemischem Ausmaß beeinträchtigen. Bestimmte Autoimmunerkrankungen – Asthma, Diabetes, Nahrungsmittelallergien, Ekzeme und so weiter – nehmen mit ähnlichen Raten wie Autismus zu. Könnten auch Impfstoffe für diesen exorbitanten Anstieg verantwortlich sein? Nach Ansicht vieler Wissenschaftler auf jeden Fall.

Wissenschaftler der University of Virginia sehen zum Beispiel eine direkte Verbindung zwischen Aluminium (als „Alaun" bezeichnet), das in Impfstoffen zur Stimulierung des Immunsystems verwendet wird, und dem explosiven Aufkommen von Allergien gegen Lebensmittel: „Die Ära der Lebensmittelallergien begann mit der Generation nach der Jahrtausendwende, derselben Gruppe, die im frühen Kindheitsalter neue Impfungen erhielt. Viele dieser Impfstoffe enthalten Alaun, ein Adjuvans, das dafür bekannt ist, allergische Erscheinungsformen auszulösen."[61] (Wie Sie bald erfahren werden, ist das Aluminiumadjuvans noch für wesentlich mehr verantwortlich.)

Wollen Allergieforscher bei Ratten eine Nahrungsmittelallergie auslösen, lässt sich dies am schnellsten durch die Injektion von Impfstoffbestandteilen erreichen. Eine norwegische Studie – „Development and Characterization of an Effective Food Allergy Model in Brown Norway Rats" (Entwicklung und Charakterisierung eines wirksamen Modells für Nahrungsmittelallergien bei Wanderratten) – wollte herausfinden, wie man Laborratten am schnellsten allergisch gegen Nahrungsmittel machen kann, damit verschiedene Medikamente zur Unterdrückung von Lebensmittelallergien an ihnen untersucht werden können.[62] Da Ratten nicht mit Nahrungsmittelallergien geboren werden, lag die effektivste Methode auf der Hand: Spritzt man Ratten Eiprotein und Aluminiumadjuvantien, entwickeln sie schon bald eine Allergie gegen Eier.

Es gibt sogar ein Handbuch mit dem Titel *Vaccines and Autoimmunity (Impfstoffe und Autoimmunität),* das „die Rolle von Adjuvantien – allen voran Aluminium in verschiedenen Impfstoffen – untersucht und wie diese bei genetisch anfälligen Personen verschiedene klinische Manifestationen von Autoimmunkrankheiten hervorrufen können."[63] Der Co-Autor des Buches, Dr. Yehuda Shoenfeld, gilt als die weltweit führende Koryphäe auf dem Gebiet der Autoimmunität und er zögert nicht, die Alarmglocke zu Nebenwirkungen von Impfstoffen zu läuten: „Aufgrund der nachteiligen Wirkungen von Adjuvantien gibt es keine Meinungsverschiedenheiten über die Notwendigkeit, zukünftige Impfstoffe mit unbedenklicheren Adjuvantien anzureichern."

## Impfstoffe führten nicht zum Rückgang von Masern

Die Vorstellung, Impfstoffe hätten die Menschheit gerettet, ist angesichts der Fakten unhaltbar. Es lohnt sich jedoch, die beiden Krankheiten zu erwähnen, über die jeder spricht, wenn eine Impfdebatte stattfindet: Masern und Polio. Ich beginne mit Masern.

Kurz vor der Einführung eines landesweiten Impfprogramms zum Schutz vor Masern hielten die drei führenden Wissenschaftler des damaligen Public Health Service (PHS, heute CDC) auf der Jahrestagung der American Public Health Association (APHA) in San Francisco einen Vortrag, das war am 1. November 1966. Die Tagung wurde von Dr. David J. Sencer moderiert, der damals den Titel des Chefs des National Communicable Disease Center des PHS trug. Mit im Bunde waren sein erster Stellvertreter, Dr. H. Bruce Dull, sowie der Leiter der Epidemiologie-Abteilung der PHS, Dr. Alexander Langmuir. Zu jenem Zeitpunkt wusste definitiv niemand mehr über das Masernvirus als diese drei Personen. Die PHS-Wissenschaftler nutzten die Jahresversammlung der APHA, um ihre Pläne bekannt zu geben, die Masern bis Ende 1967 hoffentlich auszurotten.

Die Ärzte publizierten ihre Darbietung auch als Bericht mit dem Titel „Epidemiological Basis for Eradication of Measles in 1967" (Epidemiologische Grundlage für die Ausrottung der Masern im Jahr 1967) und einige der von ihnen formulierten Aussagen würden heute womöglich zur Verbannung eines Arzt aus den Medien führen, da bereits ein einziger Fall von Masern Anlass zu Panik und Horrorgeschichten über Ausbrüche der Krankheit gibt, die oft in die landesweiten Nachrichten gelangen.[64] Tatsächlich könnte ein frischgebackener Elternteil denken, Masern seien so ähnlich wie Ebola, nur dass sie es nicht sind, wie die PHS-Wissenschaftler 1966 sehr deutlich machten:

„Seit Jahrhunderten unterhält das Masernvirus eine bemerkenswert stabile ökologische Beziehung zum Menschen. Die klinische Erkrankung ist ein charakteristisches Syndrom von beachtlicher Konstanz und nur mäßigem Schweregrad. Komplikationen treten nur gelegentlich auf und bei angemessener medizinischer Versorgung sind Todesfälle eher selten."

In den 1950er- und 1960er-Jahren kam es auch ohne Impfungen nur alle paar Jahre zu Masernausbrüchen, und zwar in einigermaßen verlässlichen Perioden. Die Wissenschaftler beobachteten, dass „in großen Bevölkerungszentren wie in Städten oder ganzen Ballungsgebieten Masernepidemien in 2- bis 3-Jahres-Zyklen wiederkehren." Sie legten auch eine Impfschwelle zur Ausrottung der Masern fest, die weit unter der Zahl von 95 Prozent (heute ein Richtwert der Gesundheitsbehörden) lag und vermerkten, dass „es offensichtlich ist, dass sich bei einem Immunitätslevel von mehr als 55 % keine Epidemien entwickelt haben". Vor der Einführung des Impfstoffs war die Sterblichkeitsrate infolge von Masern in den USA bereits um etwa 99,96 % gegenüber ihrem Höchststand Mitte des 19. Jahrhunderts gesunken; 1960 lag die Mortalitätsrate bei 0,23 pro 100.000 Menschen.[65] Im Vergleich dazu war die Sterblichkeitsrate bei Asthma im selben Jahr mehr als zehnmal so hoch.[66]

Im Jahr 2013 erschien im *American Journal of Public Health* der Artikel „Measles Vaccination Before the Measles-Mumps-Rubella Vaccine" (Masern-Impfung vor der Impfung gegen Masern, Mumps und Röteln), der sich mit der Geschichte des Masern-Impfstoffs befasste und viele ähnliche Beobachtungen über die Kinderkrankheit enthielt, einschließlich der Meinung der Eltern und Ärzte, dass Masern zwar „unangenehm, aber unvermeidlich" seien:

> *Anfang der 1960er- Jahre war klar, dass bald ein Impfstoff gegen Masern erhältlich sein würde. Obwohl Masern in den Entwicklungsländern eine tödliche Krankheit waren (und bleiben), war dies in den USA und Westeuropa nicht mehr der Fall. Viele Eltern und Mediziner betrachteten Masern als ein unvermeidliches Stadium in der kindlichen Entwicklung … Dank des Einsatzes von Antibiotika und der Verbesserung der Lebensbedingungen ging die Masernsterblichkeit in den Industrieländern bis 1960 stetig zurück … Die Eltern betrachteten Masern weitgehend als einen unangenehmen, wenn auch mehr oder weniger unvermeidlichen Teil der Kindheit; viele Hausärzte teilten diese Ansicht.*[67]

„Na und?“, könnten einige sagen. Aber selbst wenn Masern als eine milde und unvermeidliche Kinderkrankheit gelten – sind wir nicht besser dran, wenn nicht noch weniger Masern auftreten? Wir alle sollten dieser Panikmache misstrauisch gegenüberstehen, die jedes Mal, wenn auch nur ein einziger Masernfall auftritt, in der Presse lanciert wird, und die Frage stellen: „Wer verbereitet die ganze Panik?“ Außerdem müssen wir ehrlich sein, was die Nebenwirkungen des MMR-Impfstoffs betrifft, und entscheiden, ob sie die Vorteile einer reduzierten Inzidenz einer leichten Kinderkrankheit überwiegen. Die Physicians for Informed Consent, eine große Gruppe von Ärzten in Kalifornien, behaupten:

> *Es gibt keine Hinweise darauf, dass der Masernimpfstoff zu weniger Todesfällen oder dauerhaften Behinderungen führt als Masern selbst. Die Packungsbeilage des Impfstoffs wirft Fragen darüber auf, ob er unbedenklich ist und nicht zu Krebs, genetischen Mutationen und zu einer beeinträchtigten Fruchtbarkeit führt. Obwohl die Datenbank VAERS einige Nebenwirkungen verfolgt, ist sie zu ungenau, um das Masernrisiko einzuschätzen. Mit klinischen Studien lassen sich nicht weniger seltene Nebenwirkungen erkennen und epidemiologische Studien sind durch die Auswirkungen, die dem Zufall geschuldet sind, sowie durch mögliche Störfaktoren begrenzt. Es sind insbesondere die Sicherheitsanalysen zum Masernimpfstoff, denen es an statistischer Aussagekraft fehlt. In einer kritischen Durchsicht von mehr als 60 Studien über Masernimpfstoffe im Auftrag der Cochrane Library heißt es: „Das Design und die Berichterstattung der einschlägigen Studien über die Ergebnisse hinsichtlich der Sicherheit von MMR-Impfstoffen, sowohl vor als auch nach der Markteinführung, sind weitgehend unzureichend.“ Da permanente Folgeerscheinungen durch Masern, insbesondere bei Personen mit normalem Vitamin-A-Spiegel, so selten sind, reicht die Genauigkeit der verfügbaren Forschungsstudien nicht aus, um nachzuweisen, dass der Impfstoff weniger Todesfälle oder bleibende Schäden verursacht als Masern.*[68]

Das ist eine bezeichnende Aussage von einer Gruppe von Ärzten, denn sie sagen, dass die Risiko/Nutzen-Gleichung auf einen Masernimpfstoff nicht zutrifft.

## Was ist mit Poliomyelitis?

Es wäre nicht übertrieben zu sagen, dass die moderne Impfstoffindustrie auf dem Ruf gründet, den der Impfstoff gegen Poliomyelitis (Kinderlähmung, kurz: Polio) bis heute genießt, weil er Kinder weltweit vor der Geißel der Kinderlähmung oder Polio gerettet hat. Nichts ist emotional aufwühlender als Polio, vor allem bei denjenigen, die die Poliohysterie der 1940er- und 1950er-Jahre durchlebt haben. Die Bilder von Kindern in Eisernen Lungen, in Gipsverbänden und auf Krücken sind die erschütterndsten Bilder, die wir von einer Infektionskrankheit in der heutigen Zeit kennen, und Polio wird immer dann genannt, wenn Debatten über Impfstoffe ausgelöst werden.

Die Beendigung der Polio-Epidemie ist *die* Errungenschaft von Impfungen schlechthin und das Festhalten an dieser Geschichte, dass nämlich Impfstoffe diese Epidemie beendet haben, ist entscheidend, um sie als unfehlbar und unerlässlich aufrechtzuerhalten. Davon abgesehen gibt es mehrere unbeantwortete Fragen zu Polio, die das Narrativ, dass der Polio-Impfstoff die Welt gerettet habe, deutlich infrage stellen:

**Warum löste das Poliovirus, ein bekanntes und recht schwaches Enterovirus, Ende der 1940er- und Anfang der 1950er-Jahre plötzlich eine schreckliche Epidemie aus?** Für die meisten ist ein Befall mit dem Poliovirus eine eher unbedeutende Sache, aber bei einer kleinen Anzahl (vielleicht 1 - 2 Prozent) gelangt das Virus in das Nervensystem, wo es weitaus gefährlicher ist und manchmal eine tödliche Poliomyelitis herbeiführen kann. Die Ausbrüche beschränkten sich weitgehend auf Monate warmen Wetters und traten häufiger in landwirtschaftlichen Gebieten auf. Gibt es einen Zusammenhang zwischen diesen Fakten?

**Sorgte DDT dafür, dass das Poliovirus ins Nervensystem gelang?** Im November 1953 gab Dr. Morton S. Biskind im American Journal of Digestive Diseases eine ziemlich klare Antwort.[69] Sein Aufsatz „Public Health Aspects of the New Insecticides“ (Aspekte der neuen Insektizide für die öffentliche Gesundheit) machte deutlich, was das schwache Poliovirus dazu veranlasste, sich in eine paralytische Poliomyelitis zu verwandeln: DDT. Das Insektizid, das 1945 zum ersten Mal eingesetzt wurde, war in den USA allgegenwärtig geworden, obwohl der öffentliche Gesundheitsdienst 1951 davor warnte, wie riskant seine Verwendung sei: „DDT ist ein Gift mit verzögerter Wirkung. Aufgrund der Tatsache, dass es sich im Körpergewebe ansammelt, insbesondere bei Frauen, stellt das wiederholte

Einatmen oder die Aufnahme von DDT ein beträchtliches Gesundheitsrisiko dar. Die schädlichen Wirkungen manifestieren sich vor allem in Leber, Milz, Nieren und Rückenmark … Besonders Kinder und Säuglinge sind wesentlich anfälliger für Vergiftungen als Erwachsene."

**Erklärt der Einsatz von DDT die Entwicklungstendenz von Polioausbrüchen?** In den warmen Monaten wurde DDT deutlich häufiger gesprüht. Viele der ersten Poliofälle traten in landwirtschaftlichen Gebieten auf. Es gab viele Fallbeispiele zu vergleichen und einander gegenüberzustellen: In Israel, das DDT erst spät (Anfang der 1950er-Jahre) einführte, trat eine Polio-Epidemie entsprechend spät auf.[70] Auf den Philippinen verwendeten amerikanische Truppen DDT auf den Militärstützpunkten und hatten große Ausbrüche von Poliomyelitis; Einheimische, die außerhalb des Stützpunktes lebten, jedoch nicht.[71]

Biskind erklärte in seinem Artikel – und das ist das Wichtigste –, dass die 1944 und 1947 veröffentlichten biologischen Erkenntnisse zeigten, dass DDT genau das bewirkte, was das Nervensystem für die Entwicklung des Poliovirus zu einer Poliomyelitis anfällig machte: Es löste eine „Degeneration der vorderen Hornzellen des Rückenmarks bei Tieren aus." Diese Zellen am oberen Ende der Wirbelsäule sind deren wichtigster Eintrittspunkt, wo das Poliovirus eine Entzündung der Myelinscheide hervorruft und Poliomyelitis verursacht.

Nachdem die biologische Plausibilität feststand, stellte Biskind in seinem Artikel die wichtigste und brandneue Frage zur Polio-Epidemie: „Wenn die Bevölkerung einem chemischen Wirkstoff ausgesetzt ist, von dem bekannt ist, dass er bei Tieren Läsionen im Rückenmark hervorruft, die denen der menschlichen Polio ähneln, und danach die Häufigkeit letztgenannter Krankheit stark zunimmt und ihren epidemischen Charakter Jahr für Jahre beibehält, ist es dann unvernünftig, einen ätiologischen Zusammenhang zu vermuten?"

**Warum hält die Kinderlähmung in Ländern wie Indien an, obwohl dort viele Kinder vor ihrem fünften Lebensjahr 15-mal oder öfter geimpft werden?** Vielleicht überrascht es Sie nicht, dass in Indien, wo die Polio hartnäckig fortbesteht, obwohl jedes Kind bis zu zwei Dutzend Mal gegen Polio geimpft wird, DDT nach wie vor weitverbreitet ist.[72]

**Ist Polio mit der abnehmenden Verwendung und dem endgültigen Verbot von DDT in den USA nahezu im Gleichschritt zurückgegangen?** Ja, so war es. Tatsächlich hatten die Vereinigten Staaten seit 1979 keinen einzigen Fall von Polio mehr. DDT wurde 1972 von der EPA verboten.[73]

**Könnte die „Polio-Provokation", z. B. durch DDT, auch den Anstieg der Fälle von Polio erklären?** Da das Poliovirus sich zu einer Poliomyelitis entwickelt, muss das Virus auf irgendeine Weise in das Nervensystem gelangen; diese Tatsache ist unbestreitbar. DDT scheint, da es das Rückenmark zu degenerieren vermag, ein effektiver Begleiter zu sein. Eine weitere mögliche Erklärung liefert die sogenannte „Polio-Provokation", eine Theorie, die unlängst von einer Hypothese zu einer biologischen Tatsache wurde. In einem Artikel der Cambridge University heißt es: „1998 konnten die Wissenschaftler Dr. Matthias Gromeier und Eckard Wimmer zeigen, dass eine durch bestimmte Injektionen verursachte Gewebeschädigung dem Poliovirus leichten Zugang zu Nervenkanälen verschafft und damit sein Vermögen, Lähmungen zu verursachen, erhöht.[74]

Die Studie „Mechanism of Injury-Provoked Poliomyelitis" (Der Mechanismus der durch Verletzungen herbeigeführten Poliomyelitis) erklärte:

> *Anhand eines für die Untersuchung der Poliomyelitis entwickelten Mausmodells haben wir gezeigt, dass ein durch Mehrfachinjektionen induziertes Muskeltrauma zu einem raschen Fortschreiten der PV-induzierten Lähmung, einer Hochregulation der Virusreplikation in bestimmten Geweben und einer Beschleunigung des Fortschreitens histopathologischer Läsionen führen kann. Somit liefern unsere Daten einen direkten experimentellen Beweis für das Konzept der PPM [Provokationspoliomyelitis].*

Die Autoren der Studie stellten eine Frage, die Anlass zur Beunruhigung gibt:

> *Was, wenn insbesondere wiederholte Impfungen die Ursache für Poliomyelitis in den Entwicklungsländern wären? „Es ist bekannt, dass Verletzungen der Skelettmuskulatur die Betroffenen für neurologische Komplikationen bei gleichzeitiger Infektion mit dem Poliovirus prädisponieren. Dieses Phänomen, das als ‚Provokationspoliomyelitis' bezeichnet wird, führt nach wie vor zu zahlreichen Fällen von Polio, da Kindern in Gebieten mit endemischem Poliovirus unnötige Injektionen verabreicht werden. Neulich wurde berichtet, dass intramuskuläre Injektionen auch die Wahrscheinlichkeit einer impfstoffbedingen paralytischen Poliomyelitis bei Empfängern von abgeschwächten Poliovirus-Lebendimpfstoffen erhöhen können."*[75]

In den 1950er-Jahren stieg auch die Anzahl der Mandelentfernung bei Kindern rapide an und Kinder, die sich dieser Operation unterzogen, erkrankten dreimal häufiger an Polio. Erhöht eine Gewebeverletzung möglicherweise das Risiko, dass das Poliovirus in das Nervensystem eindringt?

Das Verbot von DDT hat möglicherweise genauso viel, wenn nicht sogar mehr mit dem Rückgang der Poliofälle in den USA zu tun wie der Impfstoff. Ein Blog-Beitrag mit dem Titel „The Age of Polio" (Das Polio-Zeitalter) von Dan Olmsted und Mark Blaxill befasste sich genau mit diesem Thema. Die Autoren fragten sich, ob die Geschichte, die uns über Polio eingetrichtert wurde, nicht zu simpel sei und behaupteten, „dass eine zielgerichtete Konzentration auf Keime – und die mangelnde Bereitschaft, neuartige und womöglich unbequeme Ideen außerhalb medizinischer Lehrmeinungen [wie DDT als Auslöser für Poliomyelitis] zu erforschen – eine unzureichende Strategie ist, wenn es um moderne Krankheiten geht". Schlimmer noch, die holzschnittartige Meinung, Epidemien wie Polio könnten nur mit einem Impfstoff besiegt werden, behindert womöglich ein ganzheitlicheres Verständnis der Krankheitsbekämpfung:

> *Der Sieg über die Poliomyelitisepidemien bedeutet jedoch, dass unser Verständnis der Polio seit etwa 1955 im Wesentlichen eingefroren ist. Wenige Krankheiten wurden, zumindest zu Hause, so komplett besiegt und doch so unvollständig verstanden; das ist kein gutes Ergebnis. Indem Wissenschaftler so viele wichtige Themen auf dem Tisch liegen ließen – warum es zu Ausbrüchen kam, warum das Ansteckungsmuster für eine Infektionskrankheit so untypisch war –, unternahmen sie nichts dagegen, dass einige vage Ideen zur Alltagsweisheit und einige wichtige übersehen wurden … Der Zusammenhang zwischen anderen Krankheiten und Pestiziden und Umweltgiften im Allgemeinen begann nur langsam zu dämmern … Das Leiden der an Polio erkrankten Opfer wird dadurch gewürdigt, dass alle Lehren daraus gezogen werden, einschließlich der Gefahr von Umweltgiften, und dass wir deren Rolle bei heutigen Krankheiten mitunter ignorieren, auch auf die Gefahr hin, unsere ganze Energie auf Impfungen als Allheilmittel zu konzentrieren und der moralischen Verpflichtung, ohne Furcht und gnadenlos nach der Wahrheit zu suchen. Nur dann können wir die wahre Natur der Krankheiten herausfinden, mit denen wir hier und heute konfrontiert werden, von Autismus über Parkinson bis hin zum Fortbestehen der Poliomyelitis selbst. Nur dann können wir damit beginnen, Katastrophen wie ‚Das Polio-Zeitalter' zu verhindern.*[76]

Einige Leser fragen sich bestimmt, ob ich den Polio-Impfstoff überhaupt kritisieren darf. Behaupte ich wirklich, dass Impfstoffe sich nicht lohnen? Ich denke, jeder Impfstoff muss für sich bewertet werden. Wie die Physicians for Informed Consent mit ihrer Analyse der Maserndaten zeigten, überwiegen manchmal die Risiken eines Impfstoffs den potenziellen Nutzen, aber solche Fakten sind für den durchschnittlichen Elternteil schwer zu ermitteln. Und die Geschichte der Impfungen muss offener und transparenter gemacht werden. Schließlich ist die Beziehung zwischen Mensch und Infektionskrankheit wahrscheinlich viel komplizierter und enger miteinander verflochten, als uns allen bewusst ist.

Was wäre, wenn es eine synergistische Komponente bei bestimmten Krankheiten gäbe, das heißt, wenn sie das Immunsystem langfristig robuster machen würden? Das mag für Sie esoterisch klingen, aber Wissenschaftler verfolgen genau diesen Ansatz und die Ergebnisse regen zum Nachdenken an. Eine Studie aus dem Jahr 2010, „Mumps and Ovarian Cancer: Modern Interpretation of an Historic Association" (Mumps und Eierstockkrebs: Eine zeitgemäße Interpretation eines historischen Zusammenhangs) ergab, dass jemand, der Mumps (das andere „M" des MMR-Impfstoffs) hatte, mitunter weniger anfällig für Eierstockkrebs ist.[77] Wie eine andere Untersuchung 1998 ergab, hatten Kinder, die an Masern und anderen „fieberhaften infektiösen Kinderkrankheiten" litten, ein geringeres Krebsrisiko als Erwachsene.[78] Und eine Studie, die 2010 im *British Journal of Cancer* veröffentlicht wurde, fand heraus, dass Masern im Kindesalter zu einem geringeren Risiko für die Hodgkin-Krankheit und Kinderkrankheiten im Allgemeinen zu niedrigeren Krebsraten führten: „Diese Ergebnisse stützen ältere Beweise, dass eine frühe Exposition gegenüber Infektionskrankheiten vor HD [Hodgkin-Krankheit] schützt."[79] Im Jahr 2005 nahmen kanadische Wissenschaftler jede Menge Studien unter die Lupe und stellten fest, dass „Infektionen eine paradoxe Rolle bei der Krebsentstehung spielen können, wobei chronische Infektionen oft Tumore entstehen lassen und akute Infektionen Krebs entgegenwirken" oder anders ausgedrückt: Die Exposition gegenüber infektiösen Kinderkrankheiten senkt das Krebsrisiko.[80] Und im Jahr 2016 berichteten Wissenschaftler der Baylor University „über eine umgekehrte Beziehung zwischen einer Vorgeschichte mit Windpocken und Gliomen, einer Art von Hirnkrebs, was bedeutet, dass Kinder, die Windpocken hatten, möglicherweise weniger an Hirnkrebs erkranken."[81] Was, wenn bestimmte Krankheiten und unser Immunsystem tatsächlich in einem synergistischen Zusammenhang stehen? Was, wenn die Natur tatsächlich komplizierter ist als wir denken?

Es mag viele Eltern geben, die sich, selbst nachdem sie die wahre Geschichte der Polio begriffen haben, immer noch gezwungen sehen, ihr Kind gegen Polio impfen zu lassen. Ich habe kein persönliches Problem damit. Mein Problem ist die übertriebene, einseitige, vermeintlich einwandfreie Geschichte der Impfstoffe, die den Eltern erzählt wird, eine Geschichte, die den Eltern das Mantra „unbedenklich und wirksam" eintrichtert und das eigene kritische Denken zu verhindern sucht. Und wenn wir nicht ehrlich über Impfstoffe sprechen, können wir auch nicht darüber reden, wie wir die Autismus-Epidemie beenden können.

## Der „Teufelskreis des Nichtwahrhabenwollens"

Meiner Meinung nach sieht man Impfschäden wie den Wald vor lauter Bäumen nicht, was hauptsächlich auf die Art und Weise zurückzuführen ist, wie Impfstoffe getestet und überwacht werden. Das wird noch dadurch verschlimmert, wie unzureichend Impfschäden von Kinderärzten verstanden werden, wenn Probleme auftreten. Lassen Sie uns diesen „Teufelskreis des Nichtwahrhabenwollens" für einen Moment durchdenken:

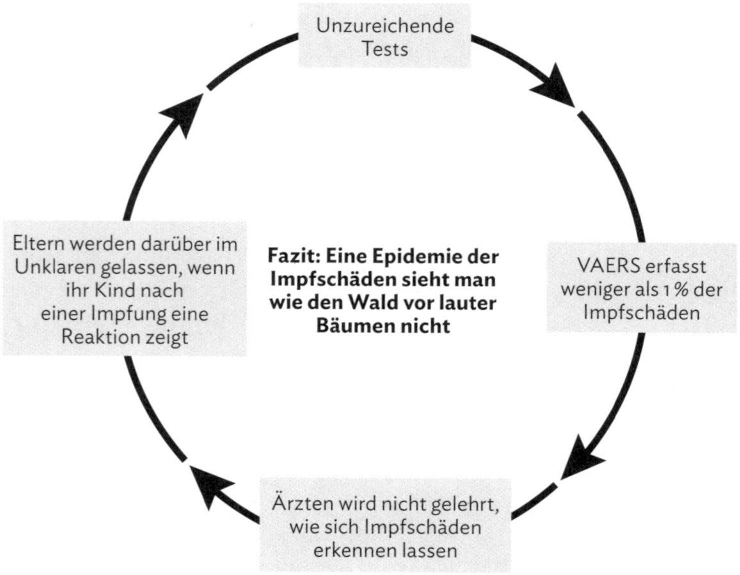


**Abb. 2.5:** Der Teufelskreis des Nichtwahrhabenwollens über Impfschäden

Impfstoffe werden als Einzeldosen getestet, indem die Nebenwirkungen nach der Verabreichung nur wenige Tage beobachtet werden. So können Krankheiten, die sich erst nach einiger Zeit manifestieren – in der Regel sind es Autoimmun- und neurologische Erkrankungen –, niemals durch Sicherheitstests erfasst werden. Als Nächstes zeigt sich, dass die digitale Erfassung der Nebenwirkungen durch VAERS weniger als 1 % aller Impfschäden registriert. Hinzu kommt, dass Kinderärzte nie darin geschult wurden, wie sie Impfschäden erkennen können, was zum Teil daran liegt, dass die Sicherheitsprüfungen und die Meldungen über Impfschäden so unzulänglich sind. Und schließlich werden die Eltern völlig im Unklaren darüber gelassen, was passiert, wenn ihr Kind eine Reaktion auf die Impfung zeigt. Wenn man über diesen Teufelskreis nachdenkt (siehe Abbildung 2.5), wird klar, dass man eine Epidemie von Impfschäden wie den sprichwörtlichen Wald vor Bäumen nicht sieht.

## Ärzte äußern zunehmend Besorgnis

Als ich begann, mich intensiv mit Impfstoffen zu befassen, nachdem ich sah, wie sich die Gesundheit meines Sohnes verschlechterte, war ich schockiert darüber, wie viele Ärzte und Wissenschaftler öffentlich Bedenken geäußert hatten, ob Impfstoffe wirklich „unbedenklich und wirksam" sind, und das seit Jahrzehnten. Dr. Robert Mendelsohn war der berühmteste amerikanische Kinderarzt der 1970er- und 1980er-Jahre. Er hatte über 500 Fernseh- und Rundfunkauftritte, war Autor von sechs Bestsellern über Medizin und Pädiatrie, die sich über eine Million Mal verkauften, und schrieb zwölf Jahre lang eine landesweite Kolumne, „The People's Doctor", die in mehreren Zeitungen erschien. In jenen Jahren schrieb er daher immer mehr über Impfungen und ließ seine Leser wissen: „Obwohl ich sie in den ersten Jahren meiner Praxis selbst verabreicht habe, bin ich wegen der unzähligen Gefahren, die sie mit sich bringen, zu einem entschiedenen Gegner von Massenimpfungen geworden."[82] Er erkannte auch, dass es für viele schwer zu verstehen sei, sich gegen die falschen Erzählungen zu wehren, zu deren Entstehung die Impfstoffindustrie beigetragen hatte:

> *Während ich über die Gefahren von Massenimpfungen schreibe, ist mir klar, dass Sie das vielleicht nur schwer akzeptieren können. Impfungen werden so geschickt und aggressiv vermarktet, dass die meisten Eltern sie für das „Wunder" halten, das vielen einst gefürchteten*

*Krankheiten den Garaus gemacht hat. Folglich gilt jeder, der Impfungen ablehnt, nahezu als dummdreist. Wehrt sich ein Kinderarzt gegen das, was zum „Brotverdienst" der pädiatrischen Praxis gehört, ist das so, als leugnete ein Priester die Unfehlbarkeit des Papstes.*[83]

Mendelsohn starb 1988, gerade als die USA eine große Kampagne starteten, um die Gesamtzahl der Kinderimpfstoffe zu erhöhen. Er war der erste landesweit bekannte Kinderarzt, der öffentlich seine Bedenken über die wachsenden Gefahren ausdrückte, die Impfungen mit sich brachten, aber er war bei Weitem nicht der letzte. Der heute vielleicht bekannteste Kinderarzt ist Dr. Robert Sears, dessen Buch *The Vaccine Book: Making the Right Decision for Your Child*, das 2008 erschien und von dem mehr als 250.000 Exemplare verkauft wurden, durchblicken lässt, warum er sich zu den Risiken von Impfungen äußert:

*Ich habe mich schon während meines Medizinstudiums für das Thema Impfstoffe interessiert. Ein Freund von mir überzeugte mich, ein Buch darüber zu lesen, und es sprach sich deutlich gegen Impfungen aus. Es handelte von einem alten Impfstoff namens DTP, den wir nicht mehr verabreichen. Aber in dem Buch wurde viel über die Risiken und Gefahren dieses Impfstoffs gesprochen; der Autor forderte, dass er nicht mehr verwendet werden solle. Einige Jahre später stellte sich heraus, dass der Impfstoff viele gravierende, lebensbedrohliche und sogar tödliche Nebenwirkungen nach sich zog, sodass er schließlich vom Markt genommen wurde. Es öffnete mir also die Augen, dass es einige sehr schwere, glücklicherweise aber sehr seltene Nebenwirkungen von Impfstoffen gibt, und ich wollte mehr über dieses Thema erfahren. Ich begann, viel mehr Bücher darüber zu lesen.*[84]

Zu Sears gesellen sich viele andere Kinderärzte, darunter auch Dr. Lawrence Palevsky aus New York, der einen Einblick in das gibt, was er während seines Medizinstudiums über Impfstoffe gelernt hat:

*Während meines Medizinstudiums wurde gelehrt, dass Impfstoffe absolut unbedenklich und effektiv seien, und ich hatte keinen Grund, etwas anderes zu glauben. Alles, was mir beigebracht wurde, war in allen medizinischen Fakultäten sowie in den Lehren und der wissenschaftlichen Literatur im ganzen Land Standard … Im Laufe der Jahre praktizierte ich weiterhin als Arzt, verabreichte Impfungen und war der Meinung, dass meine Einstellung zu Impfstoffen mit allem anderen, was man mir beibrachte, völlig übereinstimmte. Aber mehr und mehr stellte ich fest, dass meine allgemeinen Erfahrungen und meine Erfahrungen mit Impfstoffen sowie das, was ich darüber las, oder das, was Eltern darüber sagten, sich sehr von dem unterschied, was ich im Medizinstudium und in meiner Facharztausbildung gelernt hatte ... Als ich die Forschungsergebnisse las, immer mehr Eltern Gehör schenkte und andere Ärzte fand, die ebenfalls die gleiche Sorge teilten, wurde mir zunehmend klar, dass Impfstoffe auf der Grundlage der Wissenschaftsliteratur, die wir heute haben, nicht absolut ungefährlich oder absolut wirksam waren ... Es hatte nicht den Anschein, als ob die wissenschaftlichen Studien, die uns vorgelegt wurden, tatsächlich darauf ausgelegt waren, die Unbedenklichkeit und die Wirksamkeit nachzuweisen und zu testen.*[85]

Dr. Suzanne Humphries, eine staatlich geprüfte Nephrologin, Aktivistin und die Autorin von *Dissolving Illusions,* teilt einige dieser Ansichten:

*Wissen Sie, was Ärzte im Medizinstudium über Impfungen lernen? Im Fach Pädiatrie lernen wir, dass Impfstoffe termingerecht verabreicht werden müssen. Wir lernen, dass Pocken und Polio durch Impfstoffe ausgerottet wurden. Wir erfahren, dass man nicht wissen muss, wie Diphtherie zu behandeln sei, weil wir sie ohnehin nicht wiedersehen werden. Wir werden mit dem Mantra indoktriniert, dass „Impfstoffe ungefährlich und wirksam sind“ – beides ist nicht wahr. Ärzte werden heute umfassend darin geschult, wie sie mit „zögerlichen“ Eltern sprechen und ihnen Angst einjagen können, indem sie die Risiken, die bei einer natürlichen Infektion womöglich auftreten, stark aufblähen. Sie werden darin geschult, die Eltern zu überreden, sich der ärztlichen Meinung über Impfungen anzupassen oder sie aus ihrer Praxis zu werfen. Ärzten wird beigebracht, dass nichts Schlechtes über einen Impfstoff gesagt werden sollte, Punkt.*[86]

Dr. Rachael Ross war drei Staffeln lang Co-Moderatorin der mit dem Emmy-Preis ausgezeichneten und landesweit ausgestrahlten Fernsehsendung *The Doctors.* Wenn sie die Sendung nicht moderierte, fuhr sie nach Hause, um zusammen mit ihrem Vater und ihrem Bruder, beides Ärzte, ihre Hausarztpraxis in Gary, Indiana, zu führen. Als Ross ihre Meinung über verabreichte Impfungen in ihrer Praxis änderte, reagierten die Massenmedien auf ihre Ankündigung mit Schweigen, aber ihre Worte waren klar und deutlich. Im Jahr 2016 erklärte sie ihren Sinneswandel in einem viel gelesenen Blog-Beitrag mit dem Titel „Vaccines, Vaccine Injury, & My Perspective as a Doctor & Mom“ (Impfstoffe, Impfschaden & mein Standpunkt als Ärztin & Mutter):

> *Ich habe miterlebt, wie der Impfkalender von 16 Dosen mit vier Impfstoffen von der Geburt bis zu sechs Jahren, als ich ein Kind war, erweitert wurde, dann auf die heutige Empfehlung von 49 Dosen mit 14 Impfstoffen zwischen Geburt und sechs Jahren und auf 69 Dosen mit 16 Impfstoffen zwischen Geburt und 18 Jahren … Und wir haben den Kindern pünktlich manchmal fünf Injektionen am Tag verabreicht, damit sie Impfungen „aufholen“ konnten, und das alles, ohne etwas infrage zu stellen. Das Medizinstudium und die Facharztausbildung lehrten jeden von uns, dies zu tun. Ich kann nicht anders als mich zu fragen, ob es einen Zusammenhang mit der Tatsache gibt, dass wir weniger Kinderkrankheiten hatten, als wir weniger impfen mussten. Es ist nur menschlich, sich das zu fragen. Wir hatten weniger Lernbehinderungen, weniger Asthma, weniger Autismus und weniger Diabetes. Ende der 1970er-Jahre erkrankte 1 von 500 Kindern an Autismus, und jetzt ist es 1 von 50. Warum so viele? Warum so schnell?*[87]

Die Besorgnis von Dr. Ross ist zutiefst beunruhigend, wenn man sich eine Tabelle mit den Daten ansieht; die lineare Beziehung zwischen dem Anstieg der Impfstoffe und dem von Autismus ist kaum zu übersehen (siehe Abbildung 2.6).

Anfang 2017 sorgte Dr. Daniel Neides, der medizinische Direktor des Cleveland Clinic Wellness Institute, für einen Meinungsstreit, als er einen Artikel mit dem Titel „Make 2017 the year to avoid toxicins (good luck) and master your domain: Words on Wellness“ (Machen Sie 2017 zu dem Jahr, in dem Sie Toxine vermeiden (viel Glück) und beherrschen Sie Ihr Gebiet: Worte über Wohlbefinden).[88] Er ging insbesondere darauf ein, ob das Risiko bzw. der Nutzen des derzeitigen Impfprogramms die Sache überhaupt wert sei: „Einige der Impfstoffe haben dazu beigetragen, das Auftreten übertragbarer Krankheiten bei Kindern zu verringern. Das sind gute Neuigkeiten. Aber nicht auf Kosten neurologischer Krankheiten wie Autismus und ADHS, die alarmierend schnell zunehmen.“

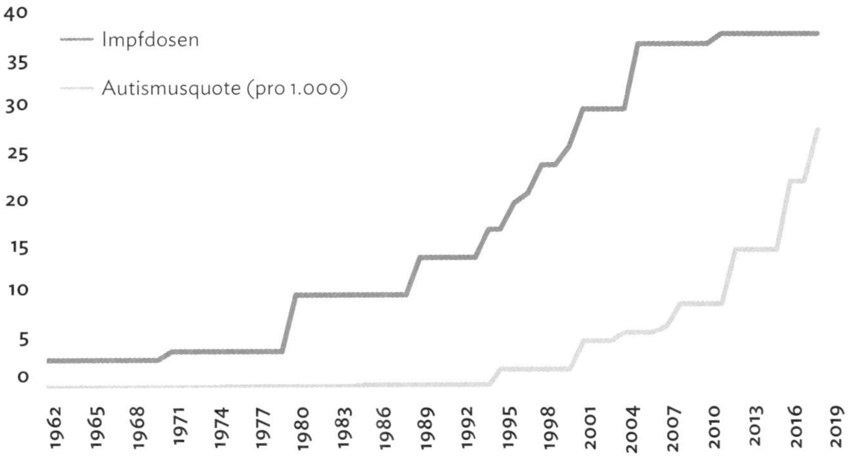


**Abb. 2.6:** Die entsprechende Steigerung der Anzahl der Impfungen, die amerikanische Kinder erhalten, und der Anstieg der Autismusquote (pro 1.000 Kinder). Daten von Treffert et al., Centers for Disease Control and Prevention.

Ich stimme Neides zu. In vielen Fällen glaube ich nicht, dass der Kompromiss mit Blick auf Impfstoffe die Sache wert ist. Ich denke, wir tauschen eine geringfügige Verringerung einiger weniger akuter Krankheiten gegen einen explosiven Anstieg lebenslanger chronischer Leiden ein, darunter so fürchterliche wie Autismus. Am schlimmsten ist jedoch, dass ich mich über die Menschen in Autoritäts- und Machtpositionen ärgere, die wie in einer Endlosschleife die Lüge wiederholen, Impfstoffe seien „unbedenklich und wirksam“, was nicht nur die Eltern beschämt, sondern auch dazu dient, eine offene Debatte zu beenden. Wenn wir die Fakten über Impfstoffe nicht ehrlich betrachten und erkennen können, dass sie neben einigen Vorteilen auch echte Risiken bergen, werden wir die Autismus-Epidemie niemals offen und ehrlich diskutieren können.

# KAPITEL 3

# „Die Wissenschaft hat sich festgelegt"

*Um es klarzustellen: Wissenschaft hat überhaupt nichts mit Konsens zu tun; Konsens ist Aufgabe der Politik. Im Gegenteil, die Wissenschaft braucht nur einen Forscher, der zufällig recht hat, was bedeutet, dass er oder sie Ergebnisse hat, die anhand der wirklichen Welt überprüfbar sind. In der Wissenschaft ist Konsens irrelevant; relevant sind reproduzierbare Ergebnisse. Die größten Wissenschaftler der Geschichte sind großartig, gerade weil sie mit dem Konsens gebrochen haben.*

**Michael Crichton,**
Dr. med. und Bestseller-Autor

Nur sehr wenige Menschen haben jede einzelne veröffentlichte Studie gelesen, die zeigen soll, dass Impfungen keinen Autismus auslösen; ich bin zufällig einer von ihnen. Seit Präsident George W. Bush 2003 auf dem Flugzeugträger USS Abraham Lincoln stand und verkündete, dass die Mission im Irak-Krieg erfüllt sei, sind tatsächlich so wenige Beweise für die Untermauerung einer Erklärung vorgelegt worden, dass weder eine kritische Frage gestellt noch beantwortet wurde – oder in unserem Fall, dass die Wissenschaft sich erledigt hat.

Das „Tobacco Playbook"* – mehr dazu später – existiert immer noch und es wurde im Kampf um die Verschleierung der Wahrheit über Impfstoffe

* Sinngemäß übersetzt mit „Strategiebuch der Tabakindustrie"; darunter werden Strategien verstanden, die in den 1950er-Jahren von der Tabakindustrie entwickelt wurden, um deren Erlöse zu schützen angesichts der zunehmenden Beweise, dass Tabakrauch und gravierende Krankheiten, hauptsächlich Krebs, in Zusammenhang miteinander stehen. (Anm. d. Übers.)

und Autismus durch die Verbreitung der sogenannten „Forschung der Ablenkung“ und, wenn nötig, durch glatte Lügen über die zu diesem Thema veröffentlichte Wissenschaft sowohl perfektioniert als auch erweitert. Was ist eigentlich wahr? Es wurden kaum wissenschaftliche Forschungen durchgeführt und das Wenige, was bisher geleistet wurde, diente nur einem einzigen Ziel: Impfstoffe zu entlasten.

## Geheuchelte Verärgerung durch Impfbefürworter

Vielleicht nicht überraschend, aber immer noch ein wenig haarsträubend ist der Hintergrund der beiden bekanntesten Wortführer, die sich in der Debatte um den Zusammenhang zwischen Impfungen und Autismus auf die Seite jener schlagen, die behaupten, dass die „Wissenschaft zu diesem Thema abgeschlossen“ sei. Der bereits erwähnte Dr. Paul Offit vom Children's Hospital of Philadelphia (CHOP) und Dr. Peter Hotez von der Baylor University haben neben ihrer Überzeugung, dass Impfungen harmlos seien, noch etwas anderes gemeinsam: Beide sind Patentinhaber für Impfstoffe und verdanken ihre Karriere der Impfstoffindustrie. Im Fall von Paul Offit wurde sein Patent für den Impfstoff gegen Rotaviren bereits in ein kleines Vermögen umgewandelt.[1]

Wenn es zu wissenschaftlichen Diskussionen über den Zusammenhang von Impfungen und Autismus kommt, geben sowohl Offit als auch Hotez in öffentlichen Interviews den Ton an: Es sei töricht, überhaupt diese Frage zu stellen, schließlich habe es so viele Forschungen dazu gegeben, dass man doch dumm sein müsse, wenn man stets darüber reden wolle. Anfang 2017 stellte der Schauspieler Robert De Niro zum Beispiel öffentlich die Frage nach Impfstoffen, die für den Autismus seines Sohnes verantwortlich seien. Offit hob schnell den mahnenden Zeigefinger, indem er in den NBC News sagte: „Die Frage ist immer wieder und wieder beantwortet worden.“[2]

Kurz darauf hielt Robert F. Kennedy Jr. zusammen mit Robert De Niro eine Pressekonferenz ab und Peter Hotez wurde sofort auf der der Pharmaindustrie nahestehenden Nachrichtenseite Vox zitiert: „Ich bin etwas verblüfft darüber, warum Bobby Kennedy sich auf Impfstoffe und Autismus konzentriert, deren vermeintlicher Zusammenhang widerlegt wurde, anstatt sich auf die bekannten Risiken zu fokussieren und mehr Forschungen und Studien einzufordern.“[3] Immer wieder und wieder. Verblüfft. Widerlegt. Verärgert. Mit dieser Strategie nähert sich die Impfstoffindustrie dem Zusammenhang zwischen Impfungen und Autismus, indem sie extreme Verzweiflung vortäuscht, obwohl nur sehr wenige relevante Wissenschaftler jemals aufrichtig untersucht haben, welche mögliche Rolle Impfstoffe beim explosiven Anstieg der Autismusfälle spielen.

## Erforscht wurden lediglich ein Impfstoff und ein Inhaltsstoff

Was mich hinsichtlich all dieser Studien, die Offit und Hotez so nerven, am meisten empört, ist, dass trotz all der Streitigkeiten über die Untersuchung von Impfstoffen tatsächlich nur ein Impfstoff und ein Inhaltsstoff jemals wissenschaftlich erforscht wurden. Lassen Sie mich das erklären.

Im Jahr 1962 durfte ein Kind im Alter bis zu fünf Jahren maximal dreimal geimpft werden;[4] 1983 lag die höchste Anzahl der Impfungen für ein Kind bis zu fünf Jahren bei zehn.[5] Heute sind es 38, das ist fast das Vierfache von 1983 und mehr als das Zwölffache von 1962.

Wenn ein Kind heute fünf Jahre alt ist und seine Eltern den von der CDC empfohlenen Impfkalender einhalten, hat es Impfungen gegen folgende Krankheiten erhalten, wobei die meisten drei- bis viermal verabreicht werden: (1) Hepatitis B, (2) Rotaviren, (3) DTP, (4) Hib, (5) Pneumokokken, (6) Polio, (7) Grippe, (8) MMR, (9) Windpocken, (10) Hepatitis A, (11) Meningokokken (nur für bestimmte Gruppen) und (12) HPV (Teenager).[6]

Bei der heutigen Vorsorgeuntersuchung im Alter von zwei Monaten erhält der durchschnittliche Säugling in den USA binnen etwa 15 Minuten sechs verschiedene Impfstoffe gegen Hepatitis B, Rotaviren, DTaP, Hib, Pneumokokken und Polio. Zwei Monate später, im Alter von vier Monaten, erhalten die meisten amerikanischen Kinder wieder die gleichen sechs Impfstoffe, die alle gleichzeitig verabreicht werden: Hepatitis B, Rotaviren, DTaP, Hib, Pneumokokken und Polio. Wieder zwei Monate später, im Alter von sechs Monaten, erhält die Mehrheit der amerikanischen Kinder dann sieben Impfstoffe, auch alle zur gleichen Zeit, und zwar gegen: Hepatitis B, Rotaviren, DTaP, Hib, Pneumokokken, Polio und Grippe. Bis zum Alter von sechs Monaten bekommen die meisten Kinder in den USA bei drei Arztbesuchen 19 Impfstoffe. Viele Kinder erhalten direkt nach der Geburt auch eine Dosis gegen Hepatitis B, wodurch sich die Zahl der Impfungen auf 20 erhöht.

Wie viele der ersten 20 Impfstoffe für amerikanische Babys wurden daraufhin untersucht, ob sie in einem Zusammenhang mit Autismus stehen? Keiner. Das ist richtig, denn allein der Impfstoff gegen MMR wurde hinsichtlich eines eventuellen Zusammenhangs mit Autismus entsprechenden Untersuchungen unterzogen. MMR ist ein Impfstoff, der US-Kindern erstmals im

Alter von 13 Monaten verabreicht wird. Aber was ist mit den Vorsorgeuntersuchungen im Alter von zwei, vier und sechs Monaten, bei denen die Kinder so oft geimpft werden? Die Wahrheit ist, dass keiner dieser Impfstoffe jemals in Zusammenhang mit Autismus analysiert oder in Betracht gezogen wurde, also hat niemand eine Ahnung. Das ist so, als versuchte man die Ursache eines Flugzeugabsturzes herauszufinden, indem man einen mechanischen Defekt vermutet, nur einen der Flügel untersucht und dann das gesamte Flugzeug für schuldlos erklärt.

Abgesehen von der Untersuchung eines Impfstoffs (MMR) wurden auch Studien veröffentlicht, die sich mit einem einzigen Inhaltsstoff befassen – Thiomersal, einem Konservierungsmittel für Impfstoffe, das aus Ethylquecksilber besteht. Laut der CDC gibt es 38 verschiedene Inhaltsstoffe, die in zwei oder mehr Impfstoffen des amerikanischen Impfkalenders enthalten sind. Obwohl es sicherlich sinnvoll war, zuerst Thiomersal zu untersuchen, da es ein bekanntes Neurotoxin enthält, bleiben immer noch 37 Inhaltsstoffe übrig, die nie ausgewertet wurden. David Kirby, ehemaliger investigativer Journalist der *New York Times* und preisgekrönter Autor von *Evidence of Harm*, ist der einzige mir bekannte Journalist, der die extremen Beschränkungen der für abgeschlossen erklärten Wissenschaft tatsächlich versteht, und hier ist seine Erklärung:

**Impfstoffinhalte**
(in zwei oder mehr Impfstoffen)

2-Phenoxyethanol
Aluminiumkaliumsulfat
Aluminiumhydroxid
Aminosäuren
Ammoniumsulfat
Antibiotika
Rinderbestandteile
Rinderserumalbumin
Zellkultur von Hühnerembryonen
In-vitro-Kultur, menschlicher Embryo
Tenside
Traubenzucker
Enzyme
Ethanol
Formaldehyd
Gelatine, hydrolysierte Gelatine
Glutaraldehyd
Menschliche Komponenten

**Impfungen: 0–18 Monate**
(USA)

| | |
|---|---|
| Schwangerschaft | Grippe |
| | DTaP |
| Geburt | Hep. B |
| | Hep. B |
| 2 Monate | Rotavirus |
| | DTaP |
| | Hib |
| | PCV |
| | IPV |
| 4 Monate | Hep. B |
| | Rotavirus |
| | DTaP |
| | Hib |
| | PCV |
| | IPV |

| | | |
|---|---|---|
| Lactalbuminhydrolysat | | |
| Medium 199 | 6 Monate | Hep. B |
| Mineralsalze | | Rotavirus |
| Mononatrium-L-Glutamat | | DTaP |
| Phenol | | Hib |
| Phosphat | | PCV |
| Polymyxin B-Sulfat | | IPV |
| Polysorbat-80 | | Grippe |
| Kaliumaluminiumsulfat | | |
| Kaliumchlorid | 12–18 Monate | Grippe |
| Kaliumphosphat einbasisch | | Hib |
| Natriumborat | | PCV |
| Natriumchlorid | | MMR |
| Natriumphosphat zweibasisch | | Windpocken |
| Sorbitol | | Hep. A |
| Soja-Pepton | | DTaP |
| Saccharose | | Grippe |
| Thiomersal | | Hep A |
| Vero-Zellen (Affenniere) | | |

Wenn ich nach wissenschaftlichen Beweisen dafür suche, was mit meinem Sohn passiert ist, kann ich nur die Erforschung eines Inhaltsstoffs (Thiomersal) und eines Impfstoffs (MMR) in Betracht ziehen.

**Abb 3.1:** Der wissenschaftliche Zusammenhang zwischen Impfstoffen und Autismus: Was wurde erforscht? Daten von Centers for Disease Control and Prevention.

*Zunächst einmal ist es unwissenschaftlich und äußerst irreführend zu behaupten, „Impfstoffe und Autismus“ seien untersucht worden und man habe keinen Zusammenhang zwischen ihnen gefunden. Das liegt daran, dass in den rund 16 von Kritikern dieser These ständig zitierten Studien nur ein Impfstoff und ein Inhaltsstoff untersucht wurden … Es ist unlogisch, alle Impfstoffe, alle Bestandteile und das gesamte US-Impfprogramm als Ganzes freizusprechen, nur auf der Grundlage einer Handvoll epidemiologischer Studien, die nur einen Impfstoff und einen Bestandteil unter die Lupe nahmen. Das ist so, als behauptete man, jede Form tierischen Proteins sei für den Menschen vorteilhaft, wenn man nur Fisch untersucht hat.*[7]

Hier ist eine Liste aller Impfstoffe, die amerikanische Kinder erhalten. Ich habe denjenigen unterstrichen, der auf seinen Zusammenhang mit Autismus untersucht wurde: Hepatitis B, Rotaviren, DTaP, Hib, Pneumokokken, Polio, Grippe, MMR, Windpocken, Hepatitis A, Meningokokken und HPV (Teenager).

Und hier sind alle 38 Impfstoffbestandteile; ich habe wieder denjenigen unterstrichen, der auf seinen Zusammenhang mit Autismus erforscht wurde: 2-Phenoxyethanol, Albumin, Aluminiumhydroxid, Aluminiumkaliumsulfat, Aminosäuren, Ammoniumsulfat, Antibiotika, Rinderbestandteile, Rinderserum, Zellkultur von Hühnerembryonen, In-vitro-Kultur, Tenside, Traubenzucker, Enzyme, Formaldehyd, Gelatine, Glutaraldehyd, menschliche Komponenten, menschliche Embryonalzellen, Lactalbuminhydrolysat, Medium 199, Mineralsalze, Mononatrium-L-Glutamat, Phenol, Phosphat, Polymixin-B-Sulfat, Polysorbat-80, Kaliumaluminiumsulfat, Kaliumchlorid, Kaliumphosphat einbasisch, Natriumborat, Natriumchlorid, Natriumphosphat zweibasisch, Sorbit, Soja-Pepton, Saccharose, Thiomersal, Vero-Zellen (Affenniere) und Hefeprotein.[8]

Halten Sie es für vernünftig zu sagen: „Fall abgeschlossen; wir haben den Zusammenhang von Impfstoffen und Autismus untersucht?" (Siehe Abbildung 3.1)

## Siebenundzwanzig Studien und falsche Fragen

Die Autism Science Foundation (ASF) dient gewissermaßen als Treuhänder für die Frage und deren Beantwortung zu Impfstoffen und Autismus sowie als Plattform für Dr. Offit vom CHOP, der im Vorstand der gemeinnützigen Organisation sitzt und in ihrem Namen spricht. Auf der Website der ASF werden 27 Studien angeführt, die vermeintlich belegen, dass „Impfstoffe und Autismus" nichts miteinander zu tun haben. Dreizehn der Studien befassen sich mit dem Zusammenhang zwischen Thiomersal und Autismus, zehn widmen sich der Verbindung zwischen MMR und Autismus und vier sind „Metaanalysen" der oben genannten 23 Thiomersal- und MMR-Studien. Das war's. Ein Impfstoff, ein Bestandteil.

Keine der 27 von der ASF zitierten Studien, die „nachweisen" sollen, dass Impfungen nicht zu Autismus führen, hat die richtigen Fragen zu Ursache und Wirkung gestellt oder die richtige Kontrollgruppe (überhaupt nicht geimpfte Kinder) in Betracht gezogen, um eine Antwort zu bekommen. Nachdem ich jede Studie, die beweisen soll, dass Impfungen keinen Autismus auslösen, kritisch gelesen habe, bin ich verblüfft über ihre Unzulänglichkeiten. Und die Kommentare, die Beamte zu diesen Studien machen, sind noch absurder und unerträglicher. Damit Sie verstehen, was ich meine, lassen Sie uns die tatsächlichen Fragen überprüfen, die in drei der geläufigsten Studien gestellt wurden, um zu „beweisen“, dass „Impfstoffe keinen Autismus verursachen“.

**Falsche Frage Nr. 1: Zeigen Kinder, die mehr Thiomersal durch Impfstoffe aufnahmen, andere neurologische Ergebnisse als Kinder, die weniger Thiomersal durch Impfungen erhielten?**
Diese Untersuchung aus dem Jahr 2000, die als „Verstraeten-Studie“ (aufgrund des Forschernamens eine sogenannte „Signature“-Studie) bezeichnet wird, verglich Personen, die zwei Schachteln Zigaretten pro Tag rauchten, mit Rauchern, die nur eine Packung pro Tag konsumierten. Dabei wurden Kinder, die mehr Quecksilber durch ihre Impfungen aufnahmen, mit solchen verglichen, die etwas weniger Quecksilber über ihre Impfstoffe verabreicht bekamen, um festzustellen, ob es Unterschiede bei einer Reihe neurologischer Störungen gab.[9] Dies ist wohl die Meinung des Lagers, das behauptet, „Impfungen führen nicht zu Autismus“, wodurch eine sorgfältige Lektüre der Studie verwirrend ist. Die Studie „Safety of Thimerosal-Containing Vaccines: A Two-Phased Study of Computerized Health Maintenance Organization Databases“ (Die Unbedenklichkeit von thiomersalhaltigen Impfstoffen: Eine in zwei Abschnitten durchgeführte Studie über computergestützte Datenbanken von Einrichtungen zur Erhaltung der Gesundheit) kam zu dem Schluss, den jeder vergessen zu haben scheint. Die Autoren der Studie konnten nämlich einen Zusammenhang zwischen Quecksilber und Impfstoffen weder beweisen noch widerlegen und konstatierten: „Die biologische Plausibilität der geringen Dosen von Ethylquecksilber, die in Impfstoffen enthalten sind und zu einem erhöhten Risiko für neurologische Entwicklungsstörungen führen, ist ungewiss.“
Dies ist eine sehr aufschlussreiche und wichtige Studie, die aus vielen Gründen überprüft werden muss. Zunächst war dies die erste Untersuchung, die jemals einen Zusammenhang zwischen Impfstoffen und Autismus erforschen wollte, auch wenn es nur der

Feststellung diente, ob mehr oder weniger Quecksilber möglicherweise die Quote der Autismusfälle beeinflusst. Als die Studie veröffentlicht wurde, legte sich die PR-Maschinerie der Impfstoffbranche mächtig ins Zeug und erklärte, dass eine neue Studie in *Pediatrics* bewiesen habe, dass Impfstoffe keinen Autismus verursachen. Der Studienautor war so verärgert darüber, wie falsch seine Ergebnisse interpretiert wurden, dass er einen Brief an *Pediatrics* verfasste, um sich zu beschweren. Dr. Thomas Verstraeten, der Autor der Studie, schrieb seinen Brief, kurz bevor er seine Position bei der CDC aufgab, um eine Stelle beim Impfstoffhersteller GlaxoSmithKline in Belgien anzunehmen:

*Überraschenderweise wird die Studie jetzt jedoch von vielen als negativ interpretiert [wobei „negativ" bedeutet, dass kein Zusammenhang zwischen Thiomersal und Autismus nachgewiesen wurde] … Der Artikel besagt nicht, dass wir Beweise gegen einen Zusammenhang gefunden haben, wie es eine negative Studie täte. Im Gegenteil, es wird empfohlen, zusätzliche Studien durchzuführen, denn das ist die Schlussfolgerung, zu der eine neutrale Studie kommen muss … Eine neutrale Studie enthält eine sehr eindeutige Botschaft: Die Forscher konnten einen Zusammenhang weder bestätigen noch ausschließen und deshalb ist eine weitere Studie erforderlich.*[10]

Es ist schwer nachzuvollziehen, wie verantwortungslos und falsch es ist, dass Personen wie die Doktoren Offit und Hotez diese Studie immer noch regelmäßig als „Beweis" dafür anführen, dass Impfstoffe angeblich keinen Autismus auslösen, da die Studie nur die Quecksilberbelastung bei durchgeimpften Kindern berücksichtigte, zu einem neutralen Ergebnis kam und nahelegte, dass noch weitere Studien durchgeführt werden müssten. Was das Ganze noch hirnrissiger macht, ist: Die Studie ergab tatsächlich, dass Tics (eine motorische Störung) tatsächlich mit dem Quecksilbergehalt zusammenhängen und besagt, dass „eine kumulative Exposition nach 3 Monaten zu einem deutlichen positiven Zusammenhang mit Tics führte."

**Falsche Frage Nr. 2: Unterscheidet sich die Anzahl der Fälle von Autismus, wenn Kinder 62,5 µg oder 137,5 µg Ethylquecksilber aufnehmen?** Diese italienische Untersuchung, im Jahr 2009 ebenfalls in *Pediatrics* publiziert, wurde mit großem Brimborium[11] veröffentlicht und wird als „Tozzi-Studie“ bezeichnet. Die Schlagzeile der Associated Press lautete: „Eine Studie trägt zum Nachweis der Unbedenklichkeit von Impfungen bei“[12], und der Chefredakteur von *Pediatrics*, Dr. Lewis First, wies Kinderärzte darauf hin, dass „Sie diese Informationen wissen sollten, wenn Sie mit den Eltern Ihrer Patienten über die Ungefährlichkeit und den Vorteil von Impfungen sprechen“.[13]

Grotesk ist, dass acht Jahre nach der oben genannten Verstraeten-Studie die Tozzi-Studie genau den gleichen Trick anwandte und Kinder untersuchte, die entweder mehr oder weniger Quecksilber mit ihren Impfungen aufnahmen, um festzustellen, ob es einen Unterschied in den neurologischen Ergebnissen gab. Noch unerklärlicher war, dass die Tozzi-Studie eine Stichprobe von Kindern nahm, bei der nur ein einziges Kind an Autismus litt. Die Autoren der Studie schrieben: „Anhand der Telefoninterviews mit den Eltern und der Durchsicht der Krankenakten erkannten wir einen Fall von Autismus unter den 856 Kindern in der Gruppe, die weniger Thiomersal aufnahm, und keinen einzigen Fall unter den 848 Kindern in der Gruppe mit höherer Thiomerosalabsorption.“ In ihrer Stichprobe betrug die Autismusquote bei den untersuchten Kindern also 1 zu 1.704 (die US-Rate liegt bei 1 zu 36, etwa 47-mal höher als die Stichprobenquote), was bedeutet, dass diese Daten sowohl fragwürdig als auch unbrauchbar sind. Ein anderer italienischer Arzt, Dr. Vincenzo Miranda, rügte die Tozzi-Studie und stellte heraus, wie nutzlos die Daten sind:

*Diese Studie ist methodisch nicht korrekt. Die Studie von Tozzi et al. hat viele Einschränkungen. Es wird kein Vergleich mit Kindern durchgeführt, die keinem Thiomersal ausgesetzt werden, und neuropsychologische Störungen werden untersucht, indem alle Kinder, auch gesunde, freiwillig rekrutiert werden, ohne die Empfindlichkeit der einzelnen Kinder gegenüber Quecksilber zu beurteilen. Vor diesem Hintergrund kann diese Studie zu keiner Schlussfolgerung kommen.*[14]

Lassen Sie uns hier einen Moment innehalten. Ich habe Sie gerade durch zwei „Signature“-Studien geführt, die von den Wortführern der Impfstoffindustrie hochgehalten werden mit der Behauptung, dass „Impfungen keinen

Autismus verursachen", obwohl keine der beiden Studien auch nur annähernd das eigentliche Thema untersucht, sprich: ob Impfstoffe Autismus auslösen. Die PR-Trommel für diese Studien kann sich sehen lassen. *Pediatrics*, die wissenschaftliche Zeitschrift der *American Academy of Pediatrics*, veröffentlichte diese Studien; am Tag ihres Erscheinens berichtete jede größere Nachrichtenagentur des Landes darüber und jeder Artikel hatte die gleiche Botschaft: Impfstoffe sind unbedenklich und führen nicht zu Autismus.

Raten Sie mal, wer diese ersten beiden Studien finanziert hat? Wenn Sie auf die CDC tippen, haben Sie recht. Die Bundesbehörde, die für die Umsetzung des Impfprogramms verantwortlich ist, ist auch für die Sicherheitsüberwachung zuständig. Darüber hinaus sponsert sie Untersuchungen, die den Zusammenhang zwischen Impfungen und Autismus nicht aufrichtig erforschen, und sie unterstützt die Förderung der Studien, in denen Ärzte und Wissenschaftler verleugnen, was diese Untersuchungen geleistet haben und zu welchen Schlussfolgerungen sie gekommen sind.

**Falsche Frage Nr. 3: Ist die Autismusquote bei jüngeren Geschwistern von autistischen Kinder höher, wenn sie gegen MMR geimpft werden?** Es ist nicht übertrieben zu sagen, dass diese Studie aus dem Jahr 2015 – „Autism Occurence by MMR Vaccine Status among US Children with Older Siblings with and without Autism" (Das Auftreten von Autismus durch MMR-Impfschutz bei US-Kindern mit älteren Geschwistern mit und ohne Autismus) – die medial am meisten aufgebauschte ist, die ich je gesehen habe, wobei jeder Medienkanal seine Geschichte dazu veröffentlicht hat, und zwar mit der Behauptung, dass der mutmaßliche Zusammenhang zwischen MMR und Autismus schlüssig widerlegt worden sei.[15] Einem neuen Ansatz folgend, sprechen die Autoren in der Studie von „nicht geimpft", um jedes Kind in der Untersuchung zu beschreiben, das keine MMR-Impfung erhielt. Was sie jemandem, der die Einzelheiten nicht gelesen hatte, nicht klarmachen konnten, war, dass „nicht geimpft" auch heißen konnte und oft tatsächlich auch bedeutete, dass das Kind jeden Impfstoff erhalten hatte – nur nicht den gegen MMR. Mit anderen Worten, die Autoren haben das Wort „nicht geimpft" eklatant missbraucht und die Presse hat es so übernommen. Noch schockierender war die Vorabveröffentlichung der Studie auf der Website des *Journal of the American Medical Association*. Um den

Reportern etwas Hilfestellung für das Verfassen ihrer Storys zu bieten, wartete die Website mit einigen Zitaten von „Dritten" auf, die die Studienergebnisse diskutierten. Hier ist ein Zitat von Dr. Bryan King von der University of Washington:

*Insgesamt haben etwa ein Dutzend Studien gezeigt, dass das Alter beim Ausbruch von ASS, der Schweregrad oder der Verlauf von ASS und das Risiko eines erneuten Auftretens von ASS in Familien keinen Unterschied macht, ob ein Kind geimpft oder nicht geimpft ist.*[16]

Das Verblüffende an diesem Zitat ist, dass es absolut falsch ist. Bis vor Kurzem gab es noch nie Studien, die geimpfte mit nicht geimpften Kindern verglichen haben; ich werde gleich noch ausführlich auf diese Untersuchung eingehen. Darüber hinaus wurde nie erwähnt, dass diese Studie tatsächlich von Forschern verfasst wurde, die in einer großen PR- und Beratungsfirma namens The Lewin Group involviert sind, die die größten Impfstoffhersteller der Welt zu ihren Kunden zählt.

Ich werde Sie nicht mit vielen weiteren Details zu diesem Thema langweilen, außer mit einem, nämlich der Anzahl der Kinder insgesamt in der Studie. Diese Untersuchung wurde als „große" Studie über „nicht geimpfte" Kinder angekündigt. Ich habe bereits gezeigt, dass der Begriff „nicht geimpft" in dieser Behauptung unangemessen bzw. falsch ist und das gilt auch für das Adjektiv „groß". Die Autoren der Studie begannen zwar mit über 95.000 Kindern und das war sicherlich die Zahl, die auch von den Medien verbreitet wurde, aber das Besondere dieser Studie lag darin, jüngere Geschwister zu untersuchen, die ein älteres, an Autismus leidendes Geschwisterteil hatten. Diese Gruppe ist wesentlich „gefährdeter" für Autismus und deshalb war ihr Ergebnis für die Autoren der Studie von Interesse.

Das eigentliche „Juwel" der Studie wäre ein Kind, das drei verschiedene Kriterien erfüllt: Es hat (1) ein älteres Geschwisterteil mit Autismus, ist (2) selbst Autist und ist (3) nicht gegen MRR geimpft. Sie sehen: Wären alle drei Kriterien erfüllt, wäre das der Beweis, nach dem die Autoren der Studie gesucht haben, nämlich dass die MMR-Impfung keinen Autismus auslöst. Wie viele Kinder in dieser „großen" Studie erfüllten die drei wichtigsten Kriterien? Wie viele hatten ein älteres Geschwisterteil mit Autismus, waren selbst Autisten und wurden nie gegen MMR geimpft? Antwort: 23 Kinder. Das ist alles. 23 Kinder ist nicht sehr viel, um die Tür bei der Frage zuzuschlagen, ob „Impfungen zu Autismus führen", geschweige denn bei der eigentlichen

Frage, die in der Studie nach der möglichen Rolle des MMR-Impfstoffs bei Autismus gestellt wurde. Und doch waren diese 23 Kinder der „Beweis" dafür, dass eine MMR-Impfung keinen Autismus auslöst, weil sie ein autistisches Geschwisterteil hatten, selbst Autisten waren und nie gegen MMR geimpft wurden. Der Rest ihres Impfstatus war völlig unbekannt und wurde nie diskutiert.

Denken Sie daran, bei all den verschiedenen Möglichkeiten, mit denen ich diese Studie bemängeln kann – das gilt insbesondere für die unzulässige Verwendung des Begriffs „nicht geimpft" –, wurde immer nur ein einziger Impfstoff untersucht: der gegen MMR.

### Sogar der Leiter des NIMH versteht es nicht

Mitte 2017 traf sich Dr. Joshua Gordon, der neu ernannte Leiter des National Institute of Mental Health (NIMH), mit einigen Eltern, deren Kinder Autisten sind. Wie Gordons Biografie verrät, übt er großen Einfluss auf die Wissenschaft über Autismus aus, da er nun die Behörde leitet, die der „größte Geldgeber für die Erforschung psychischer Erkrankungen" ist:

> *Er beaufsichtigt ein umfangreiches Forschungsportfolio der Grundlagen- und klinischen Forschung, das das Verständnis und die Behandlung psychischer Erkrankungen verändern und den Weg für Prävention, Genesung und Heilung ebnen soll.*[17]

Die Eltern drängten Dr. Gordon genau zu dem Thema, das ich in diesem Kapitel angesprochen habe: Auf welche Wissenschaft stützte er sich, um den Zusammenhang zwischen Impfungen und Autismus abzutun? Dr. Gordon war überzeugt von den Studien, in denen geimpfte Kinder mit nicht geimpften Kindern untersucht worden waren und versprach, dass er die Sache weiter verfolgen und Beweise vorlegen werde. Das tat er auch, indem er im Mai 2018[18] eine E-Mail mit einem Link zu einer Studie mit dem Titel „Vaccines Are Not Associated with Autism: An Evidence-Based Meta-Analysis of Case-Control and Cohort Studies" (Impfstoffe stehen nicht in Zusammenhang mit Autismus: Eine evidenzbasierte Metaanalyse von Fallkontroll- und Kohortenstudien)[19] verschickte.

Als ich die E-Mail sah, war ich sprachlos. Gordon leitet nicht nur die NIMH, sondern ist auch Vorsitzender des Interagency Autism Coordinating Committee (IACC), eines „Bundesbeirats, der die Bemühungen des Bundes koordiniert und den Gesundheitsminister in Fragen zu Autismus-Spektrum-Störungen (ASS) berät.“ Kurz, er ist die wichtigste Person in der US-Regierung, die versucht, das Problem der Autismus-Epidemie zu lösen, und die von ihm vorgelegte Studie, die ihn davon überzeugte, dass Impfstoffe und Autismus nicht miteinander zusammenhängen, beruht auf genau dem Trick, den ich Ihnen bereits erklärt habe:

Jede Studie der Metaanalyse (im Grunde eine Studie, die eine größere Stichprobe anderer Studien untersucht), die Gordon zur Untermauerung seiner Meinung präsentierte, dass Impfungen keinen Autismus auslösen, war entweder eine Studie über Thiomersal oder über den MMR-Impfstoff, wobei in allen Fällen häufig geimpfte Kinder miteinander verglichen wurden. Sechs der Studien untersuchten den MMR-Impfstoff und vier den mit Thiomersal. Haben Studien einen anderen Impfstoff untersucht oder in irgendeiner Weise die zunehmenden biologischen Beweise berücksichtigt, welche Rolle Adjuvantien in Impfstoffen bei Autismus spielen, auf die ich in Kapitel 5 eingehen werde? Wurden in einer der Studien Stichproben von Kindern untersucht, die keine Impfung verabreicht bekamen? Nein, noch nicht einmal in einer kleinen Studie. Einer der Elternteile, an den Gordon die E-Mail geschickt hatte, ließ nicht lange auf seine Antwort warten und listete viele der Aspekte auf, die in diesem Kapitel angesprochen wurden:

> *Das Abstract und der Übersichtsartikel, den Sie mir zugesandt haben, unterstreicht die Besorgnis, dass es nie eine Studie gegeben hat, in der das relative Risiko von Autismus zwischen geimpften und nicht geimpften Kindern bewertet wurde. Sicherlich hinterlässt dieser Artikel (und sein Abstract) den Eindruck, dass in den Studien, auf die er sich stützt, „nicht geimpfte“ Kinder (keine Impfstoffe) mit geimpften Kindern verglichen werden. Leider ist dies irreführend, da in allen zehn zugrunde liegenden Studien, auf die sich diese Übersicht verlässt, oft geimpfte Kinder untereinander verglichen wurden. Der einzige Unterschied zwischen der Test- und der Kontrollgruppe war ein einziger MMR-Impfstoff oder der Unterschied zwischen Impfstoffen mit und ohne Thiomersal. (Gerne stelle ich Ihnen eine Aufschlüsselung jeder der zehn Studien zur Verfügung, die das widerspiegelt.) Das, was in diesem Artikel als „nicht geimpft“ gilt, sind geimpfte Kinder, die lediglich keine MMR-Impfung bekamen. Angenommen, die Kinder aus der Kontrollgruppe in diesen Studien folgten dem aktuellen von der CDC empfohlenen Impfkalender, dann hätten sie in den ersten zwölf Lebensmonaten ohne*

*den MMR-Impfstoff jeweils 21 Impfungen erhalten. Daher sagen diese Studien praktisch nichts über den Zusammenhang zwischen Impfstoffen und Autismus aus, da sie keine geimpften mit nicht geimpften Kinder vergleichen.*[20]

Wie reagierte Gordon auf diese E-Mail, die sein Wissenschaftsverständnis hinsichtlich des Zusammenhangs zwischen Autismus und Impfungen auseinandernahm? Mit dieser knappen Antwort:

*Ich weiß es zu schätzen, dass Sie nachfragen und entschuldige mich für meine verzögerte Antwort. Ich denke, die Informationen, nach denen Sie suchen, bekommen Sie am besten von der CDC.*[21]

Ich habe das immer wieder erlebt, selbst bei Experten wie Gordon, den ich – verständlicherweise – für sehr professionell und wissbegierig halte. Es wird schnell ein Link zu einer Studie verschickt, die die Überzeugung, dass Impfstoffe und Autismus nicht zusammenhängen, zementieren soll, die aber nicht einmal einer kleinen Überprüfung standhält. Und als Gordon sich gedrängt fühlte, entschied er sich dafür, das Problem auszusitzen, dabei könnte er, wenn er wollte, die Wissenschaft ausreichend finanzieren, um die Autismus-Epidemie zu beenden! Es ist enttäuschend und beunruhigend. Meine eigene Meinung ist, dass Menschen wie Gordon zu ängstlich sind, um über die Wahrheit nachzudenken und zu besorgt darüber, wie die Suche danach (indem sie eine echte Wissenschaft zum Impfstoff-/Autismusproblem finanzieren) ihrer Karriere und ihrem Ruf schaden könnte.

## Wie lautet die *richtige* Frage?

Die drei oben besprochenen Fragen stammen aus drei der am häufigsten genannten Studien, die als „Beweis" dafür angeführt werden, dass „Impfungen keinen Autismus auslösen". Doch keine von ihnen kommt auch nur annähernd an die Beantwortung der Frage heran, die Eltern autistischer Kinder wirklich interessiert, wie diese hier:

*Mein Kind erhielt im Alter von fünf Jahren 38 Impfungen, darunter 20 bis zu seinem ersten Geburtstag. Führt die Verabreichung so vieler Impfstoffe bei bestimmten Kindern zu Autismus?*

Diese Frage, die für die Gesundheit unserer Kinder und unseres Landes so wichtig ist, wurde noch nie gestellt, wie könnte sie also beantwortet werden? Nun, ich sollte das wohl klären, insbesondere den Teil, in dem ich sage, dass sie „noch nie gestellt“ wurde. Denn die Frage tauchte tatsächlich schon mehrmals auf, doch passen die Antworten nicht zu all den Dr. Offits und Dr. Hotezes dieser Welt, sodass man nie etwas darüber hört (Sie als Lesende nach einem kurzen Exkurs hingegen schon). Ich möchte Ihnen drei einfache, aber wichtige Ideen vorstellen, die die wissenschaftliche Forschung über den Zusammenhang zwischen Impfungen und Autismus in den richtigen Blickwinkel rücken:

Der Begriff der **biologischen Plausibilität** „bezieht sich auf einen möglichen kausalen Zusammenhang – zwischen einer mutmaßlichen Ursache und einem Ergebnis –, der mit dem vorhandenen biologischen und medizinischen Wissen übereinstimmt.“[22]

**Enzephalopathie** „bedeutet eine Störung oder Erkrankung des Gehirns. Im modernen Sprachgebrauch bezieht sich Enzephalopathie nicht auf eine einzelne Krankheit, sondern auf ein Syndrom der gesamten Hirnfunktionsstörung; dieses Syndrom kann viele verschiedene organische und anorganische Ursachen haben.“[23]

Die **Weisheit der Massen** bezeichnet die Vorstellung, dass „große Gruppen von Menschen klüger sind als nur einige wenige, ganz gleich, wie genial sie sind – sie können besser Probleme lösen, Innovationen fördern, weise Entscheidungen treffen und sogar die Zukunft vorhersagen.“[24]

Niemand will dem Impfkalender für Kinder die Schuld an der Autismus-Epidemie geben; Impfstoffe wurden erfunden, um das Leben von Kindern zu retten, nicht um ihnen zu schaden. Ich denke, die meisten Menschen auf beiden Seiten dieser Debatte glauben, dass sie Kindern helfen, indem sie sich entweder für mehr Impfstoffe einsetzen oder aber für die Erkenntnis, dass Impfstoffe bei einigen Kindern Autismus auslösen.

Aber Impfungen für die Autismus-Epidemie verantwortlich zu machen, ist die „biologisch plausibelste“ Theorie. Tut mir leid für die Impfstoffe, aber so ist es nun mal; sie bieten ein paar Vorteile, indem sie einige bestimmte akute Krankheiten reduzieren, doch haben sie auch eine Schattenseite: Sie verursachen bei einigen der Kinder, die sie erhalten, Hirnschäden.

Das ist nicht einfach so dahingesagt – unsere amerikanische Bundesregierung könnte nicht deutlicher sein, dass Impfungen bei einigen Kindern zu Hirnschäden führen. Das National Vaccine Injury Compensation Program des Gesundheitsministeriums hebt auf seiner Website immer wieder hervor, dass es sich bei „Enzephalopathie" um einen Impfschaden handelt und definiert „chronische Enzephalopathie" wie folgt: „Chronische Enzephalopathie tritt auf, wenn eine Veränderung des mentalen oder neurologischen Zustands, die sich zum ersten Mal während eines bestimmten Zeitraums manifestiert, für mindestens sechs Monate nach dem Tag der Impfung anhält."[25] Wie auch viele andere autistische Kinder leidet mein Sohn an einer chronischen Enzephalopathie, die nach seinen Impfterminen auftrat.

Ich muss meinen Intellekt nicht in Gänze bemühen, um anzunehmen, dass möglicherweise ein Zusammenhang zwischen einem Produkt, das dem Gehirn schadet (Impfstoffe) und den Hirnschäden meines Sohnes besteht. Dass bei einigen Kindern Hirnschäden als Nebenwirkung von Impfungen bekannt sind, sollte als Bestätigung, wie biologisch plausibel der Zusammenhang zwischen Impfungen und Autismus ist, ausreichen, doch das Argument wird durch zwei weitere Punkte untermauert: (1) Wie Sie jetzt wissen, hat sich die Zahl der Impfstoffe für Kinder seit Anfang der 1980er-Jahre fast vervierfacht und die Autismusquote ist im selben Zeitraum um mehr als 30.000 Prozent gestiegen. (2) Es gibt Zehntausende (oder mehr) Erfahrungsberichte von Eltern über Rückentwicklungen ihrer Kinder zu autistischem Verhalten nach einer Impfung. Diese Berichte gibt es weltweit, auf jeder sozialen Ebene und bei jeder Ethnie. Die Geschichten stimmen in bemerkenswerter Weise überein. Laut der Eltern – und vielen ihrer Ärzte –, die die Regression ihrer Kinder unmittelbar miterlebten, nimmt die „Weisheit der Massen" ein geradezu exorbitantes Ausmaß an, wenn es um den Zusammenhang zwischen Impfungen und Autismus geht, oder anders ausgedrückt: Jeder Hinz und Kunz glaubt, Bescheid zu wissen.

## Ein Veruntreuer und ein Whistleblower

Zwei Autoren, die beide der CDC nahestehen, haben insgesamt acht der Studien geleitet oder daran mitgeschrieben, die von Sprechern als „Beweis" dafür angeführt werden, dass Impfstoffe keinen Autismus auslösen. Einer ist ein Veruntreuer, der als „meistgesuchte Person", die sich auf der Flucht befindet, aufgelistet ist, und ein anderer wurde aufgrund eines wissenschaftlichen Betrugs, den er und seine Kollegen in einer der Studien begingen, zum Whistleblower.

Poul Thorsen, ein dänischer Forscher, war der Leiter bzw. Mitautor von vier der Studien, die regelmäßig als Beweis herhalten sollen, dass Impfstoffe keine Ursache für Autismus seien. Thorsen wird vom Büro des Generalinspektors (OIG) wegen Veruntreuung von Geldern der CDC gesucht.[26] Laut OIG „führte Thorsen ein Programm durch, um die von den Centers for Disease Control and Prevention (CDC) gewährten Zuschüsse zu stehlen." Es wird behauptet, er habe „über 1 Million Dollar des CDC-Zuschusses auf sein persönliches Bankkonto umgeleitet". Thorsen reichte falsche Rechnungen mit CDC-Briefkopf bei medizinischen Einrichtungen ein, die bei der Recherche zur Erstattung von Arbeiten, die angeblich durch die Zuschüsse abgedeckt wurden, behilflich waren.

Im Jahr 2011 wurde Thorsen „in 22 Fällen von Überweisungsbetrug und Geldwäsche" angeklagt, „laut Kontoführungsdaten kaufte Thorsen ein Haus in Atlanta, eine Harley-Davidson, einen Audi und einen SUV von Honda mit Geldern, die er von den CDC-Zuschüssen erhielt". Das zugrunde liegende Thema all der Zuschüsse, die er gestohlen hat? Der Zusammenhang zwischen Impfstoffen und Autismus.

Dr. William Thompson, ein CDC-Forscher, hat ebenfalls vier Arbeiten geleitet oder mitverfasst. Er gab durch einen Whistleblower-Anwalt eine Erklärung ab, dass die Ergebnisse in einer der Studien, die den Zusammenhang zwischen MMR-Impfungen und Autismus untersuchte und für die er als Hauptautor fungierte, betrügerisch seien:

> *Ich bedauere, dass meine Co-Autoren und ich in unserem 2004 in der Zeitschrift Pediatrics veröffentlichten Artikel statistisch bedeutende Informationen ausgelassen haben. Diese nicht erwähnten Daten deuteten darauf hin, dass afroamerikanische Männer, die den MMR-Impfstoff vor dem 36. Lebensmonat erhielten, ein erhöhtes Risiko für Autismus hatten. Es wurden Entscheidungen darüber getroffen, über welche Ergebnisse nach der Datenerhebung berichtet werden sollte, und ich glaube, dass der endgültige Studienplan nicht eingehalten wurde.*[27]

Der Kongressabgeordnete Bill Posey, der sich privat mit Thompson traf, sagte, CDC-Wissenschaftler hätten sich in einem privaten Raum getroffen und beschlossen, alle Primärdaten und Notizen aus Thompsons MMR-/Autismusstudie zu vernichten, die in *Pediatrics* veröffentlicht wurde und auf die sich immer noch viele berufen. Dr. Thompson sagte über das Treffen:

*Die Co-Autoren planten ein Treffen, um Dokumente zu vernichten, die in Zusammenhang mit der Studie standen. Die übrigen vier Mitautoren verabredeten sich zu einem Meeting und brachten einen großen Mülleimer mit in den Besprechungsraum. Sie prüften und gingen alle gedruckten Dokumente durch, von denen wir dachten, dass wir sie vernichten sollten, und legten sie in den riesigen Mülleimer. Da ich jedoch davon ausging, dass dies illegal sei und sowohl gegen die Forderungen des FOIA als auch des DOJ verstoßen würde, bewahrte ich von allen Dokumenten Ausdrucke in meinem Büro auf, ebenso alle zugehörigen Computerdateien. Ich glaube, wir haben absichtlich kontroverse Ergebnisse aus dem endgültigen Entwurf des Artikels für Pediatrics zurückgehalten.*[28]

Ein Veruntreuer und ein Whistleblower, die an acht der entscheidenden Studien beteiligt waren, die keinen Zusammenhang zwischen Impfstoffen und Autismus belegen? Es ist schwer zu glauben, dass die Dinge so dubios sind, aber sie sind es tatsächlich.

## Epidemiologische Wissenschaft versus biologische Wissenschaft

Die Geschichten, die sich um Veruntreuer und Whistleblower drehen, sind gewiss spannend. In diesem Kapitel soll jedoch erklärt werden, dass die Forschung, die den Zusammenhang zwischen Impfstoffen und Autismus untersucht, kaum an der Oberfläche kratzt, und jeder, der behauptet, diese Forschungen seien abgeschlossen, lügt. Bemerkenswert ist, dass die meisten Lügner, die damit an die Öffentlichkeit gehen, natürlich wirtschaftlich mit der Impfstoffindustrie verflochten sind, nämlich die Doktoren Paul Offit und Peter Hotez, die beiden Wortführer in allen Medien, in denen man heutzutage über Impfstoffe und Autismus liest. Aber es wäre nachlässig von mir, nicht zu erwähnen, dass es eine Wissenschaft gibt, eine überzeugende wissenschaftliche Forschung, die geimpfte und nicht geimpfte Kinder untersucht. Diese Untersuchung zeigt einen äußerst beunruhigenden Zusammenhang zwischen Impfungen und Autismus auf, weshalb Sie noch nie von diesen Studien gehört haben. Bevor ich näher darauf eingehe, möchte ich zwei wirklich wichtige Punkte erläutern.

Erstens: Die Wissenschaft, über die ich bisher gesprochen habe, ist die Epidemiologie. Forscher schauen sich Daten an, in diesem Fall Krankenakten und Impfpässe von Kindern, und analysieren diese Daten, um nach Mustern und Zusammenhängen zu suchen. Das haben sie auch mit Rauchern und Nichtrauchern getan, hier mit Hinblick auf die Raten von Lungenkrebs. Irgendwann stellte sich heraus, dass der Zusammenhang zwischen Rauchen und Lungenkrebs so groß war, dass diese Verbindung nicht mehr zu leugnen war. Die Epidemiologie erfasst all diese Daten, stellt Zusammenhänge und Entsprechungen fest und stellt sich abschließend die Frage, ob nicht zwei Dinge möglicherweise zusammenhängen, zum Beispiel, geimpft zu sein und an Autismus zu leiden.

Es gibt aber eine andere Art der Forschung, die noch aufschlussreicher ist: die biologische Wissenschaft. Sie befasst sich mit Lebewesen und wie diese auf andere Dinge reagieren. In diesem Sinne wurde auch Tabak untersucht, als Forscher in den 1950er-Jahren Mäuse mit Teer aus Tabak einpinselten und biologisch nachweisen konnten, dass dieser Teer möglicherweise Krebs verursacht (siehe Kapitel 5). Diese biologische Wissenschaft war niederschmetternd für die Tabakindustrie und man begann, die Wahrheit über Tabak und Lungenkrebs aufzudecken.

In der Debatte über den Zusammenhang zwischen Impfstoffen und Autismus nimmt die biologische Wissenschaft einen immer größeren Platz ein, denn sie ist überzeugend und liefert neue Ergebnisse. Es gibt Studien an Mäusen, bei denen den Nagern Impfstoffbestandteile injiziert werden, die schreckliche Ergebnisse liefern. Und es ist biologisch plausibel, wie ein Impfstoff Autismus bei einem Kind auslösen kann. Es geht hier nicht darum, die gesamte biologische Wissenschaft zu erörtern, dies ist das Thema von Kapitel 5, das Ihnen zeigt, dass die Wissenschaftler tatsächlich sehr nahe dran sind herauszufinden, auf welche Weise genau ein Impfstoff zu Autismus führen kann.

Zweitens möchte ich, dass Sie verstehen, dass die meisten veröffentlichten wissenschaftlichen Erkenntnisse von der Öffentlichkeit unbemerkt bleiben. Die meisten Forscher haben keine PR-Agentur hinter sich, die die Medien im Voraus informiert, wenn eine neue Studie publiziert wird. Die meisten Wissenschaftler haben nicht die geringste Ahnung von PR; sie haben kein PR-Budget, aber das ist nicht der Grund, warum sie ihre Arbeit veröffentlichen. Sie forschen, um die Wissenschaft voranzubringen, und ihr Publikum sind in Wirklichkeit andere Forscher.

Die Wissenschaft hinsichtlich des Zusammenhangs zwischen Impfungen und Autismus ist in einzigartiger Weise völlig anders. Die Impfstoffhersteller haben PR-Budgets und -Agenturen und jede Studie zu der Impfstoff-/Autismusdebatte, die zeigt, dass „Impfstoffe keinen Autismus verursachen", wird landesweit bekannt – jede einzelne und jedes Mal. Und die Studien, die geimpfte und nicht geimpfte Kinder miteinander vergleichen? Sie gelangen nicht in die Nachrichten, weil die Ergebnisse dieser Untersuchungen Impfstoffe in schlechtes Licht rücken. Gleichwohl sind sie für alle sichtbar und werden trotzdem in der Öffentlichkeit versteckt – wie der Wald vor lauter Bäumen –, sie werden in der Elterngemeinschaft autistischer Kinder weiterverbreitet und von der etablierten Presse ignoriert.

## Fünf Studien über nicht geimpfte Kinder

Die erste Studie, in der Kinder verglichen wurden, die entweder eine Impfung verabreicht bekommen hatten oder nicht, wurde im Jahr 2000 veröffentlicht. Obwohl Autismus in dieser Untersuchung nicht berücksichtigt wurde, war sie dennoch aufschlussreich. Unter dem Titel „Effects of Diphtheria-Tetanus-Pertussis or Tetanus Vaccination on Allergies and Allergy-Related Respiratory Symptoms among Children and Adolescents in the United States" (Auswirkungen der Diphtherie-, Tetanus-, Pertussis- oder Tetanus-Impfung auf Allergien und allergiebedingte Atemwegssymptome bei Kindern und Jugendlichen in den USA) untersuchte diese Studie der School of Public Health der UCLA insbesondere den DTP-Impfstoff, um herauszufinden, ob er eventuell für Allergien und allergiebedingte Symptome wie Asthma verantwortlich ist.[29] Die Studie, die mehr als 13.000 Kinder untersuchte, ergab Folgendes:

> *Eine DTP- oder Tetanus-Impfung bei amerikanischen Kindern ist mit einer lebenslangen Vorgeschichte mit Asthma oder anderen Allergien und allergiebezogenen Symptomen verbunden … Ausgehend von der Annahme, dass die geschätzte Wirkung der Impfung nicht verzerrt ist, würden 50 % der diagnostizierten Asthmafälle (2,93 Millionen) bei Kindern und Jugendlichen in den USA verhindert, wenn man die DTP- oder Tetanus-Impfung nicht verabreichte.*

Die Studie stellte also einen drastischen Unterschied in den Raten bezüglich Asthma und Allergien in der geimpften Gruppe fest, und zwar einen so großen, dass die Forscher dachten, ohne den DTP-Impfstoff könnten die Asthmafälle um 50 % reduziert werden! Bedenken Sie, dass viele Kinder mit Autismus an sogenannten komorbiden Erkrankungen wie Asthma, Allergien und anderen Autoimmunkrankheiten leiden.

Im Jahr 2008 untersuchten die Forscher Carolyn Gallagher und Melody Goodman der Stony Brook University in New York in der zweiten Studie, die jemals in einer Gruppe von nicht geimpften Kindern durchgeführt wurde, den möglichen Zusammenhang zwischen dem Hepatitis-B-Impfstoff und einer infolge der späteren Kindesentwicklung erforderlichen sonderpädagogischen Betreuung.[30] War die Wahrscheinlichkeit für Kinder, die alle drei Impfungen gegen Hepatitis B erhielten (drei verschiedene Impfstoffe, der erste wird oft am ersten Lebenstag verabreicht), größer, in Sonderschulkassen zu landen als für Kinder, die nicht gegen Hepatitis B geimpft wurden? Die Ergebnisse der Studie waren recht eindeutig: Die komplette Impfserie gegen Hepatitis B erhöhte die Wahrscheinlichkeit für sonderpädagogischen Unterricht um das Neunfache:

> *Diese Studie fand statistisch bedeutende Hinweise darauf, dass US-amerikanische Jungen, die dem dreistufigen Impfschema gegen Hepatitis B unterzogen wurden, … anfälliger für Entwicklungsstörungen waren als nicht geimpfte Jungen … Die Wahrscheinlichkeit, eine EIS [sonderpädagogische Erziehung] zu erhalten, war für geimpfte Jungen (n = 46) nach der Bereinigung der Störfaktoren ungefähr neunmal so groß wie für nicht geimpfte Jungen (n = 7).*

Dieselben Forscher der Stony Brook University veröffentlichten 2010 eine weitere Studie, in der sie untersuchten, ob es einen Zusammenhang zwischen den insgesamt drei Hepatitis-B-Impfungen und Autismus gab. Die im renommierten *Journal of Toxicology and Environmental Health* veröffentlichte Arbeit mit dem Titel „Hepatitis B Vaccination of Male Neonates and Autism Diagnosis“ (Die Impfung männlicher Neugeborener gegen Hepatitis B und die Diagnose „Autismus“) kam einmal mehr zu sehr klaren Schlussfolgerungen: „Bei Jungen, die als Neugeborene geimpft wurden, war die Wahrscheinlichkeit, dass sich bei ihnen Autismus diagnostizieren ließ, dreimal höher als bei den Jungen, die überhaupt nie oder nur nach dem ersten Lebensmonat geimpft wurden.“[31] Der Journalist David Kirby erkannte die Bedeutung dieser neuen Erkenntnisse und schrieb in der *Huffington Post*:

> *[Die Studie] gehört zu den ersten universitätsbasierten Bevölkerungsstudien, die einen Zusammenhang zwischen einem Impfstoff und einem erhöhten Risiko für Autismus vermuten lassen. Und das stünde in direktem Widerspruch zu all jenen Studien über MMR*

*und Thiomersal, die angeblich keinen solchen Zusammenhang gefunden haben.*

Die beiden Artikel von Goodman und Gallagher über Hepatitis B geben Anlass zu vielen Bedenken. Ich habe Kinderärzte getroffen, die der Meinung sind, der Hepatitis-B-Impfstoff habe insbesondere die Epidemie neurologischer Störungen und die der Autoimmunität ausgelöst, die wir heute bei unseren Kindern sehen. Der Impfstoff gegen Hepatitis B war der erste, der eingeführt wurde, nachdem der Kongress die Impfstoffhersteller 1986 von der Haftung befreit hatte. Er enthält eine hohe Dosis Aluminium, das, wie Sie in Kapitel 5 lesen werden, vermutlich einer der Hauptverursacher für Autismus ist, und er wird Babys oft am ersten Lebenstag verabreicht, was viele Immunologen für einen großen Fehler halten. Diese beiden Studien werfen große Bedenken auf, aber ich vermute, Sie haben noch nie von diesen beiden Arbeiten gehört, was meine Meinung über Wissenschaftler und PR-Firmen nur bestärkt.

Im Jahr 2017 geschah etwas Erstaunliches. Veröffentlicht wurden zwei verschiedene Untersuchungen, die geimpfte und überhaupt nicht geimpfte Kinder verglichen. Im Gegensatz zu den oben genannten Arbeiten von Goodman und Gallagher, die nur einen einzigen Impfstoff untersuchten (der verbliebene Impfstatus eines Kindes wurde nicht berücksichtigt), erfüllten diese beiden neuen Studien den Goldstandard – sie fanden Kinder, die noch nie geimpft worden waren und untersuchten deren Gesundheitsfolgen auf verschiedene Weise. Die Forscher des öffentlichen Gesundheitswesens der Jackson State University planten ursprünglich, nur eine Studie zu veröffentlichen, bis sie die Daten über zu früh geborene Kinder unter die Lupe nahmen und feststellten, dass die Daten über die unterschiedlichen Gesundheitsergebnisse geimpfter und nicht geimpfter Frühgeborener so drastisch waren, dass sie eine eigene Studie verdienten.

Die im *Journal of Translational Science* veröffentlichte erste Studie trug den Titel „Pilot Comparative Study on the Health of Vaccinated and Unvaccinated 6- to 12-Year-Old U. S. Children“ (Eine Pilotvergleichsstudie über die Gesundheit geimpfter und nicht geimpfter 6- bis 12-jähriger US-amerikanischer Kinder), und ihre Ergebnisse waren für das Impfprogramm der USA so verheerend, dass es in dem Land keinen einzigen Medienkanal gab, der über die Veröffentlichung berichtete.[32] Die Ergebnisse des Vergleichs zwischen geimpften und nicht geimpften Kindern waren weder für mich, meine Frau noch für die Eltern, die ich kenne und die ein autistisches Kind haben, verwunderlich, würden aber vielleicht andere überraschen:

*Bei geimpften Kindern war es weniger wahrscheinlich als bei nicht geimpften Kindern, dass Windpocken und Keuchhusten diagnostiziert wurden, gleichwohl waren erstere gefährdeter, Lungenentzündungen, Mittelohrentzündungen, Allergien und neurologische Entwicklungsstörungen [NDD] zu entwickeln. Nach Bereinigung der Störfaktoren zeigte sich, dass die drei Faktoren Impfung, männliches Geschlecht und Frühgeburt immer noch in einem großen Zusammenhang mit NDD standen.*

Wie sich herausstellte, sind vor allem geimpfte Kinder viermal so stark gefährdet, an Autismus zu erkranken. Ich erinnere mich an das Zitat von Dr. Daniel Neides von der Cleveland Clinic (siehe Kapitel 2), der sich fragte, ob wir Kompromisse eingehen, die es nicht wert seien. Er sagte: „Einige der Impfstoffe haben dazu beigetragen, das Auftreten übertragbarer Krankheiten [wie Windpocken und Keuchhusten aus der obigen Studie] bei Kindern zu verringern. Das sind gute Nachrichten. Aber nicht auf Kosten neurologischer Krankheiten wie Autismus und ADHS, die alarmierend schnell zunehmen."[33]

Gleichzeitig veröffentlichten die Autoren der Untersuchung der Jackson State University in derselben Zeitschrift eine Studie mit dem Titel „Preterm Birth, Vaccination and Neurodevelopmental Disorders: A Cross-Sectional Study of 6- to 12-Year-Old Vaccinated and Unvaccinated Children" (Frühgeburt, Impfungen und neurologische Entwicklungsstörungen: Eine Querschnittsstudie über 6- bis 12-jährige geimpfte und nicht geimpfte Kinder)[34], in der nur frühgeborene Kinder untersucht wurden. Die Ergebnisse waren verstörend, denn wie die Forscher herausfanden, war bei Kindern, die zu früh geboren und geimpft wurden, die Wahrscheinlichkeit, eine neurologische Entwicklungsstörung zu entwickeln, 14-mal so hoch! Entsprechend besorgt waren die Autoren:

*Eine Frühgeburt in Verbindung mit einer Impfung stand mit einem synergistischen Anstieg der Wahrscheinlichkeit einer neurologischen Entwicklungsstörung in Zusammenhang, was darauf hindeutet, dass die Impfung bei Frühgeborenen nachteilige Auswirkungen auf die Entwicklung des Nervensystems haben könnte. Diese Ergebnisse liefern Hinweise für die Epidemiologie und die Verursachung von NDD, stellen aber die Unbedenklichkeit aktueller Impfprogramme für Frühgeborene infrage.*

Sind Sie angesichts dessen, was Sie bisher erfahren haben, überrascht, dass diese Studie nicht in den Nachrichten war? Fünf voneinander unabhängige Studien, in denen jeweils eine Gruppe geimpfter mit einer Gruppe nicht geimpfter Kinder verglichen wurde, zumindest hinsichtlich eines einzigen Impfstoffs. Ich vermute, die meisten Leser hören zum ersten Mal von diesen Studien. Eine faire Frage wäre: „Warum?" Die Antwort ist einfach: Studien, die die Geschäftssituation von Pharmaunternehmen beeinträchtigen könnten, werden von den Medien, die Werbeeinnahmen von „Big Pharma" erhalten, nicht veröffentlicht.

## Werden wir belogen?

Ist die Frage nun beantwortet worden? Haben Wissenschaftler nachgewiesen, dass Impfstoffe keinen Autismus verursachen? Wenn Sie dieses Kapitel unvoreingenommen gelesen haben, ist Ihnen klargeworden, dass die Antwort auf diese Frage nur lauten kann: „Nicht einmal annähernd." Wenn die Wortführer der Impfstoffindustrie (die sich oft als besorgte Ärzte oder Wissenschaftler ausgeben) Ihnen sagen, dass die Wissenschaft zu diesem Thema sich längst festgelegt habe, und wenn sie sich sogar etwas darüber ärgern, dass sie diese Frage ständig und immer wieder beantworten müssen, denken Sie vielleicht daran, dass dies alles Teil des „Tobacco Playbook" ist, um von der Wahrheit abzulenken, kritische Fragen zu umgehen und bei Antworten zu zaudern. Die Wissenschaft hat nicht den „Beweis" erbracht, dass Impfstoffe keinen Autismus auslösen. Wie Sie in Kapitel 5 erfahren werden, ist die Biowissenschaft tatsächlich auf dem Weg, zu einem Abschluss zu kommen, und Impfstoffe werden in einem ganz anderen Licht dargestellt.

KAPITEL 4

# „Der Antrieb war nie finanzieller Natur“

*Es ist schwierig, einen Mann dazu zu bringen, etwas zu verstehen, wenn sein Gehalt davon abhängt, dass er es nicht versteht.*

**Upton Sinclair**

*Einige Menschen müssen wirklich Angst haben, dass man – vor lauter Verzweiflung – so weit geht und Dr. Wakefield (der Person wohlgemerkt, nicht der Wissenschaft) den Garaus macht. Vermutlich befürchten sie, dass Eltern tatsächlich etwas glauben könnten, was ganz offensichtlich ist: dass nämlich alle Impfstoffe zu schwerwiegenden Nebenwirkungen einschließlich Autismus führen können.*[1]

**Dr. Richard Halvorsen**, britischer Arzt,
Autor von *The Truth about Vaccines*

Dr. Stanley Plotkin ist der Pate der modernen Impfstoffindustrie. Jetzt, in seinen Achtzigern, hat er ein Buch über Impfstoffe mit dem Titel *Plotkin's Vaccines* geschrieben, das es mittlerweile in der siebten Auflage gibt. Das Buch wird von Bill Gates als „unverzichtbarer Leitfaden zur Verbesserung des Wohlergehens unserer Welt“[2] empfohlen. In einer 2013 durchgeführten Umfrage zu den 50 „einflussreichsten Personen auf dem Gebiet Impfstoffe“ wurde Stanley Plotkin hinter Bill Gates auf Platz zwei gewählt.[3]

Plotkins enge Bande zur Impfstoffindustrie kennt keine Grenzen. Er ist Entwickler von Impfstoffen, Vorstandsmitglied eines Unternehmens, Gutachter sowie Professor und Mentor für alles, was sich um Impfungen dreht. Die Anzahl der Auszeichnungen, die er für seine Verdienste um Impfstoffe erhalten hat, würde in diesem Buch mehrere Seiten füllen; so ist er beispielsweise Mitglied der französischen Ehrenlegion, wurde mit der Sabin Gold Medal und dem Maxwell Finland Award for Scientific Achievement ausgezeichnet.[4]

Plotkins Musterschüler, Dr. Paul Offit (Platz sechs in der oben erwähnten Umfrage), hat von seinem Mentor sein ganzes Wissen über Impfstoffe gelernt, und gemeinsam haben sie vielen Themen hinsichtlich der öffentlichen Debatte über Impfungen ihren Stempel aufgedrückt. Beide haben von der Entwicklung des Impfstoffs gegen das Rotavirus profitiert, wobei jeder von ihnen sechs Millionen Dollar einheimste, als ihre Erfindung an Merck verkauft wurde.[5] Anfang Januar 2018 hätte Plotkin seinem Lebenslauf beinahe noch einen weiteren Meilenstein seiner Karriere hinzugefügt: als Gerichtssachverständiger.

Ein Sorgerechtsstreit in Michigan zwischen Lori Matheson und ihrem Ex-Mann Michael Schmitt beinhaltete eine Meinungsverschiedenheit über Impfungen für ihr gemeinsames Kind. Die Mutter wollte ihre Tochter überhaupt nicht impfen lassen, der Vater hingegen schon.[6] Da der Fall landesweit für Schlagzeilen sorgte, engagierte sich Offit hinter den Kulissen, um den Vater zu unterstützen, und zwar zusammen mit der von der Pharmaindustrie finanzierten gemeinnützigen Organisation Voices for Vaccines. Diese schlug vor, Plotkin als Sachverständigen vor Gericht für den Vater zu berufen. Denn wer könnte besser ein Loblied auf die Vorzüge von Impfungen singen als der Gründer der modernen Impfstoffindustrie?

Dies wäre ein juristischer Fall von großem öffentlichen Interesse und Plotkins Aussage könnte einen Präzedenzfall dafür schaffen, wie in diesen Angelegenheiten in Zukunft gerichtlich entschieden würde. Es war das erste Mal, dass Plotkin sich bereit erklärte, als Gerichtssachverständiger zum Thema Impfstoffe zu fungieren. Es war auch das erste Mal, dass er in einer umfassenden Vernehmung, die von dem Anwalt der Mutter, Aaron Siri, geleitet wurde, unter Eid aussagen musste. Jedes Mal, wenn ein „Gerichtssachverständiger" in einem Prozess hinzugezogen wird, hat der gegnerische Anwalt das Recht, diesen Zeugen vor der Verhandlung zu vernehmen, und Aaron Siri machte Gebrauch von seinem Recht und ließ Plotkin am 11. Januar 2018 in New Hope, Pennsylvania, eine eidesstattliche Aussage machen.

Das ganze Prozedere dauerte acht Stunden. Am nächsten Morgen, dem 12. Januar, trat Plotkin von seiner Funktion als Sachverständiger vor Gericht wegen Befangenheit in diesem Fall zurück. In der Zwischenzeit enthüllte Siri in einem Papier mehr Wahrheiten über Impfungen und die Impfstoffindustrie, als ich je gesehen habe.

## Es geht nie um Geld

Die Vermarkter der Impfstoffindustrie sind einzigartig darin, jeden Verdacht, hinter ihrem Verhalten könnte ein profitorientiertes Motiv stecken, mit rationalen Erklärungen aus dem Weg zu schaffen. Insbesondere Paul Offit findet alle Andeutungen, er handele aus unlauteren Motiven, bedauernswert:

> *Was am meisten schmerzt, ist die immer wieder gemachte Behauptung, wir hätten es des Geldes wegen getan. Ich kenne keinen Wissenschaftler, der das für Geld tut (man bessert dadurch das Gehalt nicht besonders auf). Man tut es, weil es Spaß macht und weil man glaubt, etwas zur Wissenschaft beitragen zu können. Und der Antrieb für die Entwicklung eines Impfstoffs war nie finanzieller Natur.*[7]

Paul Offit spricht über die sechs Millionen Dollar, die er nach eigenen Angaben erhielt (anderen Schätzungen zufolge waren es weitaus mehr), als ein Patent für den Impfstoff gegen Rotaviren, an dessen Entwicklung er beteiligt war, an Merck verkauft wurde. Anders als Offit haben viele Menschen Bedenken, dass finanzielle Konflikte einen so großen Einfluss auf die Impfstoffpolitik haben, und zwar so sehr, dass der Untersuchungsausschuss des Repräsentantenhauses für Aufsicht und Regierungsreform genau zu diesem Thema einen aufschlussreichen Bericht mit dem Titel „Conflicts of Interest in Vaccine Policy Making“ (Interessenkonflikte in der Impfstoffpolitik)[8] herausgab. Die Schlussfolgerung war eine strenge Zurechtweisung:

> *Die Untersuchung des Ausschusses hat ergeben, dass die von der FDA und der CDC angewandten Regelungen für Interessenkonflikte schwach sind, deren Durchsetzung lax ist, und Ausschussmitglieder mit engen Verbindungen zu Pharmaunternehmen von der Teilnahme an Ausschussverfahren befreit wurden.*

Interessanterweise war der Bericht besonders kritisch gegenüber einem Arzt, der in einem der CDC nahestehenden Entscheidungskomitee tätig war: Dr. Paul Offit. Als in den USA ein Vorgänger des Rotavirus-Impfstoffs in den empfohlenen Impfkalender aufgenommen wurde, gab Offit gewissermaßen sein Ja-Wort dafür (während sein eigener Impfstoff noch in der Entwicklung war). Als sich jedoch herausstellte, dass eben dieser Impfstoff zu einer hohen Rate an tödlichen Darmerkrankungen führte, kam von Offit keinerlei Unterstützung, den Impfstoff vom Markt zu nehmen (er wurde später aus dem Handel genommen). In einem investigativen Artikel mit dem Titel „Voting Himself Rich" (Wie man sich selbst zu Reichtum verhilft) kritisierten Dan Olmsted und Mark Blaxill Paul Offits „Ausnutzung seiner ehemaligen Position im Beratungsausschuss für Impfpraktiken der CDC, um einen Markt für den Rotavirus-Impfstoff zu schaffen – alles mit dem Ziel, sich selbst zu bereichern."[9]

Wie Sie gleich lesen werden, betrachtet sich Stanley Plotkin trotz seiner finanziellen Interessenkonflikte ebenfalls als über den Dingen stehend. Sicher, er nimmt Millionen Dollar von der Impfstoffindustrie an, aber das hat nichts mit dem zu tun, was er über Impfstoffe sagt.

## Stanley Plotkins eidesstattliche Aussage

Als Dr. Stanley Plotkin seine Aussage unter Eid machte, hatte er keine Ahnung, dass sein gegnerischer Anwalt einer der weltweit bestinformierten Menschen zum Thema Impfungen war. Aaron Siri, Absolvent der UC Berkeley School of Law und ehemaliger Angestellter des israelischen Obersten Gerichtshofs, ist nicht irgendein Anwalt. Im Jahr 2015 sorgte er für Schlagzeilen, als er sich erfolgreich gegen das Mandat einer Grippeimpfung für Kinder durchsetzen konnte, das den Bürgern von New York City auferlegt worden war.[10] Damals erklärte Siri, dass „den Eltern in der ganzen Stadt, die in Absprache mit ihren Ärzten entschieden haben, dass die Risiken die Vorteile [einer Grippeschutzimpfung] für ihr jeweiliges Kind überwiegen, dieses Recht von elf nicht gewählten Personen, die in der Gesundheitsbehörde auf der anderen Straßenseite sitzen, abgesprochen wurde."

Aaron Siris taktisches Geschick im Kreuzverhör ist beeindruckend. Als ich Plotkins eidesstattliche Aussage zum ersten Mal las, war dies einer der besseren Momente in meiner Zeit als jemand, der sich aktiv für den Kampf gegen Autismus einsetzte. Der gegnerische Anwalt, der Plotkin vertrat, war klar unterlegen und ich musste lachen, dass Plotkin der geistige Ziehsohn von Dr. Offit war. Wusste er denn nicht, dass Plotkin entthront werden würde? Aaron Siri durchschaute jeden Trick, jede Überzeichnung, jede Falschaussage und jede Unstimmigkeit, und er führte Plotkin in eine Falle nach der anderen, so wie Tom Cruise Jack Nicholson in *Eine Frage der Ehre*, dem Film, an den ich immer denken musste, als ich die Aussage las. Und als ich mir das Video von der Vernehmung anschaute, sah ich, wie Plotkin im Verlauf seiner Befragung immer ärgerlicher wurde. Ich wartete nur darauf, dass er schrie: „Sie können mit der Wahrheit nicht umgehen!"

Plotkin hat zusammen mit Offit viele der Märchen über Impfstoffe geprägt, die sich bei uns breitmachen. Im Children's Hospital of Philadelphia sind die beiden die Anlaufstelle für jeden Journalisten, der über Impfstoffe schreibt. Impfschäden treten nur selten auf, Impfstoffe werden gründlich getestet, führen keinesfalls zu Autismus, jedes Kind braucht sie und die Herdenimmunität muss aufrechterhalten werden. All diese Märchen und Übertreibungen lassen sich auf die Doktoren Plotkin und Offit zurückführen, aber keiner von ihnen musste sich bis dato einer kritischen Hinterfragung stellen, um unter Eid auszusagen.

Näher werden wir der Entmachtung der Impfstoffindustrie nie kommen und es war ein kolossaler Fehler, die Entthronung von Dr. Plotkin zuzulassen, was er innerhalb der ersten Stunde nach seiner Demontage auch zu realisieren schien. Es ist schwierig, einem vierhundertseitigen Dokument in einem Kapitel gerecht zu werden, vor allem, weil Aaron Siri Plotkin in vielen Fällen aufs Glatteis führte, bevor er die Lügen oder Widersprüche seiner Zeugenaussage enthüllte, aber ich werde mein Bestes geben. Zumindest hoffe ich, dass dies Ihnen zeigen wird, wie die Impfstoffbranche Übertreibungen, Meinungsmache und Lügen für sich zu nutzen weiß, wenn die Fakten über Impfstoffe ihr nicht in den Kram passen.

## Interessenkonflikte

Aaron Siri erinnerte Stanley Plotkin zu Beginn der Vernehmung daran, dass er unter Eid stehe und für Falschaussagen strafrechtlich verfolgt werden könne, woraufhin Plotkin erklärte, dass er „bereit sei, in diesem Fall zu helfen." Anschließend listete Siri die vielen Geschäftsreisen Plotkins im Jahr 2017 auf, wobei der Doktor bestätigte, dass „wahrscheinlich etwa die Hälfte" dieser Reisen von „Unternehmen, die Impfstoffe entwickeln", gesponsert wurde.

Danach wurde er gefragt, ob er den Namen, das Alter und den Impfstatus der Tochter der an diesem Gerichtsverfahren beteiligten Eltern kenne oder ob er ihre Krankenakte eingesehen habe. „Ich weiß es nicht", lautete die Antwort auf jeden Teil der Frage. Siri ging mit Plotkin die Namen jedes einzelnen von der CDC empfohlenen Impfstoffes durch und fragte, ob die Tochter in besagtem Fall einen dieser Impfstoffe erhalten sollte. Natürlich lautete die Antwort des Herrn Doktor immer Ja. Siri stellte mit Plotkins Hilfe fest, dass „jeder Impfstoff, von dem Sie [Plotkin] meinen, dass sie [die Tochter] ihn erhalten sollte, entweder von Merck, Sanofi, GSK oder Pfizer hergestellt wird, richtig?"

Siri konnte anschließend beweisen, dass Plotkin zumindest in den vergangenen 30 Jahren Zahlungen von diesen vier Impfstoffherstellern erhalten hatte und dass die Beträge in Millionenhöhe lagen. Plotkin sagte: „Ich bin sicher, es handelt sich um einen beträchtlichen Geldbetrag." Und weiter: „Ich habe im Wesentlichen alle großen Hersteller beraten. Ich weiß nicht, wie viel ich bekommen habe. Aber ich habe sicherlich Zahlungen von Merck, Glaxo, Pfizer und vielen anderen Unternehmen erhalten."

Natürlich ist es kein Verbrechen, Impfstoffhersteller zu beraten oder infolgedessen ein Multimillionär zu werden – es ist Plotkins Job. Es beeinträchtigt jedoch seine Rolle als Gerichtssachverständiger. Siri verstieg sich schnell in ein bestimmtes Muster: Geheimhaltung und Konflikt. Er konzentrierte sich zunächst auf eine gemeinnützige Organisation, bei deren Gründung Plotkin eine „treibende Kraft" war: Voices for Vaccines. Plotkin behauptete, dass die Organisation – eine, die sich für Impfstoffe einsetzt –, „von keinem der Pharmaunternehmen finanzielle Mittel erhält, um jeglichen Anschein eines Interessenkonflikts zu vermeiden". Das klingt wie ein Zitat, das Plotkin bereits viele Male bemüht hat, und Siri holte dann eine Steuererklärung von Voices for Vaccines hervor, die die Unterstützung der Organisation durch die Task Force for Global Health, einer von der Industrie finanzierten NGO, belegt. Plotkin gab zu, dass er „hier wohl falsch" gelegen habe; er ärgerte sich über all die Fragen zu dem Geld, das er von Impfstoffherstellern erhalten hatte. Der Dialog ist sehr aufschlussreich:

> **Siri: Sie sind heute hier und behaupten, dass [die Tochter] Impfstoffe erhalten sollte, die von den vier großen Pharmakonzernen hergestellt werden, richtig?**
> Dr. Plotkin: Ja.
>
> **Siri: Okay. Und Sie meinen nicht, dass Ihre finanziellen Beziehungen zu diesen Unternehmen in dieser Frage relevant sind?**
> Dr. Plotkin: Ich denke, nein, ich sehe nicht, dass dies für meine Meinung relevant ist, ob ein Kind geimpft werden sollte. Impfstoffe müssen von irgendjemandem hergestellt werden. Und natürlich werden sie in dieser Welt von Pharmaunternehmen hergestellt, die damit Gewinne erzielen. Und die Tatsache, dass sie mit Impfstoffen Gewinne machen, hat keinen Einfluss darauf, ob diese Impfstoffe für ein Kind gut sind oder nicht.

**Siri: Sie meinen also, dass die Tatsache, dass Pharmaunternehmen mit Impfstoffen Geld verdienen, keinen Einfluss darauf hat, wie sie die Verkaufsförderung ihrer eigenen Produkte angehen?**
Dr. Plotkin: Ich kann mir vorstellen, dass sie dadurch Einfluss zugunsten der Impfstoffe nehmen, aber das tut auch der Großteil der wissenschaftlichen Welt.

Plotkin gab Siri zu verstehen, dass er „über die Fragestellung, die suggeriert, dass das, wovon ich überzeugt bin und was ich tue, aus finanziellen Gründen geschah, sehr verärgert" sei. Er wiederholte Offits weiter oben zitiertes Mantra, dass „nichts von dem, was ich getan habe, aus finanziellen Gründen getan wurde", wenngleich Aaron Siri klarstellte, dass Plotkin aufgrund seiner Unterstützung der Impfstoffindustrie ein mehrfacher Millionär sei.

Infolge Siris verschärften Nachfragens bezüglich eines Interessenkonflikts stellte sich heraus, dass Plotkins Lebenslauf 200 Seiten umfasst, er der Autor oder Co-Autor von 794 veröffentlichten wissenschaftlichen Studien und an 13 verschiedenen Universitäten tätig ist – mit vielleicht beispiellosem Wirkungs- und Einflussbereich. Gleichwohl lässt Plotkins Lebenslauf auch viele entscheidende Details vermissen einschließlich der Namen aller Impfstoffhersteller, auf deren aktueller Gehaltsliste er steht, wie Siri hervorhob:

> *Als Sie diesen Lebenslauf dem Anwalt des Beklagten vorlegten, hielten Sie es also nicht für nötig, Ihre Verbindungen zu genau den Firmen offenzulegen, deren Produkt, wie Sie sagen, [die Tochter] erhalten, deren Kinderarzt besorgen und ihr verabreichen sollte?*

Später hob Siri einen Bericht des Institute of Medicine aus dem Jahr 2011 hervor, in dem Plotkin als einer der Gutachter der veröffentlichten Studie aufgeführt wurde. Siri merkte an, dass neben Plotkins Name nur „University of Pennsylvania" stand. „Das gibt nicht preis, dass Sie zu dieser Zeit für alle vier großen Impfstoffhersteller gearbeitet haben, richtig?" „Nein", erwiderte Plotkin. Anschließend zählte Siri mehr als ein Dutzend private Biotech-Firmen auf – allesamt Entwickler von Impfstoffen –, in denen Plotkin als zu vergütendes Vorstandsmitglied tätig war. Keine seiner Verbindungen wurde irgendwo bekannt gegeben. Schließlich zitierte Siri das *New England Journal of Medicine*, über das Plotkin bereits sagte, dass es eine sehr glaubwürdige Zeitschrift sei:

*Lassen Sie mich noch einmal ein anderes Zitat von Frau Dr. Angell [vom NEJM] vorlesen, in dem sie Personen, die sich die Geltung der akademischen Welt zunutze machen, um die Agenda von Pharmaunternehmen voranzutreiben, die Schuld für das Problem mit der Wahrheit im medizinischen Verlagswesen gibt. Hier ist, was sie über diese Personen sagte: „Sie dienen denselben Unternehmen, deren Produkte sie evaluieren, als Berater; sie treten Unternehmensbeiräten und Redneragenturen bei, schließen Patent- und Lizenzgebührenvereinbarungen ab, erklären sich bereit, als Autoren von Artikeln aufgeführt zu werden, die von Ghostwritern für interessierte Firmen geschrieben wurden, werben auf von Unternehmen gesponserten Symposien für Medikamente und Geräte und lassen sich mit teuren Geschenken und Luxusreisen überhäufen. Viele sind auch an Sponsoring-Unternehmen beteiligt."*

Die ganze Zeit ritt Anwalt Siri auf diesem Zitat herum, um Plotkins Verhaltensmuster zu erkennen. Allen im Saal war klar, dass der Doktor jedes Kästchen auf der Liste eines Leitartikels des renommierten *New England Journal of Medicine* ankreuzen könnte, das die Gründe nennt, warum es nicht mehr möglich sei, klinischen Forschungen zu glauben, da die Pharmaunternehmen so gründlich Experten vereinnahmt. Es ist klar, dass Stanley Plotkin das Aushängeschild dafür ist. Siri hakte genau nach, wie „Experten" zweckentfremdet werden:

„Sie haben die vier großen Impfstoffhersteller beraten?"

„Sie sind im Unternehmensbeirat zahlreicher Impfstoffentwickler, ja?"

„Sie haben Tantiemen für den Verkauf eines oder mehrerer Impfstoffe erhalten, richtig?"

„Sie sind als Autor in mindestens einem oder mehreren Beiträgen aufgeführt, in denen Personen, die Artikel verfassen, eine Vergütung von den Impfstoffherstellern erhalten, ist das korrekt?"

„Und Sie haben in den vergangenen 30 Jahren zahlreiche Reisen in verschiedene Teile der Welt unternommen?"

Plotkin antwortete auf jede Frage mit einem leisen „Ja", man sah, wie ihm der Kopf rauchte. Wir sehen also ganz klar, wie Menschen, die vorgeben, keinerlei Interessen zu verfolgen, durch und durch kompromittiert sind, wenn es um Impfstoffe geht. Wie kann jemand, der Millionen von den Impfstoffherstellern einheimst, als „Sachverständiger vor Gericht" für das Produkt auftreten?

## Gardasil, Merck und Datenmanipulation

Zuvor hatte Aaron Siri nachgewiesen, dass keiner der Kinderimpfstoffe in einer Gruppe von Kindern getestet wurde, die ein „inertes Mittel (Placebo)" erhalten hatten, sodass sich die Schlussfolgerungen über Nebenwirkungen kaum bestätigen ließen; Plotkin war gezwungen, dem zuzustimmen. Bei Gardasil (dem HPV-Impfstoff) stellte sich ein anderes Problem. Für den Test wurden die Probanden tatsächlich in drei Gruppen aufgeteilt. Die erste Gruppe erhielt den Impfstoff, die zweite eine Injektion, die nur ein Aluminiumadjuvans enthielt, und die dritte Gruppe ein echtes Placebo (Kochsalzlösung). Die beiden letztgenannten Gruppen (Aluminium und Kochsalzlösung) wurden jedoch kombiniert, als die Daten gemeldet wurden, sodass man unmöglich bestimmen konnte, ob die „echte" Placebogruppe eine geringere Rate an Nebenwirkungen aufwies als die beiden anderen Gruppen mit Gardasil bzw. dem Aluminiumadjuvans.

Peinlich genau manövrierte Siri Plotkin durch diesen Datenmissbrauch. Insgesamt zeigte die Gardasil-Studie, dass 2,3 % der Frauen, die entweder den Impfstoff oder die Aluminium-/Kochsalzlösung erhielten, innerhalb von sechs Monaten eine systemische Autoimmunkrankheit entwickelten. Siri erklärte dem Doktor, dass in der Gruppe mit der Kochsalzlösung – wären die Daten separat gemeldet worden – die Rate unerwünschter Ereignisse bei null gelegen hätte, was Plotkin auch bestätigte. „Und wenn wir dann eine dritte Spalte hätten, die nur die Daten des Placebos, also des Kochsalzes anzeigte, würde sie dann bei 0 % liegen? … Wäre das nicht ein wichtiges Ergebnis gewesen, über das man hätte berichten müssen?"

Plotkin hatte keine wirkliche Antwort: „Ich … Sie müssten einen Statistiker fragen."

Ein bemerkenswerter Dialog. Siri hatte gerade einen extremen Vertrauensmissbrauch und eine Datenmanipulation durch Merck, Plotkins größtem Gönner, schlaglichtartig verdeutlicht.

## Doppelmoral bei Impfstofftests

Aaron Siri deckte anschließend einen großen Widerspruch Plotkins auf. Er befragte ihn zu einer unlängst von Dr. Peter Aaby durchgeführten Studie, in der dieser die Auswirkungen des DTP-Impfstoffs in Afrika untersuchte und zu dem Schluss kam, dass der Impfstoff mehr Schaden als Nutzen anrichtete (siehe Kapitel 2). Plotkin war mit der Studie vertraut, zollte Dr. Aaby Respekt, lehnte die Ergebnisse jedoch ab, da Aaby „keine stichprobenartig geimpften Kinder oder solche, die willkürlich gegen Keuchhusten geimpft wurden oder nicht, zur Verfügung standen … Da jedoch keine Verabreichung nach dem Zufallsprinzip erfolgte, lässt sich nicht mit Gewissheit sagen, ob es der Impfstoff oder andere Faktoren sind, die Wirkung zeigen."

Siri konnte nachweisen, dass keiner der zugelassenen Kinderimpfstoffe jemals einer derart strengen Prüfung unterzogen wird und Placebos nie zum Einsatz kommen. Er ließ sich von Plotkin auch bestätigen, wie lange der Beobachtungszeitraum für Impfstoffstudien ist und zeigte ihm eine Reihe von Packungsbeilagen der Impfstoffe selbst.

Siri begann mit dem Impfstoff gegen Hepatitis B. „Wie lange wurde laut der Beilage jede einzelne Dosis überwacht, um zu zeigen, dass sie unbedenklich ist?" Plotkin antwortete widerwillig: „Fünf Tage." Dann fragte Siri: „Ist das lange genug, um ein Autoimmunproblem zu erkennen, das nach fünf Tagen auftritt?" Plotkin sagte das, was offensichtlich war: „Nein." Siri hakte weiter nach: „Gab es in dieser Studie eine Kontrollgruppe?" Plotkin, der gerade noch erklärt hatte, wie wichtig Kontrollgruppen für Ursache und Wirkung sind, war gezwungen, wahrheitsgemäß zu antworten: „Es wird keine Kontrollgruppe erwähnt, nein."

Während er dem Hepatitis-B-Impfstoff auf den Grund ging, holte Siri die Packungsbeilage eines anderen Hepatitis-B-Impfstoffs hervor, die besagte, dass die Sicherheitsprüfung nach der Verabreichung nur vier Tage währte. Plotkin bestätigte die Dauer, erklärte aber: „Ich bin bereit, darauf zu wetten, dass nach vier Tagen Reaktionen erfasst wurden." Siri ließ nicht locker und fragte weiter nach, da keine Dokumentation Plotkins Wette stützte, und der Doktor musste zugeben, dass es sich um „Spekulation" handele. Offenbar sind strenge Tests von entscheidender Bedeutung, wenn es darum geht, Fehler bei Impfstoffen ausfindig zu machen, aber nicht, wenn sie für die Impfung von Millionen Kindern zugelassen werden.

Es war ein aufschlussreicher Schlagabtausch. Plotkin schien wirklich überrascht zu sein, wie kurz der Beobachtungszeitraum für Impfstoffe war; er war davon überzeugt, dass später noch eine längere Überwachungsphase stattgefunden haben musste, das wäre natürlich in der Packungsbeilage erwähnt worden, was aber nicht der Fall war. Befürworter von Impfstoffen geizen nicht mit Lügen, wenn es um die „strengen Tests" geht, denen Impfstoffe angeblich unterzogen werden. Werden sie hart bedrängt, weisen sie darauf hin, wie „ungefährlich" Impfstoffe seien, die bereits im Umlauf sind. Tatsächlich wird viel zu wenig über Impfschäden berichtet, wie Siri dem Doktor als nächstes erklärte:

## Unvollständige VAERS-Daten

**Siri: Stimmt es nicht, dass VAERS nur einen winzigen Bruchteil der meldepflichtigen Nebenwirkungen nach der Impfung erhält?**
Dr. Plotkin: Nun, ich kann Ihnen keinen Prozentsatz nennen, aber alle Ärzte werden gebeten, vermeintliche Reaktionen an die VAERS-Datenbank zu melden. Ich glaube also nicht, dass VAERS nur einen minimalen Teil der angeblichen Reaktionen erfasst. Ich denke eher, dass wahrscheinlich die meisten gemeldet werden.

*Siri holte eine vom HHS in Auftrag gegebene und von Harvard Pilgrim durchgeführte Studie hervor. Er zeigte Plotkin die Stelle, an der es in der Studie heißt: „Weniger als 1 % der Impfstoff-Nebenwirkungen werden berichtet.“ Er bat Plotkin, sie zu lesen.*

**Siri: Okay, diese Studie besagt also, dass weniger als 1 % der Nebenwirkungen VAERS gemeldet werden, richtig?**
Dr. Plotkin: Nun, das müsste ich überprüfen, aber ich denke, das ist korrekt.

Als ich diesen Dialog las, musste ich so laut lachen wie wohl noch nie zuvor. Plotkin besaß die Frechheit zu sagen, dass „wahrscheinlich die meisten“ Impfstoffreaktionen gemeldet werden. Das ist die Einstellung eines Entwicklers von Impfstoffen, der glaubt, dass sie immer „unbedenklich und wirksam“ seien, egal, was die Daten sagen. Plotkin ist einer der führenden Impfstoffexperten der Welt und glaubt, dass VAERS die meisten Impfschäden erfasst; einfach unglaublich!

## Der unzureichende Keuchhusten-Impfstoff

Wie bereits in Kapitel 2 erwähnt, gibt es in den USA jedes Jahr Ausbrüche von Keuchhusten (Pertussis), weil der Impfstoff gegen diesen Husten recht unwirksam ist; Plotkin hat dies bestätigt:

**Siri: Wie lange hält die derzeitige Immunität durch den aktuellen azellulären Impfstoff gegen Keuchhusten an?**
Dr. Plotkin: Nun, wahrscheinlich etwa fünf Jahre, aber die Wirksamkeit lässt nach circa zwei Jahren nach. Und das Ergebnis ist, dass mehr Jugendliche an Keuchhusten erkranken als uns lieb ist.

*Siri konnte auch nachweisen, dass der Impfstoff gegen Keuchhusten – DTaP – Menschen nicht daran hindert, diesen Husten auf andere zu übertragen:*

**Siri: Verhindert der zelluläre Keuchhusten-Impfstoff die Infektion und Übertragung des Hustens bei jemandem, der mit einem azellulärem Impfstoff gegen Keuchhusten geimpft wurde?**
Dr. Plotkin: Es scheint, dass die azellulären Impfstoffe einen Menschen nicht so sehr vor der Übertragung der Erreger schützen wie die sogenannten Ganzkeim-Impfstoffe gegen Keuchhusten … Aber es steht zu befürchten, dass die azellulären Impfstoffe einen Menschen möglicherweise nicht davor schützen, die Erreger auf jemand anderen zu übertragen, auch wenn die geimpfte Person selbst nicht krank wird.

Ich denke, nur sehr wenige Menschen verstehen, wie unzureichend dieser Impfstoff wirklich ist; es war schön mitanzusehen, wie Plotkin dies zugab. Wie bereits gesagt, machen es sich die Menschen im Hinblick auf Impfstoffe oft zu einfach: Man wird geimpft, dann ist man immun – fertig! Das funktioniert nur selten so und die Einschränkungen von DTaP zeigen das in aller Deutlichkeit.

### Experimente an Randgruppen und gefährdeten Bevölkerungsgruppen

Siri sprach ein Thema an, das Plotkin nach Kräften zu vermeiden suchte. Der Anwalt fragte: „Haben Sie jemals Waisenkinder als Probanden für Impfstoffexperimente eingesetzt?“ Plotkin antwortete: „Ja.“ Dann stellte Siri eine Frage, die es in sich hatte: „Haben Sie jemals geistig Behinderte benutzt, um einen experimentellen Impfstoff zu testen?“ Der Doktor tat sein Bestes, um der Frage auszuweichen:

Plotkin: Ich kann mich nicht erinnern, jemals Studien an geistig Behinderten durchgeführt zu haben. Aber damals, in den 1960er-Jahren, war das nicht ungewöhnlich.

**Siri: Sie sagen also … Ihre Antwort ist mir nicht klar. Es tut mir leid, aber … Haben Sie jemals Impfstoffexperimente mit geistig Behinderten durchgeführt?**
Plotkin: Ich will damit sagen, dass ich mich nicht im Einzelnen daran erinnere, aber dass es in den 1960er-Jahren nicht ungewöhnlich war, dies zu tun. Und ich würde nicht leugnen, dass ich es vielleicht getan habe.

**Siri: Es gibt einen Artikel mit dem Titel „Attenuation of RA 27/3 Rubella Virus in WI-38 Human Diploid Cells“ (Abschwächung des Rötelnvirus RA 27/3 in humanen diploiden WI-38-Zellen). Kennen Sie diesen Artikel?**
Dr. Plotkin: Ja.

**Siri: In diesem Artikel heißt es unter anderem, dass 13 geistig behinderte Kinder, die seronegativ waren, mit RA 27/3 gegen Röteln geimpft wurden?**
Dr. Plotkin: Okay. Ja, in diesem Fall habe ich das getan.

**Siri: Haben Sie jemals zum Ausdruck gebracht, dass es besser sei, Experimente an Personen durchzuführen, die weniger wahrscheinlich imstande sind, einen Beitrag zur Gesellschaft zu leisten, z. B. Kinder mit Behinderung, als an Kindern oder an Erwachsenen ohne Behinderung?**
Dr. Plotkin: Ich erinnere mich nicht genau, aber es kann sein.

**Siri: Erinnern Sie sich, den Herausgeber von Ethics on Human Experimentation angeschrieben zu haben?**
Dr. Plotkin: Ich kann mich nicht genau erinnern, aber es ist gut möglich.

**Siri: Ich gebe Ihnen etwas, das als Beweisstück 43 gekennzeichnet ist. Erkennen Sie diesen Brief, den Sie an den Herausgeber geschrieben haben?**
Dr. Plotkin: Ja.

**Siri: Haben Sie diesen Brief geschrieben?**
Dr. Plotkin: Ja.

**Siri: Haben Sie unter anderem geschrieben: „Die Frage ist, ob wir Experimente an voll funktionsfähigen Erwachsenen und an Kindern durchführen lassen sollen, die potenziell zur Gesellschaft beitragen, oder ob wir erste Studien an Kindern und Erwachsenen durchführen, die zwar auch Menschen sind, aber kein soziales Potenzial besitzen?"**
Dr. Plotkin: Ja.

**Siri: Haben Sie jemals Impfstoffexperimente an Babys von inhaftierten Müttern durchgeführt?**
Dr. Plotkin: Ja.

**Siri: Haben Sie jemals Personen, die unter Kolonialherrschaft standen, benutzt, um einen Impfstoff zu testen?**
Dr. Plotkin: Ja.

Ich muss erst einmal tief Luft holen, bevor ich mich dazu äußere. Mein Großvater wurde adoptiert. Mein Sohn ist „geistig behindert". Ich werde hier nicht moralisieren; ziehen Sie Ihre eigenen Schlüsse daraus. Ich möchte nur zwei Punkte ansprechen. Erstens: Wenn Menschen mit „geistiger Behinderung" als Testpersonen herhalten, woher soll man dann wissen, ob der Impfstoff psychische Probleme verursacht? Zweitens: Ich denke, dies zeigt, was die Impfstoffindustrie schon immer gewusst hat: Impfstoffe sind wirklich gefährlich. Wenn sie also an den Bevölkerungsgruppen getestet werden, die gesellschaftlich am unscheinbarsten sind und sich am wenigsten beschweren können, lässt sich jede Katastrophe in Luft auflösen. Das ist ein zutiefst schändliches Denken. Ich möchte Sie nur daran erinnern, dass dieser Arzt und seine medizinische Ethik die moderne Impfstoffindustrie aufgebaut haben.

### Ablehnung religiöser Einwände

In den meisten US-Bundesstaaten lassen sich aus religiösen Gründen Einwände gegen eine Impfung erheben. Dr. Plotkin und sein Schützling, Dr. Paul Offit, haben sich als Erste der Bekämpfung dieser religiösen Ausnahmen verschrieben. Sie argumentieren, dass biblische Texte vor der Erfindung von Impfstoffen geschrieben wurden und dass ein Elternteil, der einem Kind die Impfung aus religiösen Gründen verweigert, sich über Wissenschaft und

Medizin hinwegsetze, die doch „datengestützte Systeme und keine Überzeugungen“ seien.[11] Natürlich stützen sie sich dabei ganz auf ihre Interpretation der Daten über Impfschäden. Siri hakte genauer zu Plotkins Denken nach:

**Siri: Glauben Sie, dass jemand einen berechtigten religiösen Einwand haben kann, um Impfstoffe abzulehnen?**
Dr. Plotkin: Nein.

**Siri: Haben Sie etwas gegen religiöse Überzeugungen?**
Dr. Plotkin: Ja.

**Siri: Sie haben gesagt, dass „Impfungen stets von religiösen Eiferern angegriffen werden, die glauben, dass der Wille Gottes Tod und Krankheit einschließt“?**
Dr. Plotkin: Ja.

**Siri: Bleiben Sie bei dieser Aussage?**
Dr. Plotkin: Das tue ich absolut.

**Siri: Sind Sie ein Atheist?**
Dr. Plotkin: Ja.

**Mr. Siri: Akzeptieren Sie, dass manche Menschen religiöse Überzeugungen haben, die von Natur aus unbeweisbar sind?**
Dr. Plotkin: Ja, ich bin sicher, dass sie das tun.

Offit hat in Absprache mit Plotkin diese Denkweise öffentlich ziemlich vorangetrieben; im Grunde sagen sie: „Es gibt keine religiösen Einwände gegen einen Impfstoff.“ Das ist ziemlich hirnrissig; die USA basieren auf der Idee, dass Menschen nicht gezwungen werden können, Dinge zu tun, die ihren Glauben verletzen. Plotkin sieht das anders. Das scheint einmal mehr fanatisch und intolerant zu sein, aber das ist nur meine Meinung.

## Doppelzüngigkeit

Später legte Siri einen Bericht des *Institute of Medicine* von 2011 über die Unbedenklichkeit von Impfstoffen vor. Er las Plotkin den Bericht vor und fasste zusammen: „Das IOM kam hinsichtlich der 135 am häufigsten beanstandeten

Impfschäden zu dem Schluss, dass es nicht mit Sicherheit behaupten könne, ob die Impfstoffe dafür verantwortlich seien oder nicht.“ An diesem Punkt fand einer der aufschlussreichsten Dialoge zwischen Plotkin und Siri statt:

**Siri: Sie haben vorhin gesagt, dass Hepatitis B keine Enzephalitis verursacht, richtig?**
Dr. Plotkin: Das ist meine Meinung, ja.

**Siri: Aber das IOM stellte nach einer Überprüfung fest, dass es keine wissenschaftlichen Hinweise finden konnte, um einen ursächlichen Zusammenhang auf die eine oder andere Weise zu untermauern, korrekt?**
Dr. Plotkin: Ja. Aber das bedeutet, dass es keine Beweise für diese Vermutung hat.

**Siri: Dass es Enzephalitis entweder verursacht oder nicht verursacht?**
Dr. Plotkin: Ja, richtig.

**Siri: Das IOM weiß es nicht?**
Dr. Plotkin: Es weiß es nicht, weil es nicht genug Daten gibt.

**Siri: Okay. Aber Sie haben …**
Dr. Plotkin: In Ermangelung von Daten folgere ich daraus, dass es keine Beweise, keinen Beweis für eine Ursache gibt.

**Siri: Wenn es also keine Daten gibt, die zeigen, dass Hepatitis B Enzephalitis verursacht oder nicht …**
Dr. Plotkin: Ja.

**Siri: Ihre Vermutung ist, dass … verstehe ich das richtig …?**
Dr. Plotkin: Ja.

**Siri: … Hepatitis B nicht die Ursache ist?**
Dr. Plotkin: Dass es keinen Beweis dafür gibt.

**Siri: Okay. Das ist etwas anderes als zu sagen, Hepatitis B verursache die Erkrankung nicht, korrekt?**
Dr. Plotkin: Korrekt.

**Siri: Als Sie vorhin sagten, als ich Sie zu Beginn fragte, ob bestimmte Impfstoffe gewisse Erkrankungen verursachen, und Sie sagten, nein, das täten sie nicht, meinten Sie damit nur, dass es nicht genügend Beweise gibt, um auf die eine oder andere Weise ein Urteil zu fällen?**
Dr. Plotkin: Ich meine, dass mir nicht bekannt ist, ob sie bestimmte Dinge auslösen, die nach der Impfung eventuell aufgetreten sind.

**Siri: Wie Sie zum Beispiel wissen, hat das IOM überprüft, ob Hepatitis B möglicherweise Lupus verursacht, da es viele Berichte darüber gibt, dass eine Grippe zu Lupus führen kann. Die Forscher kamen zu dem Schluss, dass es keine ausreichenden Beweise gibt, um ein Urteil zu fällen. Sie wiesen darauf hin …**
Dr. Plotkin: Richtig.

**Siri: Aber Sie haben vorhin angedeutet, dass diese Impfstoffe keinen Lupus verursachen. Sie behaupten, dass Sie Nein gesagt haben, weil Ihnen kein Mechanismus bekannt sei, durch den er verursacht werden könnte, ist das richtig?**
Dr. Plotkin: Ja. Das ist richtig.

**Siri: Okay. Aber es gibt noch keine wissenschaftlichen Beweise, um ein Urteil über die Ursächlichkeit zu fällen, oder?**
Dr. Plotkin: Die Wissenschaft zeigt nicht, dass es einen Zusammenhang gibt.

Diese Haarspalterei der Impfstoffbefürworter macht mich verrückt. Der Bericht des Institute of Medicine, auf den sich Siri bezieht, enthält drei Schlussfolgerungen: Impfstoffe verursachen bestimmte Nebenwirkungen, sie führen nicht zu anderen bestimmten Nebenwirkungen und bei gewissen Nebenwirkungen wissen wir nicht, ob sie es tun, weil es noch keine Forschungen dazu gibt, um dies herauszufinden, obwohl diese Nebenwirkungen der VAERS-Datenbank gemeldet wurden. Wenn laut Plotkin diese Forschungsarbeit noch nicht geleistet wurde, bedeutet das im Umkehrschluss, dass der Impfstoff diese Nebenwirkungen nicht verursacht. Das ist ein verrücktes Denken, aber in Plotkins Welt sind Impfstoffe unschuldig, bis ihre Schuld bewiesen ist, und zwar so sehr, dass das Fehlen von Daten bedeutet, dass der Impfstoff diese Nebenwirkungen nicht verursacht – Impfstoffe bekommen stets den Vertrauensvorschuss.

## DTaP, Autismus und die Beweislast

Bei der Überprüfung der Studie des Institute of Medicine aus dem Jahr 2011 fragte Siri Plotkin, ob er sich an die Schlussfolgerung des IOM hinsichtlich der Frage erinnere, ob der DTaP-Impfstoff Autismus verursachen könne. Plotkin antwortete: „Ich müsste das nachschlagen, aber ich bin mir sicher, dass er nicht zu Autismus führt." Siri ließ die Schlussfolgerung des IOM von Plotkin vorlesen: „Die Beweise sind unzureichend, um einen Kausalzusammenhang zwischen Diphtherietoxoid-, Tetanustoxoid- oder dem azellulären Keuchhusten-Impfstoff und Autismus zu akzeptieren oder abzulehnen."

**Siri: Also hat das IOM die verfügbaren Beweise dahingehend überprüft, ob TdaP oder DTaP Autismus verursachen können und kam zu dem Schluss, dass es keine Beweise dafür gibt, ob DTaP oder TdaP zu Autismus führt oder nicht, korrekt?**

An diesem Punkt zerpflückte Siri die von so vielen Menschen oft wiederholte Behauptung, dass „Impfstoffe keinen Autismus verursachen":

**Siri: Aber da wir, Dr. Plotkin, nicht wissen, ob DTaP oder TdaP Autismus auslösen, wäre es ein bisschen verfrüht, das eindeutige Pauschalurteil zu fällen, dass Impfstoffe keinen Autismus verursachen, richtig?**
Dr. Plotkin: In Ermangelung von Beweisen sollte man keine Schlussfolgerungen ziehen, außer der, dass es keine Beweise gibt. Und so schließe ich aus dem Mangel an Beweisen für eine Million verschiedener Dinge nicht, dass sie notwendigerweise wahr sind. Man muss Studien durchführen, um festzustellen, ob ein bestimmtes Phänomen existiert oder nicht und normalerweise werden diese Studien durchgeführt, weil der Verdacht besteht, dass es einen Zusammenhang gibt. Aber wir haben keinen Verdacht, zumindest ich nicht, dass Autismus durch DTaP verursacht wird.

**Siri: Nun, Sie haben vielleicht nicht diesen Verdacht, aber es ist eine der am häufigsten gemeldeten Erkrankungen, ein unerwünschtes Ereignis, weshalb er in diesem Bericht des IOM über DTaP/TdaP, den wir vorhin besprochen haben, überprüft wurde. Ich bezwecke nicht damit, dass Sie sagen sollen, Impfstoffe**

**führten zu Autismus. Das verlange ich auch gar nicht. Ich frage Sie als Wissenschaftler: Können Sie als Wissenschaftler eindeutig behaupten, dass Impfstoffe keinen Autismus verursachen, wenn Sie nicht wissen, ob DTaP oder TdaP Autismus auslösen?**
Dr. Plotkin: Als Wissenschaftler würde ich sagen, dass ich weder auf die eine noch auf die andere Art Beweise dafür habe.

**Siri: Aus diesem Grund können Sie also den Eltern sagen, dass DTaP/TdaP keinen Autismus verursacht, obwohl es noch keine wissenschaftlichen Beweise gibt, um diese Behauptung zu stützen?**
Dr. Plotkin: Auf jeden Fall.

Dieser Austausch war sehr aufschlussreich für mich. Tatsächlich habe ich Ihnen hier nur das Wesentliche davon mitgeteilt; das ging noch über viele Seiten so weiter. Für Plotkin ist es in Ordnung zu sagen: „Impfstoffe verursachen keinen Autismus", auch wenn das IOM eindeutig behauptet, dass es hinsichtlich DTaP – so oder so – keinerlei Beweise hat. Warum ist das in Ordnung? Weil in Plotkins Welt Impfstoffe niemals Autismus verursachen werden, denn wenn sie es täten, würde seine Welt, wie er sie kennt, im Wesentlichen am Ende sein. Der letzte Dialog hat mich in den Wahnsinn getrieben. Plotkin war mehr als glücklich, einem Elternteil mitteilen zu können, dass DTaP keinen Autismus verursacht, auch wenn das IOM konstatierte, dass die Beweise „unzureichend" seien, um überhaupt eine Schlussfolgerung zu ziehen.

### Immunaktivierung ist das Ziel von Impfstoffen

Eines der vielen Eingeständnisse Plotkins bezieht sich auf den Zusammenhang zwischen Impfstoffen und „Immunaktivierung", ein Thema, das Sie in Kapitel 5 genauer verstehen werden, da neue wissenschaftliche Erkenntnisse zeigen, dass eine Immunaktivierung die Hauptursache für Autismus ist.

**Siri: Dies hier ist vom California Institute [of Technology], CalTech. Dieses Institut führte eine Reihe von Studien durch … diese Gruppe führte eine Reihe von Studien hinsichtlich des Zusammenhangs zwischen Immunaktivierung und neurologischen Störungen durch, richtig?**
Dr. Plotkin: Ja.

**Siri: Und sie fanden einen Zusammenhang zwischen Immunaktivierung und neurologischen Störungen, korrekt?**
Dr. Plotkin: Ja.

**Siri: Okay. Und eines der Studienergebnisse war, dass die Immunaktivierung die Entwicklung des fetalen Gehirns durch Interleukin-6 verändert, richtig?**
Dr. Plotkin: Wie ich schon sagte, ist IL-6 ein wichtiges Zytokin. Bezüglich der Immunaktivierung möchte ich darauf hinweisen, dass diese als Folge einer Krankheit und der Exposition gegenüber vieler Stimuli, nicht nur von Impfstoffen, auftritt.

**Siri: Aber sie kann durch Impfstoffe herbeigeführt werden, nicht wahr?**
Dr. Plotkin: Die Immunaktivierung ist das Ziel von Impfstoffen.

Als ich Plotkins obige Aussage zum ersten Mal las, bekam ich Schnappatmung. Ich weiß, wenn Sie relativ neu in diesem Thema sind, kratzen Sie sich möglicherweise am Kopf: „Was ist der entscheidende Punkt?" Der entscheidende Punkt ist, dass die wissenschaftlichen Forschungen an einem Punkt zusammenlaufen, und zwar hinsichtlich der Ursache für Autismus: Autismus wird durch eine Immunaktivierung verursacht, soll durch Impfstoffe ausgelöst werden. Lesen Sie weiter; Kapitel 5 wird Ihnen die Bedeutung von Plotkins Aussage verdeutlichen.

Nachdem ich eine Abschrift der Vernehmung gelesen hatte, kamen mir folgende Gedanken:

**Dr. Plotkin scheint soziopathisch zu sein.** Die Definition des Begriffs lautet, „jemandem fehlt der Sinn für moralische Verantwortung oder für ein soziales Gewissen." Ich bin mir nicht sicher, wie man jemanden sonst nennen soll, der Impfstoffversuche an Waisen, geistig Behinderten und Babys inhaftierter Mütter durchführt und dann einen Kommentar schreibt, der die Verwendung psychisch Kranker für medizinische Versuche rechtfertigt. Das ist ein ausgesprochen verstörendes Denken und das ist der Mann, der seit 50 Jahren die Ideologie der Impfstoffindustrie lenkt. Er ist auch intolerant gegenüber jedem, der einen echten religiösen Einwand gegen Impfstoffe haben könnte.

**Dr. Plotkin wendet wissenschaftliche Standards nur dann an, wenn es zweckdienlich ist.** Die DTP-Studie in Afrika entspricht nicht seinen wissenschaftlichen Standards für Placebo-Kontrollgruppen, wohl aber für Sicherheitsstudien über Impfstoffe, obwohl es keine Kontrollgruppen gab und die Nebenwirkungen nur einige Tage lang überwacht wurden. Und die Gardasil-Studie, die ihre Placebo-Zahlen verheimlichte? Da müssen Sie den Statistiker fragen. Ich habe das bei so vielen Befürwortern von Impfstoffen gesehen – sie kritisieren alle Studien, die die Unbedenklichkeit von Impfstoffen infrage stellen, gestehen aber niemals den Mangel an Sicherheitsstudien ein.

**Dr. Plotkin ist blind für das Ausmaß der Impfschäden.** Der Dialog, in dem Plotkin vermutet, dass das fehlerhafte VAERS-System die meisten Impfstoffschäden erfasse, war aufschlussreich. Er schert sich nicht um Impfschäden – der Zweck heiligt stets die Mittel. Er irrt sich mindestens hundertmal hinsichtlich der Impfschäden (denn nur 1 % der Schäden wird durch das VAERS-System erfasst). Wie konnte er das nicht wissen? Weil das Wissen darum mit seiner Weltanschauung unvereinbar ist: Impfstoffe sind ungefährlich, egal, was die Daten sagen.

**Dr. Plotkin wird niemals so weit gehen und behaupten, Impfungen könnten Autismus auslösen.** Im zweiten Teil dieses Buches stelle ich Ihnen die Aussagen von zwei der weltweit führenden Wissenschaftler über Autismus vor, die beide einräumen, dass Impfstoffe Autismus verursachen können und dies auch tun. Der lange Streit zwischen Plotkin und Siri über die Erklärung des IOM, dass die Daten einen Zusammenhang zwischen dem DTaP-Impfstoff und Autismus weder beweisen noch leugnen können, verdeutlicht, dass es keine Welt gibt, in der Plotkin etwas eingesteht, das für viele offensichtlich geworden ist. Der Mainstream hat den Zusammenhang zwischen Impfstoff und Autismus so lange geleugnet – angeführt von den Doktoren Plotkin und Offit –, dass es wahrscheinlich zu viel verlangt wäre, diesen Zusammenhang an dieser Stelle zuzugeben.

Plotkins falsche Denkweise ist die fehlerhafte Denkweise der Impfstoffindustrie: Bloß nicht Impfschäden zugeben, bloß nicht die Mängel von Sicherheitsstudien eingestehen und wissenschaftliche Standards nur dann anwenden, wenn sie der Sache dienen. Bloß nicht zugeben, dass Autismus mit Impfstoffen zusammenhängt. Impfstoffe sind immer „unbedenklich und wirksam", ganz gleich, was die Daten zu erkennen geben.

## Die Strategien der Tabak-Industrie

Im November 1998 wurde zwischen Tabakunternehmen und Generalstaatsanwälten aus 46 US-Bundesstaaten eine Rahmenvereinbarung (MSA) geschlossen. Die Tabakkonzerne waren schließlich für zumindest einen Teil der Schäden verantwortlich, die Zigaretten verursacht hatten. Die erste wissenschaftliche Forschung, die Tabak untersuchte, war jedoch eine 1953 veröffentlichte Studie an Mäusen, in der Wissenschaftler klar und eindeutig nachwiesen, dass der in Zigaretten enthaltene Teer Krebs verursacht.[12] Die Strafe des Vergleichs belief sich auf 206 Milliarden Dollar.[13] Wessen hat die US-Bezirksrichterin Gladys E. Kessler die Tabakkonzerne schuldig befunden? „Verschwörung."[14] Da ist wieder dieses Wort.

Es dauerte 45 Jahre, bis es zu Entschädigungszahlungen kam, denn gleich nach der Mausstudie gründeten die Tabakfirmen, um noch mehr Verwirrung zu stiften, das „Tobacco Industry Research Committee", um alle wissenschaftlichen Beweise in Bezug auf Tabak anzufechten. Die Organisation stellte Hunderte Millionen Dollar an Forschungsgeldern für viele der führenden Institutionen des Landes zur Verfügung, die Zweifel an dem Zusammenhang zwischen Tabak und Krebs säen konnten. Ihr wichtigstes Ziel war es, eine „Forschung der Ablenkung" zu betreiben, die endlose Bedenken an einer schnell aufkommenden Gewissheit schüren würde. Die Mitglieder des Komitees trafen sich mit der Führungsriege aller großen Zeitungen, Zeitschriften und Fernsehsender und erklärten ihre Absicht, ein „Forschungsprogramm zu finanzieren, das in erster Linie dem öffentlichen Interesse gewidmet ist". In Wirklichkeit war das nur ein Euphemismus für eine Forschung, die Tabak entlasten oder zumindest für noch mehr Verwirrung in den wissenschaftlichen Gebieten sorgen und so viele Zweifel wie möglich über den Zusammenhang zwischen Rauchen und Lungenkrebs säen sollte.[15]

Naomi Oreskes und Erik Conway erläutern in ihrem Bestseller *Die Machiavellis der Wissenschaft,* wie die Tabakindustrie die Schwachstellen der Wissenschaft zu ihrem Vorteil ausnutzte, auf Schritt und Tritt Zweifel aufkommen ließ und die Abrechnung mit der Branche effektiv um vier Jahrzehnte verlängerte:

*In den späten 1950er-Jahren brachten immer mehr experimentelle und epidemiologische Daten Tabak mit Krebs in Zusammenhang – weshalb die Industrie Maßnahmen ergriff, um dem entgegenzuwirken. Im stillen Kämmerlein erkannten die Führungskräfte diese Beweise an. Im Nachhinein kann man mit Recht sagen – und Wissenschaftshistoriker haben das gesagt –, dass dieser Zusammenhang bereits über jeden vernünftigen Zweifel erhaben war. Sicherlich konnte niemand ehrlich behaupten, die Wissenschaft habe gezeigt, dass Rauchen ungefährlich sei. Aber die Wissenschaft bringt viele Einzelheiten mit sich, von denen viele unklar blieben, z. B. die Frage, warum manche Raucher Lungenkrebs bekommen und andere nicht.*[16]

Was, wenn ich Ihnen sage, dass die heutige Pharmaindustrie, die all diese Impfstoffe herstellt, noch „größer" ist als das damalige „Big Tobacco" zu seiner Blütezeit? „Big Pharma", einer der größten Käufer von Werbung in den etablierten Medien,[17] die Branche, die am meisten Geld für Lobbyismus ausgibt[18], ist der Grund dafür, warum dieser Kampf gegen Autismus so lange währt. Sie glauben mir nicht? Von 1998 bis 2009 wurde die CDC von Dr. Julie Gerberding geleitet, die über eine enorme Zunahme der Anzahl der Kinderimpfstoffe und eine große Explosion der Anzahl der Autismusfälle in den USA waltete. Wohin trieb es Gerberding, nachdem sie die CDC verlassen hatte? Zu Merck, dem größten Pharmaunternehmen der Welt und Marktführer bei Impfstoffen, um dort als Präsidentin der Impfstoffsparte zu fungieren.[19] Dies ist kein einfacher Kampf.

Ich möchte Sie daran erinnern, dass der Markt für Impfstoffe im Jahr 2020, wie bereits erwähnt, voraussichtlich einen Wert von 60 Milliarden[20] gegenüber 170 Millionen Dollar in den frühen 1980er-Jahren haben wird[21]. Lassen Sie mich das noch einmal sagen: In den 1980er-Jahren, in denen es keine nennenswerten Epidemien unter Kindern gab, war der Markt für Impfungen 170 Millionen Dollar wert. Machen wir einen großen Sprung nach vorn, und der Markt für Impfstoffe ist 350-mal größer geworden! In den 1960er-Jahren sah der Impfkalender in den USA drei Impfungen für Kinder vor; heute sind es, wie in Kapitel 2 beschrieben, 38 (das ist kein Tippfehler) – eine mehr als zwölfmal so hohe Zahl an Kinderimpfungen.[22]

Autismus ist gewissermaßen Tabak 2.0, wobei jede neue Entdeckung von resoluten Eltern, Ärzten und Wissenschaftlern in Zweifel gezogen wird. Und ebenso wie mit Tabak gibt es sogar Studien an Mäusen, die genau zeigen, wie ein Impfstoff Autismus im Gehirn eines Neugeborenen verursachen kann. Dieser Beweis der „biologischen Plausibilität“, der jetzt in mehreren seit 2010 veröffentlichten wissenschaftlichen Studien auftaucht, stellt eine entscheidende Wende für die Wahrheit dar. Die Geschichte mag sich nicht wiederholen, aber sie reimt sich sicherlich.

Autismus wird gerne als eine „komplexe“ Erkrankung beschrieben, aber das verschleiert die einfache Erklärung dafür, was mit so vielen Kindern geschieht und warum. In den 1970er-Jahren wurde dokumentiert, dass die Autismusquote bei knapp einem von 10.000 Kindern liegt; heute hat eins von 36 Kindern Autismus – das sind etwa 1,8 Millionen amerikanische Kinder im Schulalter (von 4 bis 17 Jahren).[23] Das bedeutet auch, dass es heute 277-mal mehr autistische Kinder gibt als noch vor 30 Jahren; dies ist ein Zuwachs von fast 30.000 Prozent! Eine so gravierende Epidemie muss eine einfache Erklärung haben, so wie sich auch die Lungenkrebsepidemie leicht erklären ließ.

Das „Tobacco Playbook“ wird von der großen Pharmaindustrie und ihren bezahlten Befürwortern geschickt genutzt – es scheint fast so, als ob dieselben PR-Firmen und Anwaltskanzleien, die „Big Tobacco“ geholfen haben, jetzt auch „Big Pharma“ helfen … und sie tun es, im wahrsten Sinne des Wortes. Gleichzeitig ist es erstaunlich, wie viele Menschen bereits die Wahrheit über die Autismus-Epidemie kennen und wissen, was mit unseren Kindern geschieht. Hunderte von Wissenschaftlern, Tausende von Ärzten und Zehntausende von Eltern, die alle dasselbe sagen. Da ist der Kameramann bei *Larry King Live,* die Maskenbildnerin am Set von *The Doctors*, die Frau des berühmten Radiomoderators, die Reporterin des *Time Magazine*, die aus Angst vor Sanktionen einfach nicht die Wahrheit sagen können, oder das Vorstandsmitglied von „Autism Speaks“ – so viele Menschen kennen die Wahrheit. Tatsächlich zeigen Umfragen, dass heute ein Drittel der Amerikaner der Meinung ist, Impfungen und Autismus hingen zusammen.[24] Die Versuche, Menschen, die „glauben“, dass Impfungen zu Autismus führen, als eine Art unscheinbare Bewegung abzutun, werden durch die Fakten nicht gestützt; Hunderte Millionen Menschen teilen meine Ansicht und die meiner Frau und der vielen Wissenschaftler, Ärzte und Eltern, denen Sie in diesem Buch begegnen.

Im Nachhinein scheint es unglaublich zu sein, dass Menschen mehr als 40 Jahre gebraucht haben, um zu beweisen, dass das tägliche mehrmalige Einatmen heißen Teers Lungenkrebs auslöst, aber genau das ist passiert. Die Vorstandsvorsitzenden aller sieben großen Tabakkonzerne standen vor dem Kongress, schworen, die Wahrheit zu sagen und sagten dann (mit unbewegter Miene), dass Zigaretten weder süchtig machen noch eindeutig Lungenkrebs verursachen. Ich erinnere mich an die Fernsehübertragung. Es ist ein Bild, das ich nie abschütteln konnte. Diese Kongressanhörung fand 1994 statt, vier Jahre vor dem MSA.

Es überrascht vielleicht nicht, dass genau dieselben Strategien, die die Tabakdebatte aufrechterhalten, auch in den Debatten über die Zusammenhänge zwischen DDT und dem Verlust von Ökosystemen, Bleifarben und den IQs von Kindern, Kohle und saurem Regen, Asbest und Mesotheliom, FCKW und Ozonloch, Vioxx und Herzinfarkt sowie fossilen Brennstoffen und der globalen Erwärmung (um nur einen Bruchteil der Beispiele zu nennen) angewandt werden. Das ist schon so oft gezeigt worden, dass es im Moment wohl schwieriger ist klarzusehen, aber die Muster sind deutlich erkennbar. Folgendes wissen wir darüber, wie sich Unternehmen angesichts zunehmender wissenschaftlicher Beweise verhalten werden, wenn ihr Produkt Schaden anrichtet:

1. Die Wissenschaft wird dazu genutzt, Zweifel zu erzeugen und die Medien und die Öffentlichkeit zu manipulieren. Dazu gehört die Finanzierung neuer wissenschaftlicher Forschungen und die Bezahlung von Experten zur Unterstützung eines Produkts, das Schäden verursacht. Diese Strategie wurde von der Tabakindustrie entwickelt und beherrscht und hat jetzt, wie bereits erwähnt, sogar einen Namen: „Tobacco Playbook“.
2. Public-Relations-Firmen verdienen ein Vermögen an dieser schwerreichen Klientel und ihre Aufgabe ist es, sich mit den Medienvertretern zu treffen und sie auf die von ihren Kunden gesponserte Wissenschaft aufmerksam zu machen, während sie gleichzeitig jede Wissenschaft der gegnerischen Seite ablehnen. Diese Aufgabe ist immer einfacher, wenn die Schaden anrichtende Industrie ein Großabnehmer von Fernsehen, Printmedien und anderen bezahlten Medien ist. (Das Forschungskomitee der Tabakindustrie wurde tatsächlich von einer PR-Firma, Hill & Knowlton, geleitet.[25])
3. Aggressive Lobbyarbeit findet auf Landes- und Bundesebene statt, und die Spenden an Politiker, die die Ansichten der Industrie stützen, steigen. Wenn möglich, werden Lobbyisten Gesetze verfassen und fördern, die das Produkt unterstützen, gesundheitliche Bedenken ausschließen und vor zukünftiger Haftung schützen. Ihre bezahlten Politiker stellen diese Gesetze vor und verabschieden sie.

4. Schließlich wird sich die echte Wissenschaft durchsetzen; die Wahrheit wird ans Licht kommen. Und die Verbraucher erfahren, dass das betreffende Produkt Schaden verursacht, wie in der oben erwähnte Studie an Mäusen. Diese Wissenschaft ist in der Regel schwer zu finanzieren, sie wird verurteilt und rücksichtslos angegriffen, bis genügend mutige Wissenschaftler dieselben Informationen immer und immer wieder veröffentlichen. Die Aufsichtsbehörden werden zähneknirschend reagieren. Nur wenige werden Gefängnisstrafen erleben, wenn überhaupt.

Sind die Gewinne groß genug, machen die Konzerne das, wozu sie gegründet wurden: ihre Gewinne schützen. Diese rücksichtslose Strategie setzt sich bis heute fort. Der Kampf gegen Autismus ist wohl der bisher bösartigste, grausamste und respektloseste Kampf. Wenn so viel auf dem Spiel steht – Geld, Karriere, Ruf –, was passiert, wenn eine unbequeme Wahrheit ans Licht kommt? Was passiert, wenn jemand die Stimme erhebt und das Kartenhaus zum Einsturz zu bringen droht? Nun, an ihm muss ein Exempel statuiert werden.

## „Wakefielding"

Ich habe viele Forscher sagen hören, dass sie befürchten, „gewakefielded" zu werden, wenn sie Studien in Angriff nehmen oder wissenschaftliche Ergebnisse veröffentlichen möchten, die möglicherweise ein schlechtes Licht auf Impfstoffe werfen. Der Name des britischen Arztes Dr. Andrew Wakefield ist zu einem Verb geworden und mit dem Attribut „wakefielded" abgestempelt zu werden ist etwas, das Sie auf jeden Fall vermeiden sollten, wenn Sie Ihre Karriere nicht behindern wollen.

Von wem fürchten diese Forscher Vergeltung? Es dürfte nicht so schwer zu erraten sein: von der Pharmaindustrie, dem finanziell wohl mächtigsten und skrupellosesten kommerziellen Gegner, den die Welt je gesehen hat. Ich weiß, das klingt dramatisch, aber bedenken Sie die jüngste Nachricht, dass Führungskräfte der Pharmaindustrie sich wissentlich verschworen haben, um eine Epidemie der Opioidabhängigkeit auszulösen. In ihrer Kritik „The Opioid Epidemic: Fixing a Broken Pharmaceutical Market" (Die Opioid-Epidemie Die Wiederherstellung eines zusammengebrochenen Marktes der Pharmaindustrie) haben die Harvard-Mediziner Ameet Sarpatwari, Michael S. Sinha und Aaron S. Kesselheim das Verhalten der Pharmaunternehmen prägnant beschrieben:

*Schließlich haben Pharmaunternehmen, um ihre Gewinne zu steigern, oft falsches oder irreführendes Marketing betrieben. In den vergangenen 25 Jahren hat die Industrie 35,7 Milliarden Dollar gezahlt, um Ansprüche wegen illegalen Marketings zu begleichen, einschließlich falscher oder irreführender Behauptungen oder der Nichtoffenlegung bekannter Risiken. Im Jahr 2012 zahlte GlaxoSmithKline zum Beispiel 3 Milliarden Dollar zur Beilegung zivilrechtlicher Ansprüche und Strafanzeigen; so habe das Unternehmen das Risiko des Antidepressivums Paroxetin (Paxil) bei Jugendlichen heruntergespielt, für das Antidepressivum Bupropion (Wellbutrin) für nicht zugelassene Anwendungen geworben und Daten geheim gehalten, die das erhöhte Herzinfarktrisiko durch das Diabetes-Medikament Rosiglitazon (Avandia) belegen. Obwohl es sich damals um den größten Betrugsfall im Gesundheitswesen in der Geschichte der USA handelte, betrug die Gesamtstrafe „nur einen Teil der Gewinne des Arzneimittelherstellers aus den betroffenen Medikamenten“. Fast jedes große Pharmaunternehmen war in ähnliche Marketingskandale verwickelt. Dennoch ist die Branche nach wie vor hochprofitabel, was der Kritik Aufwind gibt, dass Geldstrafen im Allgemeinen „einen recht kleinen Prozentsatz der … weltweiten Erlöse und oft einen überschaubaren Prozentsatz der Einnahmen aus dem untersuchten Produkt“ ausmachen.*[26]

Das Schmerzmittel Vioxx, verursachte 500.000 Herzinfarkte[27] – hergestellt von Merck, dem größten Impfstoffhersteller der Welt. Während einer Sammelklage infolge der von Vioxx verursachten Gesundheitsschäden in Australien kamen interne Merck-Dokumente ans Licht und deren Inhalt war alles andere als beruhigend. Anscheinend besaß Merck eine „Abschussliste“ aller praktizierenden Mediziner, die mit ihren Patienten schlecht über Vioxx sprachen, und eine interne E-Mail besagte, dass „wir sie möglicherweise aufsuchen und ihnen dort an den Kragen gehen müssen, wo sie leben“.[28]

Im Bundesgerichtshof in Melbourne wurden Dokumente vorgelegt, die zeigen, dass Merck „die Finanzierung von Institutionen stoppen“ und „akademische Ernennungen behindern“ werde, wenn akademische Institutionen Forschungen vorwiesen, die die Unbedenklichkeit von Vioxx infrage stellten.[29] Und dies für ein Produkt, von dem Merck bereits aufgrund eigener Forschung wusste, dass es zu Herzinfarkten führt.

Wären alle Eltern davon überzeugt, dass die Wahrscheinlichkeit bei 1 zu 36 liegt, dass ihr Kind aufgrund von Impfstoffen Autismus entwickelt, würden die Impfquoten drastisch sinken. Und wenn sich herausstellte, dass die Pharmaindustrie weltweit eine Autismus-Epidemie ausgelöst hat, von der mehrere Millionen Kinder betroffen sind, wäre die wirtschaftliche Belastung astronomisch. Wenn man nur ein paar einfache Berechnungen anstellt, werden die durchschnittlichen Kosten für die lebenslange Betreuung eines an Autismus leidenden Menschen auf 2,4 Millionen Dollar geschätzt.[30] Erhielten alle Eltern diesen Betrag, um nur für die 1,8 Millionen amerikanischen Kinder mit Autismus zu sorgen (was eine niedrige Schätzung der Gesamtzahl ist), würden sich die Kosten auf 4,32 Billionen Dollar belaufen; das triebe die gesamte Industrie in den Bankrott. Dies ist kein Kampf, den die Pharmaindustrie verlieren möchte, und in der Presse – wo Dr. Wakefields Ruf vernichtet wurde – machen sie keine Gefangenen.

## Die Enthüllungen der Journalistin Sharyl Attkisson

In den vergangenen vier Jahren sind laut *STAT News* die Werbeausgaben der Pharmaunternehmen in den USA um 60 % auf 5,2 Milliarden Dollar gestiegen; damit ist die Pharmabranche nach der Automobilindustrie der zweitgrößte Abnehmer produktrelevanter Werbung.[31] CBS News berichtete vor Kurzem, dass „neun von zehn der größten Pharmaunternehmen tatsächlich mehr Geld für Werbung als für Forschung und Entwicklung aufwenden" und dass „die USA mehr von ihrem BIP für das Gesundheitswesen ausgeben als zwölf andere Industrienationen".[2] Nur zwei Länder der Welt erlauben verschreibungspflichtige Arzneimittelwerbung im Fernsehen – die Vereinigten Staaten und Neuseeland –, und die USA geben pro Kopf weltweit das meiste Geld für verschreibungspflichtige Medikamente aus. In einer Studie aus dem Jahr 2017 heißt es sogar: „Die Pro-Kopf-Ausgaben für verschreibungspflichtige Medikamente sind in den USA weitaus höher als in den neun anderen in Betracht gezogenen Ländern mit hohem Einkommen."[33]

Sharyl Attkisson ist eine ehemalige Enthüllungsreporterin von CBS News und bekannt für ihren schonungslosen, mutigen Journalismus, mit dem sie oft Menschen und Institutionen in Machtpositionen herausfordert. Im Jahr 2008 produzierte Attkisson eine Story über die Fürsprecher von Impfstoffen, und zwar mit besonderem Schwerpunkt auf dem oben erwähnten Dr. Paul Offit. Der Beginn der Geschichte verhieß nichts Gutes:

*Sie sind einige der vertrauenswürdigsten Stimmen, wenn es um die Verteidigung der Impfstoffsicherheit geht: die American Academy of Pediatrics, Every Child By Two und der Kinderarzt Dr. Paul Offit. CBS News fand jedoch heraus, dass diese drei noch etwas mehr gemeinsam haben: enge finanzielle Verbindungen zu der Industrie, deren Produkte sie fördern und verteidigen.*

Attkissons Geschichte enthüllte Offits „1,5 Millionen Dollar teuren, von Merck finanzierten Forschungslehrstuhl am Children's Hospital" sowie sein „Patent auf einen Impfstoff gegen Durchfall, den er zusammen mit Merck entwickelt hat" und dass er ein „Insider der Impfstoffindustrie" sei.[34] Heute würde ihre Geschichte über die Korruption von Impfstoffbefürwortern niemals von einem Nachrichtensender verbreitet werden, da die unternehmerischen Interessen die Kunst des Widerstands perfektioniert haben. Der allgemeine Rückgang der Werbeeinnahmen der etablierten Print- und elektronischen Medien hat dazu geführt, dass die Medien äußerst sensibel mit den großen Werbetreibenden umgehen und sich diese nicht verscherzen wollen. Pharmaunternehmen und damit auch Impfstoffhersteller müssen auf Kosten einer authentischen Berichterstattung mit Samthandschuhen angefasst werden.

Sharyl Attkisson hat fünf Emmy Awards und den Edward R. Murrow Award für investigative Berichterstattung gewonnen. Im Jahr 2014 kündigte sie bei CBS mit der Begründung, dass „ein zu großer Einfluss der Unternehmenspartner der Fernsehgesellschaft und mangelndes Engagement in der investigativen Berichterstattung" vorliege.[35] Nachdem sie CBS verlassen hatte, verfasste Attkisson ein Bestseller-Buch mit dem Titel *Stonewalled*, das Einblicke gibt, wie genau Pharmaunternehmen die Medien davon abhalten, über den Zusammenhang zwischen Impfstoffen und Autismus zu berichten. Hier spricht sie, damals noch für CBS, das erste Mal über das Thema Impfstoff/Autismus:

*Einige Minuten, bevor eine meiner Geschichten über Kinderimpfungen und Autismus ausgestrahlt werden sollte, rief ein Sprecher einer gemeinnützigen Gruppe namens Every Child By Two die Fernsehgesellschaft in New York an. Der Sprecher beschwor den Namen der ehemaligen First Lady Rosalynn Carter herauf, die die Gruppe mitbegründet hatte … Wir erwehrten uns jedoch des Widerstands und sendeten die Geschichte wie geplant … Als wir das taten, wurden CBS News und ich von moralisch bedenklichen „Problemlösern" für pharmazeutische Interessen mit E-Mails, Telefonanrufen und Bitten um Treffen überschwemmt und sie schrieben Briefe an die Anwälte von CBS. Der Sprecher des Gesundheitsministers rief den Leiter des Büros von CBS News Washington an, um Druck auszuüben, damit unsere Geschichten diskreditiert wurden. Anwälte von Pharmaunternehmen arrangierten geheime Treffen mit CBS-Funktionären in New York und Menschen, die mit Eigeninteresse in der Pharmaindustrie involviert waren, wandten sich an CBS-Führungskräfte, um sich zu beschweren.*[36]

Später berichtete Attkisson über den Fall Hannah Poling, einem autistischen Kind, dem vom Impfgericht des National Vaccine Injury Compensation Program eine hohe Entschädigungssumme zugesprochen wurde (siehe Kapitel 6). Die Journalistin erklärte, dass die PR-Maschinerie der pharmazeutischen Industrie aufgrund der rufschädigenden Geschichte sich mächtig ins Zeug legte und dass ihre Strategie „einen gewaltsamen Angriff auf mich und meine laufende Berichterstattung" beinhaltete.

Nachdem sie ihre Geschichte erzählt hatte, erfuhr Attkisson, dass „PR-Beamte und ein Top-Anwalt des Impfstoffherstellers Wyeth es geschafft hätten, ein privates Treffen zu arrangieren, um zwei Produzenten der *Evening News* in New York über meine Berichte zu informieren". Sharyl Attkisson meinte, dass Treffen wie diese gegen den Kodex des investigativen Journalismus verstießen und bemerkte, es sei „unmoralisch, den mächtigen Personen mit unternehmerischen Interessen – die auch Werbetreibende sind – besonderen Zugang zu gewähren, während diejenigen auf der anderen Seite kein Publikum haben, um gehört zu werden".[37]

In den 1950er-Jahren machten die Tabakfirmen mit der Presse dasselbe, was die Pharmaunternehmen mit Sharyl Attkisson machten. Eine der wichtigsten PR-Firmen, die heute eng mit Pharmaunternehmen zusammenarbeitet, ist Hill & Knowlton, dieselbe Agentur, die der Tabakindustrie geholfen hat, ihren Tag der Entschädigungszahlungen um mehrere Jahrzehnte zu verschieben.[38] Schon früh vertraten Hill & Knowlton die Position, dass es „keine Beweise" dafür gebe, „dass Tabak schlecht" sei; sie verbreiteten ihre Erkenntnisse und Interessen auf Informationsveranstaltungen und trafen sich mit „Männern und Frauen, die an der Spitze der amerikanischen Medienindustrie standen".

Sie erwarteten, dass fair über die „Tabak-Debatte" berichtet werden würde, mit ihren Werbegeldern erkauften sie sich den nötigen Einfluss sowie eine ausgewogene Berichterstattung und mehrere Jahrzehnte ohne Rechenschaftspflicht für all die Todesfälle und Unzulänglichkeiten, die ihre Produkte verursachten. Die Tabakunternehmen überließen es nicht den Medien, alle Fakten zu finden: „Sie stellten sicher, dass sie sie bekamen.“ Diese Kampagne beinhaltete „eine aggressive Verbreitung und Förderung von ‚Informationen‘, die die Position der Industrie untermauerten, an Redakteure und Verleger“.[9]

## Die *Lancet*-Studie

Womit wir wieder bei Dr. Andrew Wakefield wären. Vielleicht sind keine Lügen leichter zu widerlegen oder für jeden Leser leichter nachzuprüfen als die, die über den britischen Gastroenterologen Andrew Wakefield fabriziert wurden, einen Arzt, dem in Großbritannien die ärztliche Zulassung für eine Arbeit entzogen wurde, die er zusammen mit zwölf anderen Ärzten veröffentlichte, die den MMR-Impfstoff mit Autismus in Verbindung brachten. Wenn Sie die Impfstoff-/Autismus-Debatte nur beiläufig verfolgen, haben Sie vielleicht in den Printmedien gelesen, dass Wakefield ein in Ungnade gefallener Wissenschaftler ist, der angeblich falsche Daten veröffentlicht hat, die den MMR-Impfstoff mit Autismus in Zusammenhang bringen. Und da Wakefield ohnehin alles erfunden hat, brauchen Sie sich keine Sorgen zu machen. Impfstoffe sind völlig ungefährlich und wirksam.

Andrew Wakefield war ein hoch angesehener Gastroenterologe am Royal Free Hospital in London. Mitte der 1990er-Jahre entdeckten er und seine Kollegen eine neuartige Darmerkrankung, die sie bei autistischen Kindern fanden; diese war anders als alles, was sie je zuvor gesehen hatten. 1998 veröffentlichten Wakefield und zwölf seiner Kollegen in der medizinischen Fachzeitschrift *The Lancet* eine nur fünf Seiten umfassende Studie, in der sie die Entdeckung dieser neuen Darmerkrankung ankündigten: *Ileal-lymphoid-nodular hyperplasia (Ileale-lymphoide-noduläre Hyperplasie)*.[40]

Die Arbeit untersuchte die gastrointestinalen Gesundheitsprobleme zwölf autistischer Kinder, wie die Autoren klarstellten: „Wir untersuchten eine aufeinanderfolgende Reihe von Kindern mit chronischer Enterokolitis und regressiver Entwicklungsstörung.“ Das 13-köpfige Ärzteteam, das den Artikel verfasste, glaubte, eine Krankheit entdeckt zu haben, die möglicherweise nur bei Autismus auftrat, und dass diese Krankheit eine weitere Untersuchung verdiente: „Wir haben eine chronische Enterokolitis bei Kindern festgestellt, die möglicherweise mit einer neuropsychiatrischen Funktionsstörung zusammenhängt.“

Der Artikel war eine bahnbrechende Arbeit, denn es war das erste Mal, dass Magen-Darm-Symptome und Autismus miteinander in Verbindung gebracht wurden, etwas, das heute als medizinische Tatsache behandelt wird. Dieser Aufsatz gilt als Wegweiser für die Darm-Hirn-Verbindung bei Autismus und wurde in mehr als 200 anderen Studien zitiert; die Schlussfolgerungen des Artikels aus Sicht der Gastroenterologie wurden bei Dutzenden von Gelegenheiten wiederholt.

Das andere Fazit der Studie, das eigentlich mehr Kommentar als Wissenschaft war, war der Anlass für die Kontroverse und letztlich für die Treibjagd auf Wakefield. Von den zwölf Kindern in der Studie hatten die Eltern von acht der Kinder bemerkt, dass die Regression in autistisches Verhalten genau dann stattfand, nachdem ihr Kind den MMR-Impfstoff erhalten hatte. Die Autoren der Studie diskutierten die Erfahrungsberichte der Eltern und beschlossen, diese Informationen in die Studie miteinzubeziehen. Das ist alles. Wie die 13 Co-Autoren am Ende des Artikels feststellten:

> *In den meisten Fällen traten die Symptome nach einer Impfung gegen Masern, Mumps und Röteln auf. Weitere Untersuchungen sind erforderlich, um dieses Syndrom und seinen möglichen Zusammenhang mit diesem Impfstoff zu untersuchen.*

Die meisten Menschen glauben mir nicht, wenn ich ihnen sage, von welch geringer Bedeutung die Erwähnung von Impfstoffen in der berüchtigten fünf Seiten langen *Lancet*-Studie war. Zudem ist ihnen nicht bewusst, dass neben Wakefield zwölf weitere Co-Autoren an der Studie beteiligt waren oder dass der Artikel selbst keine Daten zu Impfstoffen und Autismus beinhaltete. Eine der weitverbreiteten Lügen ist, dass Wakefield die Daten zu Impfstoffen und Autismus „gefälscht" habe, aber das ist unmöglich: Es gab keine Daten! Die Wissenschaftler berichteten über die Aussagen der Eltern bezüglich eines Zusammenhangs zwischen Impfstoffen und Autismus – sonst nichts – und waren sich im Klaren darüber, dass weitere Studien erforderlich waren. Sie werden wahrscheinlich schockiert sein, dass in dem Artikel auch behauptet wird: „Wir konnten keinen Zusammenhang zwischen dem Impfstoff gegen Masern, Mumps und Röteln und dem beschriebenen Syndrom nachweisen."

Wie kann eine Studie, in der pflichtbewusst über das Feedback der Eltern von acht Kindern berichtet wurde und die eindeutig feststellte, dass sie keinen Zusammenhang zwischen dem MMR-Impfstoff und Autismus gefunden hatte und die zu mehr Untersuchungen zu diesem Thema aufrief, einen solchen Skandal verursachen? Darüber hinaus schienen Wakefields Empfehlungen zu Impfstoffen auf einer Pressekonferenz, in der die Studie besprochen wurde, sehr vernünftig, wenn nicht geradezu vorsichtig zu sein. Wie Wakefield berichtet:

> *Das Wichtigste ist, dass ich bereits zwischen 1996 und 1997 auf Kinder aufmerksam gemacht wurde, die Autismus, regressiven Autismus entwickelten, nachdem sie in vielen Fällen gegen Masern, Mumps und Röteln geimpft worden waren. Meine Bedenken über die Sicherheit dieses Impfstoffs waren so groß, dass ich jede Sicherheitsstudie, jede Studie, die vor der Zulassung des MMR-Impfstoffs veröffentlicht wurde, und andere Impfstoffe, die Masern enthielten, noch einmal überprüfte, bevor und nachdem sie Kindern verabreicht wurden. Und ich war entsetzt über die Qualität dieser Forschungen. Sie waren wirklich völlig unter dem Niveau und das wurde seither von anderen maßgeblichen Gewährsleuten wiederholt. Ich habe meine Beobachtungen in einem 200-seitigen Bericht zusammengefasst, den ich, sobald ich die Erlaubnis meiner Anwälte habe, online stellen möchte. Und dieser Bericht bildete die Grundlage für meinen Verdacht, dass der MMR-Impfstoff im Vergleich zu Einzelimpfstoffen nur unzureichend auf Sicherheit getestet wurde. Deswegen lag dies meiner Empfehlung 1998 auf der Pressekonferenz zugrunde, dass Eltern die Option für Einzelimpfstoffe haben sollten.*[41]

Wakefield empfahl den Eltern in England, statt des MMR-Kombinationsimpfstoffs drei einzelne Impfungen gegen Masern, Mumps und Röteln in Betracht zu ziehen. Das war’s.

Wenn Sie wirklich nicht glauben, dass die Pharmaindustrie Kräfte mobilisiert, um einen Arzt, der eines ihrer Produkte in einem wenig schmeichelhaften Licht erscheinen lässt, aufzusuchen und zu vernichten, dann hoffe ich, dass die Erfahrung von Wakefield Sie hier innehalten lässt. Wie kann die Berichterstattung über das Feedback der Eltern von acht Kindern den „ausgeklügelten Betrug“ darstellen, dessen Wakefield später bezichtigt wurde?

Angesichts des großen Drucks und der Gefahr, ihren Beruf zu verlieren, gaben 2004 zehn der ursprünglichen Co-Autoren der hier zur Rede stehenden Studie eine in *The Lancet* veröffentlichte Erklärung mit dem Titel „Retraction of an Interpretation“ (Zurücknahme einer Auswertung) ab. Die Autoren schrieben:

*Wir möchten klarstellen, dass in diesem Artikel kein kausaler Zusammenhang zwischen dem MMR-Impfstoff und Autismus hergestellt wurde, da die Daten unzureichend waren.*[42]

Natürlich ist diese Aussage für jeden, der den Originalartikel gelesen hat, offensichtlich, da niemand, einschließlich Wakefield, jemals dargelegt hat, dass die „Daten" in der Studie ausreichend waren, um einen Zusammenhang zwischen Impfstoff und Autismus herzustellen, da es keine Daten gab. Diese kurze Erklärung der Co-Autoren wurde dazu benutzt, Wakefield und einen seiner Mitautoren, Dr. John Walker-Smith, weiter auszugrenzen; beide waren nicht bereit, ihre Unterschrift unter das zu setzen, was sie als einen Rückzug betrachteten, zu dem sie gezwungen wurden; das verstieß gegen ihre Berufsethik. Dementsprechend wurden die Doktoren Wakefield und Walker-Smith „vor Gericht" gestellt.

Wakefields „Prozess" in Großbritannien fand nicht vor einem Gericht statt, sondern vor dem General Medical Council (GMC), dem britischen Leitungsgremium für die Zulassung von Ärzten. Hier wurde den Doktoren Wakefield und Walker-Smith ihre Approbation entzogen. Was nie berichtet wurde, ist, dass Walker-Smith kurz nach der Entscheidung des GMC beschloss, seinen Fall vor ein echtes Gericht zu bringen, den Obersten Gerichtshof Großbritanniens, und alle Anklagepunkte für ungültig erklären ließ:

*Der Richter hob eine Feststellung des GMC wegen beruflichen Fehlverhaltens auf. Richter Mitting forderte Änderungen hinsichtlich der Modalitäten, wie das General Medical Council künftig Anhörungen vor dem Gremium durchführen soll, und sagte: „Es wäre ein Unglück, wenn sich dies wiederholen würde." Prof. Walker-Smith, der 2001 in den Ruhestand ging, sagte: „Ich bin sehr zufrieden mit dem Ergebnis meiner Berufung."*[43]

Ein letzter Aspekt von Wakefields Untersuchung, der in der Presse nie angesprochen wurde, ist das Feedback der Eltern der zwölf Kinder in der *Lancet*-Studie selbst. Ich habe persönlich mit mehreren dieser Eltern gesprochen, sie sind nach wie vor davon überzeugt, dass Impfstoffe für den Autismus ihrer Kinder verantwortlich seien und dass Wakefield verleumdet worden sei. Isabelle Thomas, die Mutter der Zwillinge in der Studie, ist etwas freimütiger und schreibt:

*Dr. Andrew Wakefield hörte sich die Sorgen vieler Eltern über ihre kranken Kinder an, die an Darmerkrankungen und einer Form von Autismus leiden, einer Darmerkrankung und Hirnschädigung, die von anderen Fachleuten ignoriert wurden. Diese Eltern standen nachweislich auf der „schwarzen Liste", weil sie sagten, ihre Kinder seien nach dem MMR-Impfstoff krank geworden. Die Eltern sprachen schon Jahre, bevor Dr. Wakefield auf den Plan trat, über diese Situation, und auch unsere Regierung wusste schon Jahre vor der Lancet-Studie von diesen Bedenken, unternahm jedoch nichts, um sie zu untersuchen, sodass Hunderte anderer Kinder dem Risiko von Nebenwirkungen ausgesetzt waren. Unsere Regierung schenkte den Eltern kein Gehör, sondern beschuldigte sie, die Symptome erfunden zu haben, und drohte damit, ihnen ihre Kinder wegzunehmen, wenn sie nicht aufhörten, einen Zusammenhang mit dem MMR-Impfstoff herzustellen. Infolgedessen leiden diese Kinder und jungen Erwachsenen bis heute unter großen Schmerzen (Ein Arzt sagte zu meinem Sohn: „Wir gehen davon aus, dass du glaubst, Schmerzen zu haben.") … Wie lange braucht die britische Regierung, um zu lernen, dass Vertuschung immer eine ernstere Angelegenheit ist als das ursprüngliche Verbrechen oder der ursprüngliche Fehler?*[44]

Es ist schwer, die Treibjagd auf Dr. Wakefield nachzuvollziehen, wenn man die Details seiner Arbeit, die tatsächlichen Schlussfolgerungen, die Tatsache, dass er zwölf Mitautoren hatte, die Empfehlungen, die er öffentlich über das Impfen gab, die aufgehobene Verurteilung von Dr. Walker-Smith durch das GMC und das Feedback der Eltern innerhalb der Studie selbst versteht. Darüber hinaus würde die Behauptung, Wakefields Artikel sei betrügerisch und Impfstoffe seien daher unbedenklich, keinem Logiktest standhalten, da Wakefields Arbeit keinerlei Analyse oder Studie über den Zusammenhang zwischen einem einzelnen Impfstoff (MMR) und Autismus enthielt, sondern lediglich über das Feedback der Eltern berichtete. Und zu jeder anderen Impfung, die Kinder erhalten, sagte der Artikel rein gar nichts. Wer behauptet, dass die Impfstoffe gegen DTP, Hepatitis B, Polio, Hib, Grippe und Windpocken sicher seien, weil die Daten von Wakefield gefälscht waren, hofft, dass Sie niemals Ihre eigenen Forschungen anstellen werden.

Was mich noch mehr erstaunt, ist, wie belastend die heutige Wissenschaft ist, die Impfstoffe direkt in die Autismus-Epidemie mit einbezieht. Wir haben tatsächlich sehr reale Daten! In den meisten Fällen ist es die biologische

Wissenschaft, die genau zeigt, wie ein Impfstoff Autismus auslösen kann. Und die Dutzende von Autoren dieser neuen Studien machen Aussagen über Impfstoffe, die weitaus kühner sind als alles, was Wakefield jemals gesagt hat, und doch bleibt die dämonische Aura um dessen Person bestehen.

## Die Wahrheit kann nicht ewig verborgen bleiben

Obwohl es vier Jahrzehnte dauerte, bis für die Tabakindustrie der Tag der Abrechnung kam, kam er denn doch endlich und das tröstet mich. Tatsächlich hat es mich immer wieder angespornt, wenn ich eigentlich nur mit dem Kopf gegen die Wand rennen wollte, als der von der Pharmaindustrie finanzierte PR-Moloch die Geschichten um Impfschäden auf Schritt und Tritt auseinandernahm. Und dieser Tag kam, weil die Wahrheit allen Widrigkeiten zum Trotz an die Oberfläche gelangte. Im Fall von Impfstoffen und Autismus gibt es so viele Wahrheiten, so viele betroffene Kinder, so viele aktive Eltern, die ihre Stimme erheben, und es gibt jeden Tag neue Menschen, die in diesen Kampf hineingezogen werden.

Der Paukenschlag wird weitergehen und die Wahrheit an Lautstärke gewinnen. Der nächste Abschnitt erläutert, wie viel Wahrheit wir bereits durch veröffentlichte wissenschaftliche Forschungen haben – im Gerichtssaal und durch die Geschichten von Zehntausenden Eltern. Ich denke, die wirkliche Schande, dass aus Dr. Wakefield „gewakefielded" wurde, spiegelt am besten eine Erklärung, die er über die Auswirkungen der *Lancet*-Studie gab und wer wirklich den Preis dafür bezahlt:

> *Der Schaden, der meinem Ruf und dem meiner Kollegen zugefügt wurde sowie der persönliche Preis für die Erforschung einer gültigen wissenschaftlichen Frage, bei der die Interessen der Patienten über alle anderen gestellt werden, ist trivial im Vergleich zu den Auswirkungen dieser Lügen bezüglich des Zugangs der Kinder zu einer angemessenen und notwendigen Betreuung. Meine Erfahrung soll als zynisches Beispiel dienen, um andere abzuschrecken. Folglich werden viele Ärzte in Großbritannien und in den USA nicht riskieren, diesen Kindern die gebührende Fürsorge bereitzustellen. Es gibt eine allgegenwärtige und offen ausgesprochene Voreingenommenheit gegen die Finanzierung und Veröffentlichung dieser Arbeit und ich wurde von der Präsentation derselben bei Sitzungen auf Anweisung des sponsernden Pharmaunternehmens ausgeschlossen. Es war ein effektives Manöver in der*

*Öffentlichkeitsarbeit und beim Verkauf von Zeitungen. Aber es wird scheitern – es wird scheitern, weil die Natur nicht getäuscht werden kann. Es war immer ein Privileg, mit diesen Kindern und ihren Familien zu arbeiten. Ich hoffe, dass sich das Blatt bald wenden wird.*[45]

## Die Grenze, die wir nicht überschreiten werden

Als wir in den späten 1960er-Jahren in Vietnam langsam unsere Streitkräfte aufbauten, herrschte in der US-Regierung die Ideologie vor, dass, sollte Vietnam an die Kommunisten fallen, es einen Dominoeffekt in ganz Asien gäbe und mehr Länder, darunter Japan und Südkorea, dem Kommunismus anheimfielen. Diese Furcht vor einem weitaus größeren Problem wurde genutzt, um die Zeit, die Kosten und den Verlust von Menschenleben zu rechtfertigen, die darauf folgten. Aber es stellte sich als unwahr heraus.

Das öffentliche Gesundheitssystem in den USA wird von einer ähnlichen Ideologie vereinnahmt. Das Eingestehen eines Problems mit dem derzeitigen Impfkalender oder Gott bewahre, einen Impfstoff vom Markt zu nehmen, ist etwas, das nicht geschehen darf, da dies dazu führen könnte, dass das gesamte Impfprogramm zusammenbricht, wenn die Öffentlichkeit das Vertrauen verliert. Letzten Endes ist das Impfprogramm auf eine mitschuldig gewordene Öffentlichkeit angewiesen. Wären die meisten Eltern überzeugt, dass bei einer Impfung eine Wahrscheinlichkeit von fast drei Prozent besteht, dass ihr Kind an Autismus erkrankt, können Sie sich die Auswirkungen auf das Impfprogramm vorstellen. Im Jahr 2001 legte die Studienleiterin Dr. Kathleen Stratton während der Beratungen für eine IOM-Studie, die 2004 veröffentlicht werden sollte, ein Eingeständnis ab, das erst durch einen Antrag des Freedom of Information Act (FOIA) ans Licht kam:

*Der Punkt, an dem es kein Zurück gibt, die Grenze, die wir in der öffentlichen Politik nicht überschreiten werden, ist, den Impfstoff zurückzuziehen und den Impfkalender zu ändern.*[46]

Stratton spricht eine weitverbreitete Ansicht im Bereich der öffentlichen Gesundheit aus, die meines Erachtens völlig an den Haaren herbeigezogen ist. Und sie gab ihren Kommentar ab, bevor die Daten überprüft worden waren – alles manipuliert! Der Versuch, die Öffentlichkeit davon zu überzeugen, dass Impfstoffe immer „sicher und wirksam" seien, zwingt die Beamten zu lügen, zu übertreiben und die Öffentlichkeit zu beschwatzen. Eine Gegenreaktion ist unvermeidlich, da immer mehr Menschen die Wahrheit für sich selbst entdecken. Sie ist ein Teil dessen, was die Dynamik geschaffen hat, die wir heute haben, da so viele Wissenschaftler und Ärzte die Wahrheit kennen und sich dafür entscheiden, dies öffentlich zu sagen.

Noch schlimmer ist: Ich habe Beamte des öffentlichen Gesundheitswesens gehört, die im Grunde sagen: „Selbst wenn Impfstoffe Autismus verursachen, ist es ein vertretbares Ergebnis für ein robustes Impfprogramm." Dieses Denken gibt es tatsächlich im öffentlichen Gesundheitswesen. Was ist also, wenn wir das Leben von drei Prozent der Kinder zerstören? Es lohnt sich, die anderen 97 Prozent zu schützen. Das ist doch verrückt. Langfristig ist es zum Scheitern verurteilt, die Öffentlichkeit zu belügen, vor allem, wenn es um medizinische Verfahren geht. Die Eltern wollen nur genaue Informationen; sie wollen das wahre Risiko gegenüber dem Nutzen verstehen, wenn sie ihr Kind impfen lassen. Wie bei jeder Vertuschung verschiebt die Entscheidung, die die Gesundheitsbehörden derzeit treffen, nur den Tag der Abrechnung.

Am Ende kommt die Wahrheit immer heraus. Können wir nicht einfach damit weitermachen?

# TEIL 2

# Die Wahrheit über Impfstoffe und Autismus

KAPITEL 5

# Neue wissenschaftliche Erkenntnisse und durch Impfungen ausgelöster Autismus

*Eine wissenschaftliche Entdeckung ist kein Ereignis; sie ist ein Prozess und oft dauert es eine gewisse Zeit, bis das Gesamtbild klar im Blickfeld ist.*

**Naomi Oreskes** und **Erik Conway,**
*Die Machiavellis der Wissenschaft*

Seit 2004 gab es elf bahnbrechende Erkenntnisse in einzelnen, gleichwohl verwandten wissenschaftlichen Bereichen, die zusammengenommen die Ursache des Autismus aufdeckten. Aufgrund dieser Forschungen wissen wir heute, dass Autismus durch eine Immunaktivierung im Gehirn in entscheidenden Phasen der Hirnentwicklung verursacht wird – normalerweise dann, wenn ein Kind 36 Monate alt ist –, und dass diese Immunaktivierung im Gehirn durch das in Impfstoffen enthaltene Aluminiumadjuvans ausgelöst werden kann. Während die erste dieser Entdeckungen im Jahr 2004 gemacht wurde, kamen die noch fehlenden Teile erst ab 2010 ans Licht. Was Sie gleich lesen werden, ist wohl das wichtigste Kapitel in diesem Buch; ich führe Sie durch jede dieser elf wissenschaftlichen Erkenntnisse und erläutere ihre Bedeutung.

Diese Entdeckungen wurden von Wissenschaftlern weltweit in vielen verschiedenen Disziplinen gemacht und anschließend in von Fachkollegen begutachteten Zeitschriften veröffentlicht. Dr. Carlos Pardo-Villamizar von der Johns Hopkins University ist Neurologe; Dr. Christopher Exley von der Keele University in England ist Professor für bioanorganische Chemie; Dr. Paul Patterson von Caltech war Professor für Biowissenschaften (er verstarb 2014), und Dr. Romain Gherardi von der Université Paris-Est ist auf neuromuskuläre Erkrankungen spezialisiert. Ich könnte noch weitermachen, aber ich möchte verdeutlichen, dass die Forschung genau so funktioniert: Wissenschaftliche Erkenntnisse geraten selten durch eine einzelne wegweisende Studie in den Fokus, sondern vielmehr durch ein kollektives und kumulatives Bild – in diesem Fall davon, wie Autismus entsteht und ausgelöst wird –, das sich im Laufe der Zeit abzeichnet und Konturen bekommt. Ein Artikel aus dem Jahr 2017 in *University Affairs* erklärte, wie langsam Wissenschaft und Medizin voranschreiten können:

> *Nicht viele Patienten würden gerne hören, dass zwischen dem Punkt, an dem Gesundheitswissenschaftler aufgrund gründlich angestellter Forschungen zu neuen wichtigen Erkenntnissen kommen und dem, an dem Ärzte infolgedessen die Behandlung ihrer Patienten ändern, etwa 17 Jahre liegen.*[1]

Die Zeitspanne zwischen der Veröffentlichung der Forschungsergebnisse und dem Zeitpunkt, an dem sich die Patientenbehandlung in einem klinischen Milieu ändert, ist bezeichnend – und sehr frustrierend. Das gilt für die gesamte Medizin, insbesondere aber für Autismus, da es überall Kinder gibt, für die es höchste Eile ist, dass wir diese Wissenschaft am besten gestern verstehen und nicht erst in 15 Jahren oder wenn das träge, bürokratische (und, ehrlich gesagt, korrupte) öffentliche Gesundheitswesen mit dem Programm bekannt wird.

Als bei meinem Sohn 2004 Autismus diagnostiziert wurde, war noch nichts von dem entdeckt worden, was ich Ihnen im Folgenden mitteile. Ich wusste nicht einmal, dass das Gehirn ein eigenes, ausgeprägtes Immunsystem hat. Selbst heute ist das meiste, was ich Ihnen gleich erzählen werde, nicht allgemein bekannt oder anerkannt, außer bei den Wissenschaftlern, die diese Entdeckungen gemacht und von denen viele vor Kurzem beschlossen haben, öffentlich das Wort zu ergreifen und Stellung zu beziehen (auch eingedenk der Tatsache, damit ihre Karriere aufs Spiel zu setzen). Aber ich hoffe, dass jeder die Quintessenz aus diesem Kapitel ziehen wird, die da lautet: Wissenschaftliche Erkenntnisse zu Autismus existieren im Überfluss. Es liegt an den Erwachsenen, über diese Entdeckungen zu lesen, sie zu verstehen und die schrecklichen Richtlinien so schnell wie möglich zu ändern, um die Autismus-Epidemie zu beenden. Was sind also die elf wichtigsten Entdeckungen?

### Nr. 1: Im Jahr 2004 entdeckt Dr. Carlos Pardo-Villamizar an der Johns Hopkins University, dass das Gehirn eines Autisten permanent entzündet ist.

Ende 2004 titelte eine Pressemitteilung der Johns Hopkins University: „Das bei Autismus ausgelöste Immunsystem des Gehirns".[2] Unter dem Titel „Neuroglial Activation and Neuroinflammation in the Brain of Patients with Autism" (Neurogliale Aktivierung und Neuroinflammation im Gehirn autistischer Patienten)[3] zeigte Pardo-Villamizars Forschung „einen aktiven neuroinflammatorischen Prozess" im Gehirn von Autisten auf; es war das erste Mal, dass Wissenschaftler die Gehirne von Autisten untersuchten. Dr. Paul Patterson von Caltech, der Wissenschaftler hinter der zweiten Entdeckung, lieferte eine der besten Erklärungen für die Bedeutung von Pardo-Villamizars Arbeit:

> *Es gibt auch sehr auffällige Hinweise auf eine Immundysregulation im Gehirn selbst ... Eine Gruppe unter der Leitung von Carlos Pardo an der Johns Hopkins University fand bei der postmortalen Untersuchung des Gehirns von Patienten mit Autismus, die im Alter zwischen 8 und 44 Jahren verstarben, das, was sie als eine „neurale Entzündung" bezeichnen. Aber diese Menschen waren nicht infiziert – sie starben an Ursachen wie Ertrinken oder Herzinfarkt. Die Studie ergab, dass die Mikrogliazellen, die als hirneigenes Immunsystem fungieren, aktiviert wurden. Zudem wurde auch ein bemerkenswerter Anstieg bestimmter Zytokine im Gehirn und anderer Zytokine in der Cerebrospinalflüssigkeit festgestellt; dies ist meiner Meinung nach ein Meilenstein. Es ist der erste Beweis dafür, dass im Gehirn autistischer Menschen eine permanente Aktivierung des Immunsystems stattfindet. Es handelt sich dabei um einen subklinischen Zustand, da keine offensichtliche Infektion vorliegt, aber sie ist vorhanden.*[4]

Dieser Abschnitt ist so wichtig, dass ich etwas näher darauf eingehen möchte. Wir erfahren zum ersten Mal, dass im Gehirn von Autisten das Immunsystem dauerhaft aktiviert ist. Es wird auch zum ersten Mal die Entdeckung erwähnt, die Anzahl bestimmter „Zytokine" sei hochgradig erhöht.

Zytokine sind kleine Proteine, die vom Immunsystem freigesetzt werden, um anderen Zellen mitzuteilen, wie sie sich verhalten sollen; sie sind auch Biomarker für Entzündungen. Carlos Pardo-Villamizar wusste es damals noch nicht, aber Wissenschaftler sollten schon bald bestimmte Zytokine identifizieren, die eindeutige Marker für die Immunaktivierung sind, was alle Gehirne von Autisten gemeinsam zu haben scheinen. Das Zitat von Paul Patterson verfolgt mich, seit ich es zum ersten Mal gelesen habe, und zwar wegen dieser einen Zeile: Es gibt „eine permanente Aktivierung des Immunsystems" im Gehirn autistischer Menschen.

Ich kann nicht anders als zu denken: „Gilt das auch für meinen Sohn?" Sein Kopf scheint ihm ständig Schmerzen zu bereiten. Manchmal schlägt er sich selbst auf den Kopf, sucht ihn nach Druck ab, wohl um seine Beschwerden zu lindern. Ist sein Gehirn ständig geschwollen und subklinisch infiziert? Und wenn ja, wie um alles in der Welt ist es dazu gekommen? Was hat diesen Zustand ausgelöst? Wie lässt sich diese Entzündung lindern und wie kann ich ihm helfen, sich besser zu fühlen?

Pardo-Villamizar und Kollegen waren die ersten, die diese „Mikrogliaaktivierung" im Gehirn autistischer Kinder festgestellt haben, und dieser Befund wurde inzwischen viele Male repliziert. Als ein Beispiel sei eine japanische Studie von 2013 – „Microglial Activation in Young Adults with Autism Spectrum Disorder" (Mikrogliaaktivierung bei jungen Erwachsenen mit Autismus-Spektrum-Störungen) – genannt, die dasselbe ergab:

> *Zusammenfassend lässt sich sagen, dass die vorliegenden PET-Messungen eine deutliche Aktivierung von Mikroglia in mehreren Hirnregionen junger Erwachsener mit ASS zeigten. Die Ergebnisse untermauern nachdrücklich die Behauptung, dass Immunanomalien zur Ätiologie der ASS beitragen.*[5]

Zu diesem Zeitpunkt waren sich Pardo-Villamizar und seine Kollegen nicht sicher, warum die Gehirne entzündet waren; sie wussten nur, dass sie es waren:

> *Diese Befunde bestätigen die Theorie, dass die Immunantwort im Gehirn an der Entwicklung des Autismus beteiligt ist, obwohl noch nicht klar ist, ob die Entzündung eine Folge oder Ursache der Krankheit oder beides ist.*[6]

Durch zehn weitere Entdeckungen ist diese Antwort klar geworden.

## Nr. 2: Im Jahr 2005 entdeckt Dr. Paul Patterson am California Institute of Technology, dass eine Immunaktivierung zu Autismus führt.

Durch Pardo-Villamizars Arbeit aus dem Jahr 2005 habe Patterson sich genötigt gefühlt zu erforschen, was genau ein Gehirn dazu veranlasst, Autismus zu entwickeln. In den nächsten neun Jahren, bis zu seinem Tod im Jahr 2014, leistete Patterson solide Forschungsarbeit, die heute wissenschaftliche Gewissheit hat: Eine Immunaktivierung im Gehirn in wichtigen Phasen der Hirnentwicklung löst Autismus aus. In Pattersons Nachruf heißt es:

> *[Seine] Forschung konzentrierte sich auf die Wechselwirkungen zwischen dem Nerven- und dem Immunsystem – ein Zusammenhang, der in den frühen Jahren der Neurowissenschaften nicht allgemein bestätigt wurde … Er war fasziniert von epidemiologischen Studien, die eine schwere virale oder bakterielle Infektion während der Schwangerschaft mit dem erhöhten Risiko in Verbindung gebracht hatten, dass eine Frau ein Kind mit einer neurologischen Entwicklungsstörung wie Schizophrenie oder Autismus zur Welt brachte. Patterson und seine Mitarbeiter reproduzierten diesen menschlichen Effekt bei Mäusen mithilfe eines viralen Mimetikums, das bei der Mutter eine infektionsähnliche Immunantwort auslöst und bei den Nachkommen die wesentlichen Verhaltenssymptome hervorruft, die mit Autismus und Schizophrenie verbunden sind.*[7]

Im Jahr 2006 stellte Patterson die komplexe Wechselwirkung zwischen dem Immunsystem und der Entwicklung des Nervensystems durch einen Artikel in der Zeitschrift *Engineering & Science* mit dem Titel „Pregnancy, Immunity, Schizophrenia, and Autism“ (Schwangerschaft, Immunität, Schizophrenie und Autismus)[8] vor. Dies ist die grundlegende Arbeit für das moderne Verständnis darüber, wie Autismus ausgelöst wird, und sie wird heute von führenden Wissenschaftlern weithin akzeptiert. Patterson erklärte seine Entdeckung in einfachen Worten:

> *Wenn wir mehr über die Verbindungen zwischen dem Gehirn und dem Immunsystem erfahren, stellen wir fest, dass diese scheinbar unabhängigen Netzwerke der Zellen in Wirklichkeit ständig miteinander kommunizieren. Als Erwachsener verursacht die Aktivierung Ihres Immunsystems viele auffällige Veränderungen in Ihrem*

*Verhalten: mehr Schlaf, Appetitlosigkeit, weniger soziale Interaktionen und natürlich Kopfschmerzen. Umgekehrt kann Stress in Ihrem Leben (so wie er von Ihrem Gehirn wahrgenommen wird) die Immunfunktion beeinflussen – das Gehirn reguliert Immunorgane wie die Milz über das autonome Nervensystem. Neuere Erkenntnisse zeigen, dass diese Kommunikation zwischen Gehirn und Immunsystem tatsächlich während der Entwicklung des Embryos beginnt, bei der der Zustand des Immunsystems der Mutter das Zellwachstum im fetalen Gehirn verändern kann. Wie wir sehen, können solche Veränderungen zu einem erhöhten Risiko für Schizophrenie oder Autismus bei den Nachkommen führen.*

Erkrankt eine Mutter während der Schwangerschaft (z. B. durch ein Virus oder Bakterien), sodass ihr Immunsystem „eingeschaltet" wird, kann diese Aktivierung die neurologische Entwicklung des Fötus beeinflussen und möglicherweise zu neurologischen Problemen nach der Geburt führen; daher der Begriff „Immunaktivierung", und diese Form der Aktivierung kann zu Autismus führen. Pattersons Arbeit konzentrierte sich weitgehend auf schwangere Mütter und das, was er als „mütterliche Immunaktivierung" (MIA) bezeichnete. In seiner wegweisenden Arbeit aus dem Jahr 2006 stellte Patterson eine Frage, die nichts Gutes verhieß; er war sich sehr wohl bewusst, wohin die Wissenschaft in den nächsten Jahren führen könnte:

*Sollten wir uns wirklich für eine allgemeine Impfung der Mütter einsetzen? … Erinnern Sie sich an das doppelsträngige RNA-Experiment? Wir aktivierten das Immunsystem und es sorgte für all diese nachgeschalteten Auswirkungen auf den Fötus. Und was bewirkt eine Impfung? Sie aktiviert das Immunsystem, das ist der Zweck der Impfung. In der Praxis erhalten nicht alle schwangeren Frauen eine Grippeschutzimpfung und ich denke, eine allgemeine Impfung schwangerer Frauen könnte uns vor ganz neue Probleme stellen.*

Patterson verband das Immunsystem und das Gehirn auf eine Weise, die zuvor nicht erkannt wurde; seine Theorien wurden seitdem viele Male reproduziert. Im Jahr 2012 legten Patterson und seine Kollegen eine Arbeit vor – „Maternal Immune Activation Yields Offspring Displaying Mouse Versions of the Three Core Symptoms of Autism" (Die Aktivierung des mütterlichen Immunsystems bringt Nachkommen hervor, die bei Mäusen drei

Hauptsymptome des Autismus zeigen) –, die sich genauer mit Autismus beschäftigte und zu einem ähnlichen Schluss kam:

> *Diese Ergebnisse deuten darauf hin, dass MIA (Aktivierung des mütterlichen Immunsystems) männliche Nachkommen mit einem Mangel an sozialem und kommunikativem Verhalten sowie einem hohen Maß an sich wiederholenden Verhaltensweisen hervorbringt, die allesamt Kennzeichen des Autismus sind.*[9]

Im Jahr 2014 veröffentlichte das MIND Institute an der UC Davis die Studie „Activation of the Maternal Immune System during Pregnancy Changes Behavioral Development of Rhesus Monkey Offspring" (Die Aktivierung des mütterlichen Immunsystems während der Schwangerschaft verändert die Verhaltensentwicklung bei Nachkommen von Rhesusaffen).[10] Diese Untersuchung nahm Pattersons Arbeit bei Mäusen auf und replizierte sie an Affen. Warum sind Affen wichtig? Die Autoren der Studie erklärten:

> *Eine Infektion der Mutter während der Schwangerschaft ist mit einem erhöhten Risiko für Schizophrenie und Autismus bei den Nachkommen verbunden. Diese Korrelation wird dadurch unterstützt, dass die experimentelle Aktivierung des mütterlichen Immunsystems während der Schwangerschaft bei Nagetieren Nachkommen mit abnormaler Gehirn- und Verhaltensentwicklung hervorbringt. Wir haben ein nichtmenschliches Primatenmodell entwickelt, um die Lücke zwischen klinischen Populationen und Nagetiermodellen der mütterlichen Immunaktivierung (MIA) zu schließen.*

Die Wissenschaftler des MIND Institute sahen ähnliche Ergebnisse wie bei Mäusen:

> *In diesem Modell mit Rhesusaffen bringt MIA Nachkommen mit abnormalem, sich wiederholendem Verhalten, mangelnder Kommunikation und fehlenden sozialen Interaktionen hervor. Diese Ergebnisse erweitern die Befunde in MIA-Modellen von Nagetieren auf eher menschliche Verhaltensweisen, die denen bei Autismus und Schizophrenie ähneln.*

## Nr. 3: Das Zytokin Interleukin-6 ist der entscheidende Biomarker für die Immunaktivierung.

Wenn Sie ein Elternteil eines autistischen Kindes sind, ist Ihnen vielleicht der Begriff „Zytokinsturm" nicht fremd. Im Jahr 2006 vermuteten Paul Patterson und seine Kollegen, dass die Zytokine des Immunsystems, bei denen es sich um Zellmodulatoren handelt, die während der Infektion freigesetzt werden, möglicherweise dafür verantwortlich sind, die Gehirnentwicklung des Fötus während der Schwangerschaft zu verändern:

> *Zytokine werden von den weißen Blutkörperchen produziert und ihr Blutspiegel steigt, wenn wir eine Infektion bekommen ... Wir glauben, dass die mütterliche Immunaktivierung die neuronalen Schaltungen verändert ... Es gibt diesen permanenten, subklinischen, veränderten Immunzustand im Gehirn eines Autisten – diese erhöhten Zytokinspiegel ... Interagieren sie [die Zytokine] tatsächlich ständig mit dem Gehirn, wobei die Auswirkungen im Verhalten der Patienten ablesbar sind? Ich befürworte die [Zytokin-]Hypothese.*

Nur ein Jahr, nachdem Patterson 2006 seinen Artikel über die mütterliche Immunaktivierung (MIA) veröffentlicht hatte, legten er und seine Kollegen die erste Studie vor, in der ihr Verständnis der Zytokine detaillierter dargestellt wurde. Da sie wussten, dass MIA (in ihrem Mausmodell) Nachkommen mit neurologischen Störungen hervorbrachte, wollten sie herausfinden, *was* genau die Ursache für die veränderte Entwicklung des Gehirns war. Sie stellten die Hypothese auf, dass ein Zytokin dafür verantwortlich sei (es gibt viele), aber welches? Wie Patterson und seine Kollegen vermerkten, „ist der Mechanismus, durch den MIA langfristige Verhaltensdefizite bei den Nachkommen verursacht, unbekannt" – bis sie ihn entdeckten:

> *Hier zeigen wir, dass das Zytokin Interleukin-6 (IL-6) entscheidend für die Vermittlung der Verhaltens- und Transkriptionsänderungen bei den Nachkommen ist. Eine einzige Injektion von IL-6 für die Mutter nach 12,5 Tagen der Mäuseträchtigkeit führt bei den erwachsenen Nachkommen zu Defiziten in der Präpulsinhibition (PPI) und der latenten Inhibition (LI).*[11]

Patterson und seine Kollegen injizierten schwangeren Mäusen ein bestimmtes Zytokin –Interleukin-6 (IL-6) – und stellten Veränderungen in der Neurologie ihrer Nachkommen fest.

Andere Studien stützen Pattersons Ergebnisse; so wurde beispielsweise 2012 in der Zeitschrift *Biochimica et Biophysica Acta* die Studie „Brain IL-6 Elevation Causes Neuronal Circuitry Imbalances and Mediates Autism-Like Behaviors“ (Die Zunahme von IL-6 im Gehirn verursacht Unausgewogenheiten neuronaler Schaltungen und vermittelt ein Autismus-ähnliches Verhalten) veröffentlicht:

> *Zusammenfassend lässt sich sagen, dass unsere Studie eine entscheidende Rolle hinsichtlich erhöhter IL-6-Werte bei der Ausbildung Autismus-ähnlicher Verhaltensweisen durch Beeinträchtigungen der Synapsenbildung, der Entwicklung der dendritischen Wirbelsäule sowie des Gleichgewichts der neuronalen Schaltungen unterstützt. Diese Ergebnisse legen nahe, dass die Manipulation von IL-6 ein vielversprechender Weg für therapeutische Interventionen sein könnte.*[12]

Was lernen wir aus diesen ersten drei Entdeckungen? Wir können jetzt mit Sicherheit behaupten, dass eine Immunaktivierung im Gehirn in wichtigen Phasen der Hirnentwicklung zu Autismus führen kann. Wir wissen auch, dass IL-6, ein Zytokin des Immunsystems des Gehirns, ein Biomarker für die Immunaktivierung ist. Wenn also der IL-6-Spiegel erhöht ist, wissen wir, dass eine Immunaktivierung vorliegt.

### Nr. 4: Die Immunaktivierung kann nach der Geburt erfolgen.

Pattersons Arbeit konzentrierte sich nach wie vor auf eine Immunaktivierung, die während der Schwangerschaft stattfand. Eine in der Zeitschrift *Neuropsychopharmacology* im Januar 2018 veröffentlichte Studie des McLean Hospital (ein mit der Harvard Medical School verbundenes Krankenhaus) zeigte, dass eine Immunaktivierung nach der Geburt ebenfalls Autismus auslösen kann:

> *Haben ältere Forschungen an Versuchstieren gezeigt, dass die Immunaktivierung während entscheidender pränataler (vorgeburtlicher) Entwicklungsphasen später die Kernmerkmale von ASS hervorrufen kann, einschließlich verminderter sozialer Interaktionen, anomaler*

*Kommunikation und eines stärkeren, sich wiederholenden Verhaltens, wollten wir untersuchen, ob die postnatale (im Säuglingsalter) Immunaktivierung auch andere Symptomcluster erzeugt, die häufig bei ASS und verwandten Erkrankungen auftreten. Unsere Ergebnisse zeigen, dass eine frühzeitige Immunaktivierung womöglich zu lang anhaltenden physiologischen Störungen führt, die medizinischen Komorbiditäten ähneln, wie sie häufig bei ASS und anderen neuropsychiatrischen Erkrankungen in Erscheinung treten.*[13]

Die wichtigste Einschränkung von Pattersons Pionierarbeit zur Immunaktivierung ist, dass er nie Studien wie diese durchgeführt hat, um die Kluft zwischen einem pränatalen Kind und einem Kind im Säuglingsalter zu überbrücken. Wenn eine Immunaktivierung nach der Geburt ebenfalls zu Autismus führen kann, dann müsste etwas anderes als die Mutter die Immunaktivierung auslösen.

„Vaccine Papers", eine Webseite, auf der Wissenschaftler schreiben, die der Meinung sind, Impfstoffe sollten den gleichen wissenschaftlichen Standards unterliegen wie andere Medikamente, befasst sich mit diesem Thema der postnatalen Immunaktivierung:

*Verschiedene Hinweise deuten darauf hin, dass das Gehirn durch eine postnatale Immunaktivierung beeinträchtigt werden kann. Postnatale Experimente zur Immunaktivierung, Fallberichte über Menschen und die Berücksichtigung von Zeitplänen für die Gehirnentwicklung lassen vermuten, dass das menschliche Gehirn noch Jahre nach der Geburt für Schäden durch die Immunaktivierung anfällig ist.*

Bisher hat uns die Wissenschaft gezeigt, wie Autismus mitunter durch die Immunaktivierung in einer entscheidenden Phase der Gehirnentwicklung ausgelöst wird. Aber wodurch wird diese Aktivierung verursacht oder herbeigeführt? Wir wissen, dass eine Infektion der Mutter zu einer solchen Immunaktivierung führen kann; Paul Patterson hat dies bewiesen. Aber was ist mit einer Krankheit oder einer Infektion, nachdem ein Kind geboren wurde? Könnte zum Beispiel ein Grippeanflug Autismus auslösen? Und wenn ja, wie würde das die anhaltende Aktivierung des Immunsystems des Gehirns von Autisten erklären, die Carlos Pardo-Villamizar entdeckt hat? Sind Impfstoffe wirklich wichtig, um Autismus zu verhindern, wenn bereits eine Infektion in der Kindheit ausreicht, um eine Immunaktivierung und damit einhergehend Autismus auszulösen? Um diese Fragen zu beantworten, wenden wir uns der Arbeit eines kanadischen Forschers namens Christopher Shaw zu, der im Jahr 2009 beinahe zufällig eine Tür öffnete, woraufhin eine Kaskade weiterer Forschungen folgte.

### Nr. 5: Aluminiumadjuvantien in Impfstoffen führen zu Defiziten im Verhalten und in der Motorik.

Dr. Christopher Shaw von der University of British Columbia in Kanada stand vor einer einfachen Frage, die die Wissenschaft beantworten konnte: Verursachten Impfungen bei kanadischen Soldaten das Golfkriegssyndrom? Sein Labor war das erste, das in einer 2009 veröffentlichten Studie[14] das in Impfstoffen enthaltene Aluminium in einem biologischen Umfeld unter die Lupe nahm. Shaw und seine Kollegen „untersuchten die potenzielle Toxizität von Aluminiumhydroxid an männlichen, gezüchteten CD-1-Mäusen, denen subkutan zwei Dosen injiziert wurden, die der Menge nach den Dosen für Menschen entsprachen.“ Er berichtet:

> *Wir führten ein wirklich einfaches Experiment durch, indem wir das gleiche Zeug, also das Aluminiumhydroxid, aus den Impfstoffen extrahierten und es den Mäusen in die Muskeln injizierten, um zu sehen, was passiert, wenn wir den Impfkalender zu imitieren versuchen.*[15]

Shaws Ergebnisse waren beunruhigend und sie zeigten neurologische Probleme bei Mäusen, die die Aluminiuminjektionen nach ihrer Geburt erhielten:

> *Wir waren ziemlich überrascht zu sehen, wie schnell die Verhaltenssymptome auftraten. Die Nager zeigten nicht nur Verhaltensdefizite hinsichtlich der Motorik, sondern letztlich auch kognitive Defizite. Nachdem wir die Tiere eingeschläfert und begonnen hatten, ihr Gehirn und ihr Rückenmark zu untersuchen, fanden wir massive Schäden an den Motoneuronen.*

Als Shaw erkannte, wie giftig Aluminium als Adjuvans für das neurologische System der Mäuse zu sein schien, stellte sich die Frage: Was ist mit den Aluminiumadjuvantien in all den Kinderimpfstoffen? Aluminiumverbindungen (sowohl Al-Hydroxid als auch Al-Phosphat) werden derzeit als

Adjuvantien in den Impfstoffen gegen Hepatitis A und B, Diphtherie-Tetanus-Keuchhusten (DTaP, Tdap), Haemophilus influenzae Typ b (Hib), humane Papillomaviren (HPV) und Pneumokokken (PCV) verwendet, die alle Teil des Impfkalenders für Kinder sind.

Die Menge an Aluminium, die Kindern injiziert wurde, schnellte ab Anfang der 1990er-Jahre aus zwei Gründen in die Höhe: Erstens wurden mehr Impfstoffe in den Impfkalender aufgenommen, und zweitens stieg die Anzahl der Kinder, die alle Impfungen erhielten, an (von 50 bis 60 Prozent Mitte der 1980er-Jahre auf über 90 Prozent heute). Ein Mitte der 1980er-Jahre durchgeimpftes Kind bekam bis zu seinem 18. Geburtstag 1.250 Mikrogramm Aluminium gespritzt; heute werden einem durchgeimpften Kind 4.925 Mikrogramm Aluminium injiziert, was nahezu einer Vervierfachung entspricht. Aluminium sorgt dafür, dass die meisten Impfstoffe „Wirkung zeigen". Es ist zum Beispiel nicht der abgeschwächte Stamm des Hepatitis-B-Virus (Antigen genannt), der eine Immunantwort hervorruft, wenn ein Kind gegen Hepatitis B geimpft wird, sondern dafür ist das Aluminiumadjuvans verantwortlich. Wenn man die Rolle des Aluminiums versteht und weiß, was ein Impfstoffadjuvans bewirken soll, liegt die nächste Frage auf der Hand: Könnte ein Inhaltsstoff in Impfstoffen, dessen Zweck darin besteht, das Immunsystem im Übermaße zu stimulieren, an entscheidenden Punkten der Gehirnentwicklung dort eine Immunaktivierung auslösen?

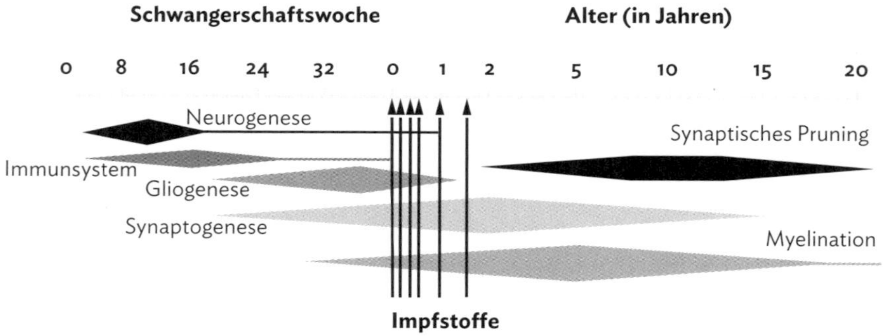


**Abb 5.1:** Wie Impfungen mit der Gehirnentwicklung korrespondieren. Die Pfeile verweisen auf Impfstoffe, die nach 0, 2, 4, 6, 12 und 15 bis 18 Monaten verabreicht werden. Daten von Centers for Disease Control and Prevention. Die Tabelle wurde von Semple et al. übernommen: „Brain Development in Rodents and Humans: Identifying Benchmarks of Maturation and Vulnerability to Injury Across Species", *Progress in Neurobiology*, 106/107 (Juli–August 2013): 1–16.

Eines der Diagramme, das mich darauf aufmerksam gemacht hat, wie riskant die Impfung von Säuglingen sein kann, ist in Abbildung 5.1 dargestellt und zeigt, wie der Zeitpunkt des Impfkalenders für Säuglinge mit den entscheidenden Phasen der Gehirnentwicklung übereinstimmt. Wie Sie sehen, entwickelt sich das Gehirn eines Säuglings noch lange nach der Geburt weiter, und in vielen der wichtigsten Phasen werden Impfungen verabreicht. Erinnern Sie sich, wie besorgt Paul Patterson darüber war, schwangere Frauen gegen Grippe zu impfen? Nun, bis heute beträgt die Impfquote für schwangere Frauen mit Grippeschutzimpfung nur 35 %[16] und die meisten, die während der Schwangerschaft geimpft werden, erhalten nur zwei Impfstoffe: gegen Grippe und DTaP. Säuglinge hingegen bekommen bis zu ihrem ersten Geburtstag 20 verschiedene Impfstoffe verabreicht, die Impfquoten in den USA liegen bei über 90 %. Wenn die Impfung schwangerer Frauen zu einer unbeabsichtigten Immunaktivierung führen kann, könnte die Impfung von Säuglingen, deren Gehirn sich noch in der Entwicklung befindet, tatsächlich katastrophal sein.

Es ist wichtig zu verstehen, dass Aluminium ohne Sicherheitstests in Kinderimpfstoffen verwendet wurde. Vielleicht möchten Sie das noch einmal lesen: Die Injektion von Aluminium wurde nie an Kindern getestet. Shaw und seine Kollegin, Dr. Lucija Tomljenovic, haben dieses Versäumnis in einer 2011 in *Current Medicinal Chemistry* veröffentlichten Studie mit dem Titel „Aluminium Vaccine Adjuvants: Are they safe?“ (Aluminiumadjuvantien in Impfstoffen. Sind sie unbedenklich?)[17] veröffentlicht. Dort heißt es:

> *Aluminium ist, wie Experimente nachgewiesenermaßen zeigen, ein Neurotoxin und das am häufigsten verwendete Impfstoffadjuvans. Trotz des seit fast 90 Jahren weitverbreiteten Einsatzes von Aluminiumadjuvantien ist das medizinisch-wissenschaftliche Verständnis über deren Wirkmechanismen immer noch bemerkenswert dürftig; es gibt auch einen Mangel an Daten zur Toxikologie und Pharmakokinetik dieser Verbindungen. Trotzdem scheint der Gedanke, dass Aluminium in Impfstoffen unbedenklich ist, weitgehend akzeptiert zu sein. Experimentelle Untersuchungen zeigen jedoch eindeutig, dass Aluminiumadjuvantien schwere immunologische Störungen beim Menschen hervorrufen können. Insbesondere Aluminium in adjuvanter Form birgt ein Risiko für Autoimmunität, langfristige Gehirnentzündungen und damit verbundene neurologische Komplikationen und kann daher tiefgreifende und weitverbreitete gesundheitsschädliche Folgen haben.*[18]

Im Jahr 2012 veröffentlichten Shaw und Tomljenovic eine weitere Arbeit mit dem Titel „Mechanisms of Aluminum Adjuvant Toxicity and Autoimmunity in Pediatric Populations" (Mechanismen der Toxizität und Autoimmunität von Aluminiumadjuvantien bei Kindern), in der sie ernste Bedenken hinsichtlich des begrenzten Verständnisses der Toxizität von Aluminiumadjuvantien äußerten:

> *Es ist etwas überraschend, dass trotz der über 80-jährigen Anwendung die Sicherheit von Aluminiumadjuvantien weiterhin eher auf Annahmen als auf wissenschaftlichen Beweisen beruht. So ist beispielsweise nichts über die Toxikologie und Pharmakokinetik von Aluminiumadjuvantien bei Säuglingen und Kindern bekannt … Trotz dieser Beobachtungen sind Kinder immer noch durch routinemäßige Impfprogramme viel höheren Konzentrationen von Aluminiumadjuvantien ausgesetzt als Erwachsene.*

Die beiden Wissenschaftler forderten eine dringende Neubewertung des Sicherheitsprofils von Impfstoffen, die Aluminiumadjuvantien enthalten:

> *Die vorhandenen Daten (oder deren Fehlen) werfen jedoch die Frage auf, ob die derzeitigen Kinderimpfstoffe mit einem angemessenen Sicherheitsprofil akzeptiert werden können. Da Säuglinge und Kinder diejenigen sind, die nach der Impfung möglicherweise am stärksten durch Komplikationen gefährdet sind, ist eine strengere Bewertung möglicher impfstoffbedingter gesundheitsschädlicher Auswirkungen in pädiatrischen Bevölkerungsgruppen dringender erforderlich als bisher.*

### Nr. 6: Aluminiumadjuvantien in Impfstoffen, die in den Körper injiziert werden, können von Makrophagen ins Gehirn transportiert werden.

Im Jahr 2013 wiesen die französischen Wissenschaftler Dr. Romain Gherardi und Dr. Josette Cadusseau von der Université Paris-Est in einer Studie mit dem Titel „Slow CCL2-Dependent Translocation of Biopersistent Particles from Muscle to Brain" (Langsame CCL2-abhängige Translokation biopersistenter Partikel vom Muskel zum Gehirn) nach, dass ein Aluminiumadjuvans, wenn es einer Maus injiziert wurde, ein Jahr später im Gehirn landete. Die Autoren der Studie äußerten ernsthafte Bedenken hinsichtlich dieser neuen Entdeckung:

*Die kontinuierlich ansteigende Anzahl der Dosen dieses biologisch schwer abbaubaren Adjuvans in der Bevölkerung kann schleichend bedenklich werden, insbesondere im Falle einer Überimmunisierung oder einer unreifen/veränderten Blut-Hirn-Schranke.*[19]

„Schleichend bedenklich“ sollte jedem Elternteil Anlass zur Sorge geben. Worüber die Forscher echte Bedenken äußern – die zunehmende Anzahl der Dosen –, ist leider genau das, was Kindern seit Anfang der 1990er-Jahre zugemutet wird, als sich die Dosen im US-Impfkalender und weltweit mehr als verdreifacht haben, was weitgehend auf die Einführung neuer, Aluminium enthaltender Impfstoffe zurückzuführen ist.

Diese französische Entdeckung wartete mit einer weiteren, wichtigen Nuance auf: CCL-2 ist ein Zytokin, das „Monozyten, T-Gedächtniszellen und dendritische Zellen an den Entzündungsherden rekrutiert, die entweder durch Gewebeverletzungen oder Infektionen hervorgerufen werden.“.[0] Einfach ausgedrückt: CCL-2 löst Alarm für das Immunsystem aus und „Makrophagen“ kommen herbeigestürmt. Makrophagen sind Fresszellen, sozusagen die Müllmänner des Immunsystems; sie ziehen durch den Körper und fressen Trümmer, Infektionserreger und dergleichen. Gelangt ein Aluminiumadjuvans in den Körper, wird es vom Körper nicht erkannt, da es sich um eine fremde, künstliche Substanz handelt. Die Makrophagen schnappen es sich, haben aber nicht die Mittel, es zu beseitigen, also schleppen sie es mit sich und bringen es zu Weichteilstellen im Körper wie dem Gehirn. Und raten Sie mal, was das Immunsystem des Gehirns tut, wenn es auf Aluminium trifft, eine fremde Substanz, die es nicht erkennt? Es reagiert, oder anders ausgedrückt: Es wird aktiviert.

### Nr. 7: Aluminiumadjuvantien bleiben wesentlich länger im Gehirn, als man dachte.

Im Jahr 2015 zeigte eine weitere Studie derselben Wissenschaftlergruppe an der Université Paris-Est mit dem Titel „Biopersistence and Brain Translocation of Aluminum Adjuvants of Vaccines“ (Biopersistenz und Hirntranslokation von Aluminiumadjuvantien in Impfstoffen), dass Aluminiumadjuvantien langsam ins Gehirn gelangen, wo sie dann möglicherweise für immer bleiben.[21]

Die französischen Wissenschaftler erklärten, dass Aluminiumadjuvantien aufgrund ihrer „Biopersistenz“ eine langfristige Immunantwort hervorrufen können, was im Grunde bedeutet, dass unser Körper nicht imstande ist, sich von Aluminiumadjuvantien zu befreien, da es sich um eine künstliche Substanz handelt, die wir nicht auf natürliche Weise loswerden:

> *So zirkulieren Alaun und andere biologisch schwer abbaubare Stoffe, die an der Peripherie von Phagozyten aufgenommen werden, im Lymph- und Blutkreislauf und können über ein „trojanisches Pferd" ins Gehirn gelangen, ähnlich dem Mechanismus, der von infektiösen Partikeln genutzt wird. Ältere Experimente haben gezeigt, dass die Verabreichung von Alaun womöglich Funktionsstörungen und Schäden im ZNS verursachen, was Zweifel darüber aufkommen lässt, wie unbedenklich Alaun genau ist.*

Dies ist ein Moment, der es wert ist, etwas miteinander zu verknüpfen, das wir vorhin gelernt haben. Erinnern Sie sich an Paul Patterson? Er sagte: „Im Gehirn autistischer Menschen findet eine permanente Aktivierung des Immunsystems statt." Was, wenn das Immunsystem des Gehirns einfach nur dasitzt im ständigen Kampf mit Aluminium und nicht weiß, wie es das Zeug aus dem Körper herausbekommen soll? Was, wenn dies die Ursache der Entzündung ist, von der Carlo Pardo-Villamizar 2005 sprach?

### Nr. 8: Geringe Dosen mit Aluminiumadjuvantien sind tatsächlich gefährlicher.

Im Herbst 2016 lieferte eine aufschlussreiche Studie über Aluminiumadjuvantien, „Non-linear Dose-Response of Aluminium Hydroxide Adjuvant Particles: Selective Low Dose Neurotoxicity (Nichtlineare Reaktion auf eine Dosis mit Aluminiumhydroxid-Adjuvanspartikeln: Selektive Neurotoxizität bei niedriger Dosis) weitere schlechte Nachrichten und Erkenntnisse.[22] Das Fazit dieser Untersuchung hat unser Verständnis von Aluminiumadjuvantien revolutioniert. In der Zeitschrift *Toxicology* zeigten sich die französischen Studienautoren besorgt über die weitverbreitete Verwendung von Aluminiumadjuvantien:

> *Bedenken hinsichtlich der Ungefährlichkeit [des Aluminiumadjuvans] traten auf, nachdem bei einigen Personen seine unerwartet lang anhaltende Biopersistenz in Immunzellen erkannt wurde und Berichte über das chronische Müdigkeitssyndrom, kognitive Dysfunktionen, Myalgie, Dysautonomie und Autoimmun-/Ent-*

*zündungsmerkmale, die zeitlich mit der Verabreichung mehrerer Aluminium enthaltender Impfstoffe zusammenhängen, veröffentlicht wurden.*

Anhand von Mausmodellen entdeckten sie auch ein alarmierendes und einzigartiges Merkmal des Aluminiumadjuvans: Niedrige, gleichbleibende Dosen waren neurotoxischer als eine einzelne (große) Bolusdosis:

*Wir schlussfolgern, dass Alhydrogel [Aluminiumadjuvans], das in niedriger Dosis in die Muskeln von Mäusen injiziert wird, selektiv eine langfristige Anhäufung von Aluminium im Gehirn und neurotoxische Effekte auslösen kann. Um dieses unerwartete Ergebnis zu erklären, bezieht sich eine Methode, die zukünftig untersucht werden könnte, auf die Größe des Adjuvans, da die injizierten Suspensionen, die der niedrigsten, nicht aber den höchsten Dosen entsprechen, ausschließlich kleine Agglomerate in dem Größenbereich der Bakterien enthielten, von denen bekannt ist, dass sie das Einfangen und vermutlich auch den Transport durch Monozyten-Vorläuferzellen begünstigen. Auf jeden Fall erscheint die Ansicht, die Neurotoxizität von Alhydrogel gehorche der Regel „Die Dosis macht das Gift" der klassischen chemischen Toxizität, zu simpel.*

„Vaccine Papers" bietet mehr Einblick:

*Bemerkenswerterweise ergab die Studie, dass die niedrigste Menge (200 mcg/kg) die giftigste war! Bei vielen Ergebnissen zeigten die Dosierungen von 400 und 800 mcg/kg keine beobachtbaren schädlichen Wirkungen, wohl aber die von 200 mcg/kg. Die geringe Toxizität der höheren Dosierungen scheint eine Folge der dosisabhängigen Entzündung an der Injektionsstelle zu sein. Die hohen Dosen verursachten eine intensive Entzündung an der Injektionsstelle und bildeten „Granulome"; die Menge von 200 mcg/kg führte nicht zur Bildung von Granulomen. ... Dies deutet darauf hin, dass es gefährlicher und schädlicher ist, viele kleine Injektionen eines Aluminiumadjuvans zu verabreichen als eine große Einzelinjektion, die ein Granulom hervorrufen kann.*

Die französischen Wissenschaftler bestritten auch die Art und Weise, wie die FDA und die CDC über die Toxizität von Aluminiumadjuvantien dachten, und meinten im Grunde, dass der gegenwärtige Ansatz falsch sei: „Als mögliche Konsequenz könnte der Vergleich der Exposition mit Impfstoffadjuvantien mit anderen, nicht relevanten Aluminiumexpositionen, z. B. mit löslichem Aluminium und anderen Expositionswegen, keine gültigen Ansätze darstellen."

Die französischen Wissenschaftler kamen zu dem Schluss, der alle Eltern beunruhigen sollte: „Vor dem Hintergrund der großen Entwicklung impfstoffbasierter Strategien weltweit könnte die vorliegende Studie darauf hindeuten, dass die Toxikokinetik und Sicherheit von Aluminiumadjuvantien neu bewertet werden müssen."

Diese Schlussfolgerung wirft die Frage auf: Wie wird die Unbedenklichkeit von Aluminium von der FDA und der CDC für die Verwendung in Kinderimpfstoffen bestimmt? Es ist kaum zu glauben, aber die Erklärung, dass die Injektion von Aluminiumadjuvantien in den Körper von Neugeborenen unbedenklich sei, basiert auf einer einzigen Studie, die 2011 von dem FDA-Wissenschaftler Dr. Robert J. Mitkus veröffentlicht wurde.[23] „Updated Aluminum Pharmacokinetics Following Infant Exposures through Diet and Vaccination" (Aktualisierte Pharmakokinetik nach der Exposition von Säuglingen gegenüber Aluminium durch Ernährung und Impfung) scheint eine beruhigende Antwort auf etwaige Bedenken der Eltern zu sein, auf die Mitkus in der Zusammenfassung der Studie direkt eingeht:

> *Da in der Öffentlichkeit Bedenken geäußert wurden, dass in Impfstoffen enthaltenes Aluminium ein Risiko für Säuglinge darstellen könnte, haben wir eine aktuelle Analyse zur Unbedenklichkeit von Aluminiumadjuvantien entwickelt.*

Die einzige biologische Forschung, die Mitkus bei seiner Sicherheitsbewertung berücksichtigte, war lediglich eine Studie, in der Aluminiumcitrat (statt Aluminiumhydroxid) Erwachsenen (statt Babys) infundiert (statt injiziert) wurde. Es ist schwierig, dieses scheinbar unbedeutende Detail in den richtigen Kontext zu stellen. Bei keinem anderen Medikament der Welt (mit Ausnahme von Impfstoffen) würden die Sicherheitsstandards jemals bestimmt werden, ohne dass das eigentliche Produkt (Aluminiumhydroxid) in der richtigen Art und Weise (intramuskuläre Injektion) an die richtige Patientenpopulation (Säuglinge) verabreicht wird.

„Vaccine Papers" sieht Mitkus' Studie in einem anderen Licht:

> *Mitkus (2011) ist der beste wissenschaftliche Beweis für die Fürsprecher von Impfstoffen, die die Ungefährlichkeit von Aluminiumadjuvantien verteidigen. Die Studie ist jedoch mit fatalen Fehlern behaftet und unglaublich schlecht. Sie basiert nicht auf Toxizitätsexperimenten mit einem echten Aluminiumadjuvans; relevante Studien, die den zugrunde liegenden Annahmen widersprechen, werden einfach ignoriert … Nanopartikel von Aluminiumadjuvantien unterscheiden sich stark von gelösten Aluminiumionen, folglich sind Experimente mit gespritztem Aluminiumadjuvans der einzige wissenschaftlich gültige Weg, um die Ungefährlichkeit injizierter Aluminiumadjuvantien nachzuweisen. Untersuchungen, bei denen die Probanden oral lösliche Aluminiumsalze aufnehmen, können die Sicherheit von Aluminiumadjuvantien nicht verifizieren; Studienmodelle mit nur gelöstem Aluminium zur Bestimmung der Toxizität der Partikel sind unzulässig; es ist wissenschaftlich nicht vertretbar, die Toxizität der Partikel von Aluminiumadjuvantien zu ignorieren. Warum verlassen sich die Impfstoffbefürworter auf Studien zur oralen Einnahme, um die Sicherheit von Aluminiumadjuvantien zu verteidigen? Weil es keine experimentellen Untersuchungen gibt, die zeigen, dass die Injektion dieser Adjuvantien unbedenklich ist! Sie stehen mit leeren Händen da.*

Anfang 2018 nahm eine im renommierten *Journal of Inorganic Biochemistry* veröffentlichte Arbeit die Sicherheitsstandards für Aluminiumadjuvantien in Impfstoffen ins Visier. Unter dem Titel „Critical Analysis of Reference Studies on the Toxicokinetics of Al-Based Adjuvants" (Kritische Analyse von Referenzstudien über die Toxikokinetik von Adjuvantien auf Aluminiumbasis) befasste sich der Artikel mit den Grenzen von Studien, insbesondere mit der von Robert J. Mitkus, auf die sich sowohl die FDA als auch die CDC stützten, um Aluminium in Kinderimpfstoffen für „ungefährlich" zu erklären.[24] Zu den Autoren der Studie aus Frankreich und Großbritannien gehörten die meisten der weltweit führenden Experten für die Neurotoxizität von Aluminium, darunter Dr. Romain Gherardi, Dr. Guillemette Crepeaux und Dr. Christopher Exley; sie äußerten scharfe Kritik:

> *Bis heute sind Aluminiumadjuvantien an sich, und das mag überraschen, noch nicht Gegenstand offizieller experimenteller Untersuchungen gewesen, auch wenn die Neurotoxizität von Aluminium bestens bekannt ist.*

Die Autoren der Studie erwähnen auch eine lange Liste aller Länder, die Studien vorgelegt haben, die aluminiumhaltige Impfstoffe bei chronischen Krankheiten implizieren:

> *In vielen Ländern wurde über das Auftreten von Myalgie und Arthralgie, chronischer Müdigkeit und neurologischen Störungen nach mehrfachen Injektionen aluminiumhaltiger Impfstoffe gegen Hepatitis B, Tetanus und humane Papillomaviren (HPV) berichtet: Australien, Kanada, Dänemark, Frankreich, Großbritannien, Italien, Israel, Japan, Mexiko, Portugal und USA.*

Der Kern ihrer Arbeit? Keine der bisher durchgeführten Untersuchungen zur Unbedenklichkeit von Aluminium sagt tatsächlich aus, ob Aluminium sicher ist. Alle Autoren dieser Studie haben ihre eigenen biologischen Untersuchungen zu Aluminiumadjuvantien durchgeführt und festgestellt, dass es hochgradig neurotoxisch ist. Ihr Fazit:

> *Sowohl der Mangel als auch die gravierenden Schwächen der Referenzstudien legen dringend nahe, dass neuartige experimentelle Studien zur Toxikokinetik von Aluminiumadjuvantien langfristig durchgeführt werden sollten, einschließlich der Exposition gegenüber sowohl Neugeborenen als auch Erwachsenen, um ihre Unbedenklichkeit zu gewährleisten und das Vertrauen der Bevölkerung in aluminiumhaltige Impfstoffe wiederherzustellen.*

Ausdrücke wie „Mangel“ und „gravierende Schwächen“ sind keine Wörter, die man hören möchte, wenn man als CDC oder FDA bestätigen muss, dass etwas ungefährlich ist, wenn es den Anschein hat, es sei nicht im Entferntesten wahr. Andererseits sind „Mangel“ und „gravierende Schwäche“ auch keine Wörter, die Sie hören wollen, wenn Sie ein Elternteil sind und Ihre Aufgabe darin besteht, das Leben Ihres Kindes zu schützen.

### Nr. 9: Aluminium bewirkt eine Immunaktivierung im Gehirn.

Eine 2015 veröffentlichte Studie aus dem Nahen Osten stellt eine wichtige Brücke zwischen Aluminiumadjuvantien und IL-6, dem Zytokin, das während einer Immunaktivierung freigesetzt wird, dar. In diesem Fall verwendeten Wissenschaftler Aluminium, um bei Ratten Alzheimer auszulösen, was ihnen offenbar gelang, und es zeigte sich, dass Aluminium einen vierfachen Anstieg des IL-6 verursachte:

> *Die Ergebnisse zeigten auch, dass die Verabreichung von Aluminium die proinflammatorischen Zytokine TNF-α des Hippocampus um das 3,8-fache, IL-6 um das 4-fache und iNOS um das 3,8-fache im Vergleich zur normalen Kontrollgruppe erhöhte.*[25]

Diese Studie ist entscheidend, um mehrere Entdeckungen miteinander zu verbinden. Wir wissen, dass eine Immunaktivierung im Gehirn Autismus auslösen kann. Wir wissen, dass Aluminium hochgradig neurotoxisch und dürftig untersucht ist, aber wir brauchen klare Beweise dafür, dass Aluminium selbst eine Immunaktivierung herbeiführen kann. Wie Sie bereits erfahren haben, ist einer der wichtigsten Biomarker für eine Immunaktivierung das Zytokin IL-6, das, wie diese Studie zeigte, durch Aluminium freigesetzt wurde. Darüber hinaus sorgte dieses injizierte Aluminium für die Synthese von IL-6 im Gehirn der Ratten, was bedeutet, dass das Aluminium seinen Weg durch den Körper und ins Gehirn fand, wie wir bereits erfahren haben.

### Nr. 10: Der Impfstoff gegen Hepatitis B produziert IL-6 bei postnatalen Ratten.

Als der folgende Artikel in China veröffentlicht wurde, schaffte er es weder in die landesweiten Nachrichten noch löste er eine Reaktion bei der CDC aus, obwohl er das hätte tun sollen. Wahrscheinlich lag es am Titel, denn der hatte es in sich: „Neonatal Vaccination with Bacillus Calmette-Guérin (BGC) and Hepatitis B Vaccines Modulates Hippocampal Synaptic Plasticity in Rats“ (Die Impfung von Neugeborenen gegen Bacillus Calmette-Guérin und Hepatitis B verändert die synaptische Plastizität des Hippocampus bei Ratten). Und die Wissenschaftler wollten nicht beweisen, dass Impfstoffe mitunter Autismus auslösen, obwohl sie dies taten; sie mussten also die gesamte Arbeit von Patterson kennen und den Zusammenhang zwischen IL-6 und Immunaktivierung und Autismus verstehen. Sie mussten auch über die neuen

Erkenntnisse zur Toxizität von Aluminiumadjuvantien, über die Auswirkungen niedriger Dosen und über die Tatsache, dass Aluminiumadjuvantien ins Gehirn gelangen, Bescheid wissen. Und sie mussten einen Artikel aus China gelesen haben, der viele andere Themen abdeckte.[26] „Vaccine Papers" hat ausgiebig über diese Studie geschrieben:

> *Dies ist die erste Arbeit, die die Auswirkungen der Immunaktivierung durch Impfungen auf die Hirnentwicklung untersucht. Alle anderen Studien zur Immunaktivierung haben sich im Wesentlichen pathologischer Zustände bedient, die eine Infektion imitieren und ein starkes Fieber auslösen … Diese Studie aus dem Jahr 2016 zeigt, dass Impfstoffe die Hirnentwicklung durch Immunaktivierungen beeinflussen können. Daher sind die Versuche zur Immunaktivierung für Impfstoffe relevant … Der Hepatitis-B-Impfstoff erhöhte die IL-6-Konzentration im Hippocampus (die einzige Hirnregion, die auf Zytokine untersucht wurde).*

Die Wissenschaftler der „Vaccine Papers" fahren fort und erklären den Zeitpunkt, an dem die Schäden in den mit dem Hepatitis-B-Impfstoff geimpften Ratten auftraten:

> *Ein wichtiges Ergebnis der BCG/Hep-B-Studie an Ratten ist, dass viele der Wirkungen des Impfstoffs gegen Hepatitis B erst im Alter von acht Wochen auftraten. Dieser Befund untergräbt die Behauptungen über die Sicherheit von Impfstoffen, die fast immer auf kurzfristigen Ergebnissen von wenigen Tagen oder Wochen beruhen. Darüber hinaus sind acht Wochen bei Ratten eine lange Zeit; acht Wochen alte Ratten sind fast ausgewachsen. Dies deutet darauf hin, dass es Jahre oder Jahrzehnte dauern kann, bis beim Menschen impfstoffbedingte Nebenwirkungen auftreten, und es steht in Einklang mit dem, was über Immunaktivierungen und Schizophrenie bekannt ist. Eine Immunaktivierung beim Fötus kann 20 bis 30 Jahre später zu Schizophrenie führen.*

Diese Studie war außergewöhnlich. Es gab drei verschiedene Gruppen von Ratten: eine bekam einen BCG-Impfstoff injiziert (wird in den USA nicht verabreicht), eine zweite wurde gegen Hepatitis B geimpft (geschieht in den USA am ersten Lebenstag) und die dritte war eine Kontrollgruppe ohne Impfstoff. Der BCG-Impfstoff enthielt *kein* Aluminiumadjuvans und die Auswirkungen von BCG auf das Gehirn der Ratten waren tatsächlich positiv! Die Nager mit dem Hepatitis-B-Impfstoff zeigten jedoch die Art von Immunaktivierung, die wir bei Autismus beobachten (hoher Wert von IL-6). Dies ist ein biologischer Beweis für den Zusammenhang zwischen einem Impfstoff, der einem postnatalen Tier verabreicht wird und eine Immunaktivierung auslöst, einschließlich des Zytokinmarkers für Autismus, IL-6; das ist eine wissenschaftliche Premiere.

Ende 2016 replizierten dieselben chinesischen Wissenschaftler ihre eigene Arbeit und konzentrierten sich diesmal ausschließlich auf die biologischen Auswirkungen des Hepatitis-B-Impfstoffs; die Studie trägt den Titel „Neonatal Hepatitis B Vaccination Impaired the Behavior and Neurogenesis of Mice Transiently in Early Adulthood" (Neonatale Hepatitis-B-Impfung beeinträchtigte vorübergehend das Verhalten und die Neurogenese von Mäusen im frühen Adultstadium). Ihre Ergebnisse waren bekräftigend und beunruhigend und sie erwähnten ausdrücklich das Risiko für Autismus: „Diese Arbeit zeigt zum ersten Mal, dass eine frühe Impfung gegen Hepatitis B (HBV) Beeinträchtigungen im Verhalten und in der Neurogenese des Hippocampus hervorruft; die Studie liefert innovative Daten, die den seit Langem vermuteten möglichen Zusammenhang zwischen HBV mit bestimmten neuropsychiatrischen Störungen wie Autismus und Multipler Sklerose belegen."[27]

## Nr. 11: Hohe Aluminiumkonzentrationen finden sich ausschließlich im Hirngewebe von Autisten.

Anfang Dezember 2017 veröffentlichten Dr. Christopher Exley von der Keele University in England und seine Kollegen eine Arbeit, die zum ersten Mal das Hirngewebe von Menschen mit Autismus untersuchte, um den darin enthaltenen Aluminiumgehalt zu bestimmen.[28] Mit der weltweit vollständigsten Datenbank über Aluminiumkonzentrationen in menschlichen Gehirnen (über hundert) waren Exley und seine Kollegen in einer hervorragenden Position, die Ergebnisse ihrer neuen Studie in den richtigen Kontext zu stellen, wie Exley bei der Erläuterung der zukunftsweisenden Ergebnisse sagte:

> *Während der Aluminiumgehalt in jedem der fünf Gehirne [von Menschen mit Autismus] schockierend hoch war, war es die Lokalisierung des Aluminiums im Hirngewebe, die als herausragende Beobachtung diente … Die neuen Erkenntnisse deuten stark darauf*

> *hin, dass Aluminium bei ASS über entzündungsfördernde Zellen, die sich im Blut und/oder in der Lymphflüssigkeit mit Aluminium beladen haben, ins Gehirn gelangt, ähnlich wie dies für Monozyten an Injektionsstellen für Impfstoffe einschließlich Aluminiumadjuvantien gezeigt wurde.*[29]

Exleys Zitat enthält einen Verweis auf „Monozyten an Injektionsstellen" und eine Interaktion zwischen Monozyten und Aluminium, die unbedingt beachtet werden muss. Ein „Monozyt" ist eine Art weißes Blutkörperchen; eine Form der Monozyten ist ein „Makrophage", den wir bereits besprochen haben. Exley sagt, dass Makrophagen Aluminium, das über einen Impfstoff injiziert wird, direkt ins Gehirn eskortierten. Die Position des Aluminiums innerhalb des Gehirns von Autisten ist das wichtigste Ergebnis von Exleys Studie, denn sie dient als Marker für den Weg, den das Aluminium genommen hat, um ins Gehirn zu gelangen. In einer privaten E-Mail an den Direktor des National Institute of Mental Health erklärte Exley, die Position des Aluminiums im Gehirn diene ihm als Beweis, „dass Aluminiumadjuvantien von einer Injektionsstelle zum Gehirn transportiert werden können". In einem Blog-Beitrag ging Exley auf denselben Punkt ein:

> *Ich habe die gleichen Zellen gesehen, die wir an einer Injektionsstelle [von der Impfung] erkennen werden, die Aluminium ins Hirngewebe von Personen transportieren, die an Autismus gestorben sind.*

## Elf Entdeckungen verweisen auf Autismus

Abbildung 5.2 zeigt in einfachen Worten, wie den veröffentlichten Studien zufolge ein Aluminiumadjuvans Autismus auslösen kann. Wie die Wissenschaft zeigt, wird Autismus durch eine Immunaktivierung verursacht; das Aluminiumadjuvans in Impfstoffen kann das Immunsystem des Gehirns aktivieren und ist neurotoxischer als bisher angenommen. Aluminium kann IL-6 freisetzen, das entscheidende Zytokin bei Autismus. Chinesische Wissenschaftler verwendeten – zum ersten Mal weltweit – einen Impfstoff, um eine Immunaktivierung zu induzieren, und verzeichneten erhöhte IL-6-Spiegel bei Ratten. Und britische Wissenschaftler entdeckten außergewöhnlich hohe Aluminiumkonzentrationen im Gehirn autistischer Menschen, insbesondere in den Zellen, den Makrophagen, die dazu dienten, das Aluminium von der Injektionsstelle ins Gehirn zu befördern.

Ich kann nicht umhin, alles, was ich hier lese und sehe, mit den Erfahrungen zu verknüpfen, die ich mit meinem eigenen Sohn machte. Mein 2002 geborenes Kind schien nach jedem Impftermin kränker zu werden und sein Kopf ihm stets wehzutun. Und mit jedem Impftermin traten ungewöhnliche Verhaltensweisen und seltsame Bewegungen auf. Eine 2017 in *Nature* veröffentlichten Studie, in der beschrieben wurde, wie Kinder mit Autismus eine vergrößerte Stirn entwickelten, rief eine traurige Erinnerung an das Schicksal meines Sohnes in mir hervor:

> *Bei Kindern mit Autismus-Spektrum-Störungen (ASS) wurde eine Vergrößerung des Gehirns beobachtet, aber der Zeitpunkt dieses Phänomens und der Zusammenhang zwischen ASS und dem Auftreten von Verhaltenssymptomen sind unbekannt. Retrospektive Untersuchungen des Kopfumfangs und des Hirnvolumens in Längsrichtung bei Zweijährigen, wobei diese Messungen im Alter von vier Jahren nochmals wiederholt wurden, haben gezeigt, dass ein größeres Hirnvolumen schon früh in der Entwicklung auftreten kann.*[30]

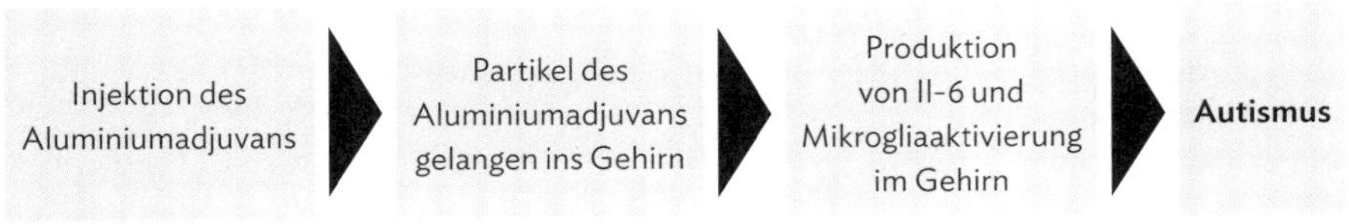


**Abb. 5.2:** Wie ein Aluminiumadjuvans Autismus auslösen kann. Mit freundlicher Genehmigung von „Vaccine Papers".

Hielte die obige Theorie darüber, wie Autismus ausgelöst wird, nicht als gute Erklärung dafür her, warum diese Kinder große (geschwollene) Köpfe haben? Wie Sie wissen, führt die Immunaktivierung zu dem, was Paul Patterson „eine permanente Aktivierung des Immunsystems" im Gehirn autistischer Menschen nannte. Und raten Sie mal: Eine permanente Aktivierung des Immunsystems bedeutet eine Entzündung … die zu einem „großen Gehirn" und einer „geschwollenen Stirn" führt. Ist das der Grund, warum autistische Kinder dafür bekannt sind, dass sie mit dem Kopf schlagen? Vielleicht würden Sie das auch tun, wenn Ihr Gehirn permanent entzündet wäre.

Die neu entdeckte Rolle des Aluminiums bei der Auslösung einer Immunaktivierung im Gehirn ändert alles an der Wissenschaft über Impfstoffe und Autismus, da sie eine klare biologische Grundlage dafür schafft, wie eine Impfung Autismus verursachen kann. Ende 2017 formulierte Exley das Risiko, auf das er sich einließ, weil er öffentlich über den Zusammenhang zwischen Impfstoff und Autismus sprach, mit schwarzem Humor:

> *Ich bin sehr umsichtig. Ich lege meinen Hals nur dann auf die Guillotine, wenn es absolut notwendig ist. Und dieser Zeitpunkt ist jetzt.*[31]

Was muss geschehen, damit unsere Gesundheitsbehörden sich einen Ruck geben und sich der Wahrheit stellen? Wir haben eine neue, glaubwürdige biologische Wissenschaft, die uns zeigt, dass wir unseren Babys absichtlich Schaden zufügen und wahrscheinlich die Autismus-Epidemie auslösen. Wie Christopher Exley sagte:

> *Wir müssen sorgfältig darüber nachdenken, ob dieser Impfstoff ein lebensrettender Impfstoff ist oder nicht. Wenn nicht, sollten wir ihn nicht mit einem Aluminiumadjuvans verwenden.*[32]

## Warum eine biologische Basis wichtig ist

1953 pinselte Adele B. Croninger, die in ihrem Forschungslabor auf dem Campus der Washington University in St. Louis arbeitete, die todgeweihten weißen Mäuse dreimal wöchentlich mit einer flüssigen Lösung aus Zigarettenteer ein. Sie erinnerte sich daran, dass „den Nagern nach etwa acht Monaten zuerst das Fell auf der eingestrichenen Fläche verloren ging und anschließend kleine Warzen oder Papillome, wie wir sie nennen, auftraten … und im elften Monat des Einpinselns hatten wir unseren ersten Krebs."[33] Croningers akribische Laborarbeit war ein Meilenstein in der Wissenschaft. Ausgehend von diesem Mausexperiment fiel der erste Dominostein und das Endergebnis war die ultimative rechtliche und moralische Zurechtweisung der damals mächtigsten Industrie der Welt, der Tabakindustrie.

Croningers Studie aus dem Jahr 1953 wurde in *Cancer Research* veröffentlicht[34]; der Titel des Artikels nahm gewissermaßen ihr Fazit vorweg: „Experimental Production of Carcinoma with Cigarette Tar" (Experimentelle Herbeiführung von Karzinomen mit Zigarettenteer). In dem Experiment wurden 81 Mäuse mit Zigarettenteer bestrichen, 59 Prozent entwickelten

Papillome [Tumore], 44 Prozent Hautkrebs. Croninger und die Co-Autoren der Studie stellten fest, es sei „nicht bekannt … welcher Anteil oder welche Anteile im Tabakteer krebserregend sind", gleichwohl hielten sie weitere Studien auf diesem Feld für „dringend" notwendig, in der Hoffnung, „praktische Aspekte der Krebsprävention" fördern zu können.

Croningers Arbeit ist ein hervorragendes Beispiel für die biologische Wissenschaft, ein wissenschaftlicher Ansatz, bei dem ein klarer Zusammenhang zwischen Ursache und Wirkung einer potenziell toxischen Substanz (Tabakteer) und einem Versuchstier hergestellt wird. Ihre Studie von 1953 löste in der Tabakindustrie Panik aus, weil die Ergebnisse unanfechtbar waren: Es gab einen Zusammenhang von Tabakteer und Krebs.

In der Autismusforschung haben wir jetzt unsere eigenen Mausstudien, die meisten wurden seit 2010 veröffentlicht, und sie zeigen genau, wie Impfstoffe Autismus auslösen. Im Gegensatz zu gefälschten epidemiologischen Studien (siehe Teil 1), bei denen Bestandteile des Impfkalenders (MMR, Thiomersal) mit manipulierbaren Bevölkerungsdaten analysiert werden, hat es die biologische Wissenschaft viel schwerer, sich vor der Wahrheit zu verstecken.

Ich möchte aus zwei Gründen kurz auf den MMR-Impfstoff eingehen. Erstens machen viele mir bekannte Eltern die MMR-Impfung dafür verantwortlich, dass ihr Kind Autismus entwickelt hat. Zweitens ist der MMR-Impfstoff ein Lebendimpfstoff mit abgeschwächten Viren, enthält aber kein Aluminiumadjuvans. Wie kann das sein? In vielerlei Hinsicht macht die MMR-Impfung die Geschichte mit dem Aluminiumadjuvans tatsächlich hieb- und stichfest, denn sie provoziert eine sehr starke Reaktion des Immunsystems und löst die Freisetzung eines Transportmechanismus für Makrophagen aus, ein Zytokin, das als MCP-1 bekannt ist. Wie „Vaccine Papers" erklärt:

> *Wenn MCP-1 von Mikroglia gebildet wird, wandern Makrophagen aus dem gesamten Körper ins Gehirn … „MCP" steht für „macrophage chemoattractant protein" (Makrophagen-Chemoattraktorprotein), was natürlich seine wichtigste Funktion beschreibt, nämlich Makrophagen herbeizuordern … Die Bildung von MCP-1 wird durch einige Arten der Immunaktivierung stimuliert; daher kann ein Impfstoff, der MCP-1 stimuliert, dafür sorgen, dass AANs [Nanopartikel des Aluminiumadjuvans] (z. B. aus früher erfolgten Impfungen) ins Gehirn gelangen. Einige Infektionen oder Toxine induzieren MCP-1; interessanterweise rufen Aluminiumadjuvantien MCP-1 hervor, was darauf hindeutet, dass sie ihren eigenen Transport stimulieren*

*können ... Wir können spekulieren, dass AANs aus Impfstoffen jahrelang „inaktiv" bleiben können, bis die MCP-1-Produktion angeregt wird. Das Zytokin MCP-1 bewirkt, dass Makrophagen, die AANs enthalten, AANs mobilisieren und ins Gehirn und in andere empfindliche Gewebe transportieren; dies könnte einige der Schäden durch den MMR-Impfstoff erklären. Die MMR-Impfung wird im Alter von 15 bis 18 Monaten verabreicht, nachdem aluminiumhaltige Impfstoffe (im Alter von 0, 2, 4 und 6 Monaten) injiziert wurden. Der Masern-Impfstoff kann die MCP-1-Produktion stimulieren, daher kann der MMR-Impfstoff den Transport der AANs (die aus älteren Impfstoffen herrühren) ins Gehirn anregen. Dies könnte erklären, wie der MMR-Impfstoff eine Aluminiumtoxizität verursachen kann, obwohl er kein Aluminiumadjuvans enthält.*

Einfach ausgedrückt, führt der MMR-Impfstoff, der normalerweise erst verabreicht wird, wenn ein Kind 13 Monate alt ist (und bereits 20 andere Impfungen erhalten hat) dazu, das gesamte Aluminium, das sich bereits im Körper befindet, aufzusammeln und es direkt ins Gehirn zu bringen, indem er Makrophagen herbeiruft, die den Transport von Aluminium beschleunigen. Dies würde sicherlich helfen, die Zustände vieler mir bekannter Kinder zu erklären, bei denen Anfälle und Regressionen unmittelbar nach der MMR-Impfung auftraten.

1999 gab die FDA als Reaktion auf ein neues Gesetz (FDA Modernization Act) öffentlich bekannt, dass der Quecksilbergehalt in Kinderimpfstoffen – durch ein Konservierungsmittel namens Thiomersal, das in Kapitel 3 besprochen wurde – die Sicherheitsstandards überschritten hatte. Da die Autismusquoten in die Höhe schossen und viele Eltern bei ihren Kindern nach Impfterminen Veränderungen feststellten, hielt man die Quecksilberhypothese für stichhaltig. Anders als bei Aluminium „benötigen" Impfstoffe kein Thiomersal, um wirksam zu sein; die einzige Rolle, die es spielt, ist die eines Antibiotikums in Impfstofffläschchen mit Mehrfachdosis. Als die Umstellung auf Fläschchen mit Einzeldosis erfolgte, verschwand der Bedarf an Thiomersal, und es wurde bis 2003 weitgehend aus den Impfstoffen entfernt. Seitdem hat ein „natürliches Experiment" die Wahrscheinlichkeit verringert, Thiomersal habe eine zentrale Rolle bei Autismus gespielt, obwohl die Injektion von Quecksilber bei Säuglingen nach wie vor eine sehr gefährliche Angelegenheit ist und zweifellos Schäden verursacht hat. Tatsächlich veröffentlichte sogar die CDC eine Studie, die zeigte, Thiomersal führe dazu, dass

Kinder vermehrt an Tics leiden. Im Gegensatz zu Aluminiumadjuvantien stimuliert Thiomersal das Immunsystem nicht übermäßig, was – allen neu veröffentlichten wissenschaftlichen Erkenntnissen zum Vorteil gereichend – erklärt, warum Aluminium und nicht Quecksilber der Auslöser für eine Immunaktivierung im Gehirn von Säuglingen zu sein scheint, die Autismus verursacht. Wie „Vaccine Papers" erklärt:

> *Es gibt Hinweise darauf, dass Thiomersal in Impfstoffen Schäden verursacht. Es ist idiotisch, Säuglingen oder schwangeren Frauen Thiomersal in welcher Menge auch immer zu injizieren.*

## Die Briefe von drei weltweit führenden Wissenschaftlern

Mitte 2017 taten die drei weltweit führenden Wissenschaftler, die für diese maßgeblichen Entdeckungen verantwortlich waren, etwas Außergewöhnliches: Sie schrieben private Briefe an die Direktoren der drei Behörden, die den öffentlichen Gesundheitsdienst der USA konstituieren: die CDC, die Food and Drug Administration (FDA) und die National Institutes of Health. Ihre Briefe waren eine Warnung vor den neu entdeckten Gefahren des Hilfsstoffs Aluminium und wie er mit Autismus zusammenhängt. Ich war ermutigt, aber auch etwas erstaunt, als ich die Briefe las, die den Briefkopf der jeweiligen Universität trugen. Hier sind drei Auszüge; der erste stammt von Dr. Christopher Shaw von der University of British Columbia:

> *Wir haben den Einfluss von Aluminiumadjuvantien in Tiermodellen für neurologische Erkrankungen, einschließlich der Autismus-Spektrum-Störungen (ASS), untersucht ... Diese Studien und die umfassendere Literatur zur Toxizität von Aluminium führen fast ausnahmslos zu dem Schluss, dass Aluminium in jeder chemischen Form bei Verabreichung an Menschen immer neurotoxisch ist. Ferner bin ich überzeugt, dass Aluminiumadjuvantien in Impfstoffen über die gesamte Lebensdauer hinweg zu neurologischen Störungen beitragen. Bei Erwachsenen können solche Adjuvantien eine makrophagische Myofasziitis, eine Krankheit mit neuropathologischen Aspekten, auslösen. Bei Kindern mehren sich die Hinweise, dass Aluminiumadjuvantien Entwicklungsprozesse im Zentralnervensystem stören und daher bei anfälligen Kindern mitunter zu ASS beitragen ... Im Hinblick auf das oben Gesagte bin ich der Meinung,*

*dass die Behauptung der CDC auf ihrer Webseite, „Impfstoffe verursachen keinen Autismus", völlig unbegründet ist.*

Von Dr. Romain Gherardi von der Université Paris-Est:

*Ich bin Experte auf dem Gebiet der Toxizität von Aluminiumadjuvantien in Studien an Menschen und Tiermodellen. Ich arbeite auf diesem Gebiet seit der Erstbeschreibung der durch aluminiumhaltige Impfstoffe induzierten Makrophagen-Myofasziitis im Jahr 1998. Seit dieser Zeit habe ich 40 von Experten begutachtete wissenschaftliche Publikationen sowie ein Buch zu diesem Thema verfasst. Ich unterstütze nachdrücklich die Behauptung, dass Aluminiumadjuvantien in Impfstoffen bei der Ätiologie von Autismus-Spektrum-Störungen (ASS) möglicherweise eine Rolle spielen. Meine Ansicht stützt sich auf die bedeutende und wachsende Anzahl von Fachkollegen begutachteten wissenschaftlichen Erkenntnissen, die den Zusammenhang zwischen ASS und der Exposition gegenüber Aluminium durch Impfungen und anderen Quellen herstellen.*

Von Dr. Christopher Exley von der Keele University:

*Ich bin Experte für Aluminiumadjuvantien und Aluminiumtoxizität. Ich arbeite seit mehr als 30 Jahren auf diesem Gebiet und habe in dieser Zeit mehr als 150 wissenschaftliche Artikel zu diesem Thema veröffentlicht, die von Fachkollegen begutachtet wurden … Als Experte auf dem oben genannten Gebiet erkläre ich hiermit, dass weitere Untersuchungen zur Rolle von Aluminiumadjuvantien in Impfstoffen und zu neurologischen Erkrankungen, einschließlich ASS, unerlässlich und dringend erforderlich sind.*

## Ein französischer Nobelpreisträger ergreift das Wort

Ende 2017 wurde in Frankreich unter der Führung des ehemaligen französischen Premierministers Édouard Philippe ein obligatorisches Impfdekret erlassen. Laut der Zeitung *The Independent* war Philippes Aufgabe aufgrund der allgemeinen Stimmung in Frankreich in Bezug auf Impfungen eine Herausforderung:

> *Eine unlängst durchgeführte Umfrage ergab, dass mehr als drei von zehn Franzosen kein Vertrauen in Impfstoffe haben; nur 52 % der Befragten gaben an, dass die Vorteile einer Impfung die Risiken überwögen.*[35]

Dr. Luc Montagnier, der wohl berühmteste Wissenschaftler Frankreichs, verschärfte die Herausforderungen Frankreichs bei der Verabschiedung eines Impfgesetzes und beschloss, sich in die Debatte über Impfstoffe einzumischen, kurz nachdem Ex-Premierminister Philippe seine Absichten bekannt gegeben hatte. Montagnier ist ein französischer Virologe, der 2008 den Nobelpreis für Medizin für seine Entdeckung von HIV sowie den Nachweis, dass es zu AIDS führt, erhielt. Er hat Dutzende renommierter Preise gewonnen und ist Mitglied sowohl der Akademie der Wissenschaften als auch der Akademie der Medizin.

Anfang November 2017 hielt Montagnier eine Pressekonferenz gegen die „Impfdiktatur" im Pariser Théâtre Michel ab, um das vorgeschlagene Gesetz zur Impfpflicht zu diskutieren. Neben Montagnier stand ein weiteres Schwergewicht der wissenschaftlichen Welt auf der Bühne, und zwar Dr. Henri Joyeux, ein ehemaliger Professor für Onkologie und Preisträger des renommierten Antoine-Lacassagne-Preises der Ligue Nationale Contre le Cancer. Ihre Kommentare waren erschreckend ehrlich und klar und warnten die französische Bevölkerung eindringlich vor den Gefahren von Impfstoffen.

Montagnier eröffnete seine Pressekonferenz mit den Worten, dass seine Motivation darin bestehe, „ganz Frankreich und die Welt zu alarmieren", und dass er und Henri Joyeux „die Abgeordneten [des französischen Parlaments] auffordern, nicht für dieses Gesetz zu stimmen, das den Interessen der Gesundheit der Kinder zuwiderläuft und Ärzten und Familien ein industrielles und administratives Diktat auferlegt." Die beiden Ärzte fuhren ihre eigenen Geschütze gegen Aluminium auf und stimmten in den Tenor aller anderen hier besprochenen Wissenschaftler ein, die sich mit Aluminium auseinandersetzen:

> *Die Summe der vorgeschlagenen Impfungen belastet den Säugling mit einer übermäßigen Menge Aluminium, ein biopersistentes Adjuvans, das seine Schädlichkeit lokal an der Injektionsstelle und seine Tiefenwirkung in Form von Aggregaten im Gehirn und in anderen Körperbereichen (Knochen, Nieren) gezeigt hat, wie auch bei den Staub atmenden Arbeitern bei der Bauxitgewinnung nach-*

*gewiesen wurde (sogenannte Berufskrankheiten). Darüber hinaus wurde festgestellt, dass Aluminium in Veterinärimpfstoffen toxisch sowie direkt oder indirekt verantwortlich ist für Sarkome (Krebserkrankungen) im Impfbereich innerhalb von drei Jahren nach der Impfung und in anderen Körpergegenden; fünf Jahre später treten folgende Erkrankungen auf: Osteosarkome, Fibrosarkome, Chondrosarkome sowie Sarkome in Gliedmaßen, Brust und Bauch. Werden unsere Katzen besser behandelt als unsere Kinder, da Aluminium von einer Tochtergesellschaft von Sanofi aus den Veterinärimpfstoffen entfernt wurde?*

## Gesegnet von Dr. Pattersons Kollegen

Paul Patterson, der Caltech-Wissenschaftler, deruns erstmals half zu verstehen, wie eine Immunaktivierung Autismus auslösen kann, verstarb 2014. Nach einem Blogbeitrag im Februar 2017, in dem ich über seine Pionierarbeit und die anderen Entdeckungen geschrieben hatte, erhielt ich eine E-Mail von seiner Witwe Carolyn:

> *Ich habe Ihren Artikel mit mehreren Personen geteilt, die mit PHP [Dr. Paul Patterson] gearbeitet haben, und alle begrüßen Ihre Schlussfolgerungen. Als Wissenschaftler würde sich keiner von ihnen der aktuellen Impfpolitik als solcher entgegenstellen, gleichwohl sind sie sich der zahlreichen Berichte über Verhaltensänderungen bei einer Gruppe von Kindern im Alter von etwa 18 Monaten bewusst – was dem Zeitpunkt entspricht, an dem Impfungen verabreicht werden. Sie sind von Ihren Zusammenhängen beeindruckt und wissen Ihren Scharfsinn zu schätzen.*[36]

Ich möchte einige Anmerkungen zu Carolyn Pattersons E-Mail machen. Erstens, die Gruppe von Studien, die ich Ihnen gerade in ihrem zugrunde liegenden Kontext vorgestellt habe, wurden von Pattersons Protegés „begrüßt". Zweitens fühlte sich seine Witwe trotz dieser „positiven Bewertung" angehalten, mir zu sagen, dass keiner dieser Wissenschaftler sich gegen die Impfpolitik „stellen" werde, was bedeutet, sie schrecken davor zurück, den Zusammenhang zwischen Autismus und Impfungen zu bestätigen (weil sie nicht das Gleiche erleben wollen wie Dr. Wakefield) – so tabu ist der Zusammenhang zwischen Impfungen und Autismus in der etablierten Welt der Wissenschaft. Sogar Paul Patterson Protegés, also die Wissenschaftler, die vielleicht am ehesten verstehen können, wie ein Impfstoff zu Autismus führen kann, scheuen sich davor, das Thema anzusprechen. In derselben E-Mail schilderte mir Carolyn Patterson die Geschichte ihres kleinen Neffen: „Meine Schwester und ihr Mann bekamen 18 Monate vor der Geburt unseres Sohnes einen Jungen. Es stellte sich heraus, dass er eine Autismus-Spektrum-Störung entwickelte, und während er erst spät mit dem Sprechen begann, stellte meine Schwester große Unterschiede in seinem Verhalten fest, nachdem er mit 18 Monaten geimpft wurde“, schrieb sie. „Meine Schwester ließ seine Blutwerte untersuchen und es zeigte sich, dass sein Blut stets eine extrem hohe Metallbelastung aufwies“, fuhr sie fort.

Paul Pattersons Neffe entwickelte nach seinen Impfungen regressive Veränderungen – ja, Paul Patterson, der Mann, der entdeckte, wie eine Immunaktivierung zu Autismus führt.

Ich habe mich oft über Wissenschaftler gewundert, die zwar die Wahrheit über die Ursache von Autismus kennen, sich aber bisher noch nicht öffentlich dazu geäußert haben. Wie können sie das mit sich vereinbaren und damit leben? Wäre Paul Patterson noch am Leben, um nur ein Beispiel zu nennen, würde er neben Wissenschaftlern wie Professor Exley stehen und öffentlich die Wahrheit über Immunaktivierungen, Impfstoffe und seinen eigenen Neffen preisgeben. Aber was ist mit den vielen anderen?

Ende 2016 bestätigten zwei Wissenschaftler in einer eidesstattlichen Erklärung all das, was ich mir erhofft hatte, und noch mehr. Und es waren nicht irgendwelche Wissenschaftler, sondern die Doktoren Andrew Zimmerman und Richard Kelley, die beiden wohl weltweit führenden Autismusforscher. Ihre enge Beziehung zum Vaccine Court, dem „Impfgericht“, hätte die Autismus-Epidemie im Jahr 2009 fast beendet, und ihre anhaltende Bereitschaft, die Wahrheit zu sagen, wird wahrscheinlich, wie ich hoffe, sehr bald zum Ende dieser Epidemie beitragen.

KAPITEL 6

# Die Rechtslage ermöglicht die impfbedingte Entstehung von Autismus

*Mit hoher medizinischer Gewissheit stelle ich auch fest, dass die Impfungen, die Yates im Alter von elf Monaten während seiner Krankheit verabreicht wurden, die unmittelbare Ursache für seine autistische Regression waren, da diese Impfungen die Leistungsfähigkeit seiner geschwächten Mitochondrien, das Gehirn – das Gewebe mit dem höchsten Energieverbrauch im Körper – mit ausreichender Energie zu versorgen, weiter beeinträchtigten.*

**Dr. Richard Kelley,** Professor für Kinderheilkunde,
Johns Hopkins University (Kennedy Krieger Institute)[1]

Es gibt nur wenige Menschen auf der Welt, von denen ich glaube, dass sie die Autismus-Epidemie im Alleingang beenden können. Der Direktor der CDC wäre einer, der Präsident der American Academy of Pediatrics wahrscheinlich ein anderer; Dr. Andrew Zimmerman, der ehemalige Direktor der medizinischen Forschung am renommierten Kennedy Krieger Institute der Johns Hopkins University, wäre der dritte Kandidat.

Jahrelang war Zimmerman als Sachverständiger am Vaccine Court tätig, um die Behauptungen von Eltern zu bestreiten, Impfungen hätten den Autismus ihrer Kinder verursacht. Und als amtierender nationaler Experte für das Thema Autismus in der Wissenschaftswelt besaßen Zimmermans Meinungen enormes Gewicht: Seine schriftliche Aussage trug dazu bei, die Ansprüche der Familien von mehr als 5.000 Kindern mit Autismus während einer Art Sammelklage im Jahr 2009 vor dem Vaccine Court abzuschmettern, wie ich gleich erläutern werde.

In den späten 1990er-Jahren kam ein junger Arzt frisch von der medizinischen Fakultät als Assistenzarzt zum Kennedy Krieger Institute in Baltimore und arbeitete eng mit Andrew Zimmerman zusammen, sein Name war Jon Poling. Im Jahr 2000 erlebte Dr. Polings 19 Monate alte Tochter Hannah nach ihren Impfungen eine erhebliche Regression in autistisches Verhalten, genau wie bei meinem Kind. Im Gegensatz zu mir und meinem Sohn hatten Hannahs Eltern Zugang zum weltweit modernsten Forschungszentrum über Autismus. Zimmerman und mehrere seiner Kollegen, darunter Dr. Richard Kelley, der Labordirektor des Kennedy Krieger Institute (KKI), versuchten herauszufinden, was mit ihr geschehen war und warum.

Natürlich war jeder am KKI zunächst skeptisch, dass Impfstoffe bei Hannahs Regression eine Rolle gespielt haben sollten, auch Jon Poling selbst. Er war ein entschlossener Neurologe, der in Georgetown sowohl sein Examen (MD) als auch seinen Doktorgrad (PhD) in Medizin absolviert bzw. erlangt hatte. Er und seine Frau Teri hatten Hannah komplett durchimpfen lassen und in den darauffolgenden Jahren erklärte er immer wieder, er hätte es nicht geglaubt, wenn er es nicht selbst gesehen hätte.

Durch eine unerwartete Serie von Ereignissen hätten die Doktoren Poling und Zimmerman, Kollegen an der renommiertesten Autismus-Forschungseinrichtung der Welt, die Autismus-Epidemie im Jahr 2008 fast beendet. Am Beispiel Hannah Polings gelangte Zimmerman zu der Überzeugung, dass Impfstoffe unter bestimmten Umständen tatsächlich zu Autismus führen können, womit er seine bisherige Einstellung revidierte. Wie jeder gute Wissenschaftler schien Zimmerman bereit zu sein, dorthin zu gehen, wo ihn die Beweise hinführten, selbst zu dem Zusammenhang zwischen Impfungen und Autismus, so unbequem es auch gewesen sein mag.

Zimmermans Expertenmeinung darüber, was die Ursache für Hannahs Autismus gewesen sein konnte, löste angesichts des enormen Gewichts, das er in der wissenschaftlichen Gemeinschaft hatte, und seiner langjährigen Rolle als Sachverständiger eine Panik sowohl bei der CDC als auch beim Justizministerium aus. Sie führte zu einer schnellen Einigung mit den Polings, die 2010 über 20 Millionen Dollar Entschädigung erhielten, aber nicht bevor Hannahs Geschichte weltweit bekannt wurde.[2]

Ich hatte immer viele Fragen zu dem Fall Hannah/Jon Poling, Zimmerman und Kelley. Bald nach dem Nachrichtenspektakel verschwanden die Polings aus der Öffentlichkeit und man hat nie wieder etwas von ihnen gehört. Aus Quellen weiß ich, dass das Justizministerium den Eltern klargemacht hat, dass sie sich ruhig verhalten müssten, wenn sie ihre gerichtliche Entschädigung erhalten wollten; sie scheinen sich daran gehalten zu haben.

Erst vor Kurzem haben sich die Doktoren Zimmerman und Kelley jedoch privat bereit erklärt, als Sachverständige im ersten Verfahren über Impfschäden seit mehr als 30 Jahren vor Gericht auszusagen. Bei dem Prozess handelt es sich um einen Fall medizinischer Fahrlässigkeit in Tennessee, in dem behauptet wird, ein Kinderarzt habe in Kauf genommen, dass ein Kind Autismus entwickelte, indem er es geimpft hat, obwohl das eindeutig mit einem allzu großen Risiko verbunden gewesen sein soll, und zwar basierend auf früheren Reaktionen, die das Kind auf Impfungen zeigte. Der Name des Jungen ist Yates Hazlehurst und er war einer der drei „Testfälle" der bereits erwähnten Sammelklage von Eltern autistischer Kinder im Jahr 2009 – nur ein Jahr vor der Einigung des US-Justizministeriums mit der Familie Poling –, ein Fall, der teilweise aufgrund Zimmermans schriftlicher Aussage verloren ging.[3]

Zimmerman und Kelley legten als Sachverständige eidesstattliche Aussagen ab. Bezeichnend ist, dass sie in Zukunft *zugunsten* der Familie Hazlehurst aussagen würden, um zu bestätigen, dass in Yates Fall Impfstoffe seinen Autismus verursacht hätten. Ja, Sie haben richtig gelesen: Im Jahr 2009 endete das Verfahren der Sammelklage mit der Entscheidung, dass Yates Hazlehursts Autismus nicht durch eine Impfung verursacht worden sei, eine Entscheidung, die zum Teil auf Zimmermans Aussage beruhte – und eine Entscheidung, die als Grundlage dafür diente, die Entschädigungsansprüche für mehr als 5.000 andere Kinder abzulehnen. Machen Sie einen Zeitsprung ins Jahr 2017: Kelley und Zimmerman sind Sachverständige für dasselbe Kind und beide sagen „mit angemessener wissenschaftlicher Gewissheit", Impfstoffe hätten Yates Autismus verursacht. Schon verwirrt? Ich weiß, dass ich es war. Beginnen wir am Anfang.

## Das „Impfgericht" (Vaccine Court)

Wenn Impfstoffe Autismus verursachen, sollte man meinen, dass das „Impfgericht" ein guter Ort wäre, um die Beweise dafür zu finden. Entschädigungsforderungen enthalten in der Regel ausführliche Angaben über Zeitrahmen, medizinische Tests und ärztliche Meinungen; sie lesen sich eher wie Fallberichte in medizinischen Fachzeitschriften als juristische Vergleiche.

Der ursprüngliche Zweck des Vaccine Court (offiziell als „Office of Special Masters of the U.S. Court of Federal Claims" bezeichnet), das durch den National Childhood Vaccine Injury Act von 1986 gegründet wurde, bestand darin, alle Forderungen amerikanischer Bürger wegen Impfschäden schnell und zügig zu begleichen. Das Vaccine Court ist Teil des Department of Health and Human Services (HHS, Ministerium für Gesundheitspflege und Soziale Dienste der Vereinigten Staaten). Wenn Sie infolge eines Impfschadens eine Petition beim Impfgericht einreichen, verklagen Sie eigentlich die Bundesregierung und der Anwalt, der die Regierung vertritt (und daher Ihre Forderung ablehnt), wird ein Anwalt des Justizministeriums sein. Ein ordentliches Gerichtsverfahren vor dem Vaccine Court gibt es nicht; es gibt keine Geschworenen, nur einen einzigen, vom Gericht ernannten „Special Master", der sich Ihren Fall anhört und eine Entscheidung trifft.

Seit 1989, als das Vaccine Court seine Arbeit aufnahm, haben diese „Special Masters" mehr als 3,8 Milliarden Dollar an durch Impfstoffe geschädigte Amerikaner (Kinder und Erwachsene) ausgezahlt.[4] Seit Bestehen des Gerichts gab es 1.200 eingereichte Klagen wegen Todesfällen und 18.000 wegen Impfschäden. Der DTP-Impfstoff ist der häufigste, gegen den Klagen eingereicht werden, wobei der MMR-Impfstoff an zweiter Stelle steht. Von den Personen, die vor Gericht Forderungen stellen, erhalten etwa 34 % am Ende eine Entschädigung; 2017 war mit etwas mehr als 282 Millionen Dollar das Jahr mit den meisten Entschädigungszahlungen.

Rolf Hazlehurst, ein stellvertretender Generalstaatsanwalt aus Tennessee, war ein scharfer Kritiker des Impfgerichts, insbesondere da er sich als Kläger im Namen seines Sohnes Yates durchkämpfen musste, von dem er glaubt, dass er als Folge seiner Impfungen Autismus entwickelt habe. In einem Memorandum an den US-Kongress im Jahr 2013 beschrieb Rolf Hazlehurst das Gericht:

> *Das Impfgericht ist kein ordentliches Gericht; es ist ein Verwaltungsverfahren, in dem die elementarsten Rechtsregeln nicht gelten. Beim Vaccine Court gelten das Recht auf Akteneinsicht, Beweisregeln und das Zivilprozessrecht nicht, es gibt auch keinen Richter oder eine Jury. Beim Impfgericht wird das amerikanische Rechtssystem durch einen sogenannten „Special Master" ersetzt; ein Special Master ist ein von der Regierung ernannter Staatsanwalt.*[5]

## Warum gibt es das Impfgericht?

Es mag wie eine Grundsatzfrage erscheinen, ist es aber nicht. Der Zweck des Impfgerichts besteht darin, das Impfprogramm zu schützen, nicht die Unbedenklichkeit des Impfstoffs zu überwachen oder Gerechtigkeit walten zu lassen. Das Jahr, in dem das Vaccine Court seine Arbeit aufnahm – 1989 –, ist für diese Geschichte bedeutsam, denn es ist auch das Geburtsjahr, auf das viele als den Beginn eines raketenhaften Anstiegs der Zahl autistischer Kinder hinweisen. 1989 geschahen noch drei weitere wichtige Dinge: Der Hepatitis-B-Impfstoff wurde zugelassen, ebenso der Hib-Impfstoff und zum ersten Mal wurde eine zweite Dosis des MMR-Impfstoffs für alle amerikanischen Kinder empfohlen.

Als das Impfgericht 1986 gegründet wurde, gab es in den USA nur drei Impfstoffe – gegen DTP, Polio und MMR –, und die Impfquoten lagen landesweit zwischen 50 und 60 %.[6] Heute gibt es elf Impfstoffe für Kinder, die in Mehrfachdosen verabreicht werden, wobei die Impfquoten in den gesamten USA bei etwa 90 % liegen. Es gibt einen großen Unterschied zwischen dem Markt, zu dessen „Schutz" das Impfgericht geschaffen wurde, und dem heutigen Markt. In bloßen Zahlen ausgedrückt: Es werden jedes Jahr fast viermal so viele Impfdosen an Kinder verabreicht wie 1986, obwohl die US-Bevölkerung im selben Zeitraum nur um 0,3 % gewachsen ist. Ab 1989 verwandelte sich der US-Impfkalender schnell von dem, den das Impfgericht unterstützen sollte, zu einem weitaus komplexeren Programm. Dies ist kein Zufall; das Vaccine Court hat die Impfstoffhersteller von jeglicher Haftung befreit, wodurch sich die Risiko-/Nutzenrechnung zu ihren Gunsten stark verändert hat.

Als das Gericht ins Leben gerufen wurde, wurde das Wort „Autismus" nicht einmal diskutiert, doch später, in den späten 2000er-Jahren, brachte der Begriff das gesamte Gericht und das Impfprogramm fast zum Erliegen.

## Gesetzesänderungen machen es fast unmöglich, Forderungen durchzusetzen

Nur wenige wissen, dass das Vaccine Court 1995 seine Gesetze änderte, um es Klägern zu erschweren, vor Gericht zu gewinnen, was vor allem auf die steigende Zahl der erhobenen Klagen zurückzuführen ist, als der Impfkalender aufgebläht wurde. Durch die Überarbeitung seiner Tabelle der Impfschäden – eine Liste „akzeptierter" Schäden durch verschiedene Impfstoffe – setzte das Gericht stillschweigend den Standard für den Nachweis eines Impfschadens deutlich herauf. Ein einfaches Beispiel: Entschädigungen wegen DTP-Impfungen, die zu Hirnverletzungen führten, wurden in etwa 25 % der eingereichten Fälle vor den Gesetzesänderungen von 1995 gezahlt und nur in 5,4 % der Fälle nach den Änderungen, was einem Rückgang von mehr als 80 % entspricht.[7] Barbara Loe Fisher, die Präsidentin des National Vaccine Information Center, sagte 1999 vor dem Kongress aus:

> *Der Hauptgrund, warum das Vaccine Injury Compensation Program (Programm zur Entschädigung von Impfschäden) so konfliktreich geworden ist und drei von vier Antragstellern abweist, ist, dass das Department of Health and Human Services (DHHS, Ministerium für Gesundheitspflege und Soziale Dienste) mit Unterstützung des Department of Justice (DOJ, Justizministerium) seine Ermessensbefugnis ausgeübt hat, um eine Liste von zu Recht entschädigungspflichtigen Nebenwirkungen aus der Tabelle der Impfschäden zu streichen und damit die Leitgrundsätze der Mutmaßung aufzuheben.*[8]

Das Erkennen von Impfschäden ist keine leichte Aufgabe; nur wenige Ärzte sehen die Anzeichen. Wie in Kapitel 2 erwähnt, gibt es in den USA ein System zur Meldung von Impfschäden, die Datenbank namens Vaccine Adverse Event Reporting System (VAERS). Schätzungen zufolge erfasst VAERS etwa 1 % aller Impfschäden;[9] wie viele davon schaffen es bis zum Vaccine Court? Ein Bruchteil eines Bruchteils eines Bruchteils von 1 %. (Ich kann keine genauen Daten finden, aber die Zahl ist garantiert winzig, sonst wäre das Impfgericht vor Klägern aus allen Nähten geplatzt.)

Es ist die mühsame Aufgabe der Eltern, „unerwünschte Ereignisse" nachzuverfolgen und das, obwohl Kinderärzte fast nie alle möglichen Nebenwirkungen erklären. Den Eltern wird möglicherweise gesagt, sie müssten mit einer Rötung an der Injektionsstelle, einer Schwellung, eventuell auch mit etwas Aufregung oder leichtem Fieber bei ihrem Kind rechnen; nichts, was man bei einem Säugling mit Paracetamol nicht beheben könnte.

Wenn Sie sich heute die Webseite eines Anwalts des Vaccine Court durchlesen, werden Sie feststellen, wie jemandem mit einem Impfschaden böse mitgespielt wird. Richard Gage & Associates, einer der führenden Anwälte für Impfstoffe im Land, informiert potenzielle Klienten darüber, dass „die Entschädigung für einen Impfschaden ein komplexer, manchmal äußerst schwieriger Prozess ist".[10] Die Eltern eines entschädigten Kindes berichten über ihre Erfahrung:

> *Die Anwälte des DOJ [Justizministerium] waren respektlos und streitsüchtig … Beim Entschädigungsprogramm sollte es um Schadensersatz und nicht um die Verteidigung des Impfstoffprogramms gehen.*[11]

In einem kritischen Bericht vom November 2014 über das Impfgericht, erstellt vom Government Accountability Office (US-Bundesrechnungshof), wurde festgestellt, dass das Gericht nicht das leistet, wozu es angeblich geschaffen wurde: eine schnelle und faire Entschädigung für Impfschäden zu erwirken.[12] In dem Bericht wurde darauf hingewiesen, dass die meisten Klagen „mehrere Jahre brauchen, um gerichtlich entschieden zu werden", wobei 51 % mehr als fünf Jahre benötigen.

Eltern, die vor Gericht Ansprüche geltend gemacht haben, berichten, dass das Entschädigungsprogramm sich als eher „feindselig" erwiesen habe und eine Verjährungsfrist (drei Jahre ab dem Zeitpunkt des Auftretens des Schadens) beinhalte, die die Wahrscheinlichkeit verringert, dass Eltern überhaupt Ansprüche geltend machen können. Dies ist weitaus schlimmer, wenn es um Autismus geht, eine Erkrankung, die bei der Gründung des Gerichts nicht einmal in Betracht gezogen wurde. Wie Hazlehursts Memo weiter erklärt:

> *Das Dilemma beim Prozessieren vor dem Vaccine Court ist folgendes: Nach dem Impfgesetz müssen die Eltern eines impfgeschädigten Kindes, bevor sie vor Gericht klagen können, zunächst rechtzeitig eine Klage beim Impfgericht einreichen. Das Impfgesetz hat jedoch eine Verjährungsfrist von drei Jahren, die mit dem ersten Anzeichen eines auftretenden Impfschadens beginnt. Gemäß dem Impfkalender der CDC erhalten Kinder ihre ersten Impfungen entweder bei der Geburt oder im Alter von zwei Monaten. In den meisten Fällen wird Autismus bei Kindern jedoch erst dann diagnostiziert, wenn sie drei oder vier Jahre alt sind. Daher ist zu dem Zeitpunkt, an dem bei einem Kind Autismus festgestellt wird, die Verjährungsfrist vor dem Impfgericht abgelaufen und den Eltern wird für immer das Recht verweigert, vor Gericht zu klagen.*[13]

In einem Artikel der *Washington Post* aus dem Jahr 1998 kritisierte der Journalist Arthur Allen die sich ändernden Standards des Vaccine Court und erläuterte den qualvollen (und letztlich verlorenen) Kampf einer Familie, deren Sohn als Folge des DTP-Impfstoffs eine schwere Behinderung aufwies.[14] Mit der geänderten Tabelle der Impfschäden, so Allen, „liegt die Beweislast in den meisten Fällen jetzt bei den Klägern, und das ist eine heikle Angelegenheit, denn bei Hirnerkrankungen ist der zu erbringende Beweis eine schwer nachvollziehbare Sache." Allen erwischte den ehemaligen medizinischen Direktor des Programms zur Entschädigung von Impfschäden, Dr. Geoffrey Evans, in einem schwachen Moment, als dieser den wahren Zweck des Impfgerichts erläuterte:

> *Es gibt auch ein größeres Problem. Sie möchten, dass Eltern ihre Kinder impfen lassen und deshalb soll aus den Unterlagen hervorgehen, dass Impfstoffe ungefährlich sind. „Ich behaupte nicht, dass die Entschädigung zu vieler Menschen die Unbedenklichkeit von Impfstoffen untergräbt, aber ich schaue im Internet nach und stelle fest, dass unsere Statistiken aus dem Zusammenhang gerissen sind", sagt [Dr. Geoffrey] Evans, der medizinische Direktor des Entschädigungsprogramms.*

Ich möchte etwas hervorheben, das Arthur Allen weiter oben geschrieben hat: „... aus den Unterlagen soll hervorgehen, dass Impfstoffe ungefährlich sind." Dr. Evans sah seine Aufgabe darin, das Impfprogramm zu schützen, und machte deutlich, dass die Entschädigung „zu vieler Menschen" infolge von Impfschäden die Unbedenklichkeit des Impfstoffs stark „untergraben" könne. Warum ist das von Bedeutung? Weil das Gericht kurz nach Evans Bemerkung mit Klagen von viel „zu vielen Menschen" wegen etwas überrannt wurde, über das bei der Gründung des Vaccine Court 1986 noch nicht einmal gesprochen wurde: Autismus.

## Das Omnibus-Autismus-Verfahren (OAV)

Im Jahr 2002, vier Jahre nach Allens Artikel in der *Washington Post*, wurde das Impfgericht mit Hunderten von Klagen wegen Autismus überhäuft, einer (damals noch) seltenen Erkrankung, die einen explosionsartigen Anstieg erlebte; Anwälte warnten das Gericht, dass Tausende weitere Klagen auf dem Weg dorthin seien. Daraufhin erließ der Chief Special Master des Vaccine Court (der oberste Richter des Impfgerichts) Gary Golkiewicz im Juli 2002 die Anweisung, eine „ungewöhnliche Situation" anzugehen, mit der das Gericht konfrontiert war:[15]

> *Diese Situation ergibt sich aus der in den vergangenen Jahren geäußerten Besorgnis, dass bestimmte Kinderimpfungen zur offensichtlichen Zunahme der Diagnose einer Art schwerer neurologischer Entwicklungsstörung, bekannt als „Autismus-Spektrum-Störung" oder kurz „Autismus", führen oder dazu beitragen könnten.*

Die Lösung des Vaccine Court für die Bearbeitung der vielen Klagen war kompliziert, sorgfältig ausgearbeitet und letztendlich verhängnisvoll für die betroffenen Familien. Einfach ausgedrückt: Das Vaccine Court nahm mehr als 5.500 Klagen von Eltern entgegen, die behaupteten, Impfstoffe hätten den Autismus ihres Kindes verursacht, und fasste sie zu einer einzigen Gruppe zusammen. Sechs „Testfälle", die später auf drei reduziert werden sollten, wurden aus diesen 5.500 Klagen herausgegriffen, und die Ergebnisse der Testfälle zeigten Konsequenzen für die Gesamtheit der vor dem Gericht geltend gemachten Ansprüche. Die Eltern hatten die Wahl, dem Omnibus-Verfahren, einer Art Sammelklage, zuzustimmen, wodurch sie dem Ergebnis der Testfälle ausgeliefert waren, oder sie konnten unabhängig davon selbst vor Gericht klagen; die meisten entschieden sich für Ersteres. Zwischen der Aufnahme des Verfahrens und dem endgültigen Urteil der Special Masters vergingen sieben Jahre, und in dieser Zeit fanden viele Vertreter mit ihren besonderen Interessen Mittel und Wege, in das Verfahren einzugreifen und es zu korrumpieren, wie RosWayne Rohde in seinem 2014 erschienenen Buch *The Vaccine Court* erläuterte:

> *Das OAV wurde trotz all seiner guten Absichten schnell zu einem korrupten Gerichtsverfahren, nur um der Pharmaindustrie, den medizinischen Kreisen und unserer Regierung gefällig zu sein, anstatt eine Entschädigung für Tausende impfstoffgeschädigter Kinder und für die Zehntausende, die in Zukunft noch kommen werden, festzulegen.*[16]

Als die Anwälte, die die 5.500 Klagen vertraten, sich zu organisieren begannen, wurde die Wahl der Testfälle für den Ausgang des Verfahrens äußerst relevant und bot die erste Gelegenheit, das Gerichtsverfahren zu korrumpieren.

## Hannah Poling: Der unangefochtene Testfall

Als die Anwälte der Familien die Ansprüche durchgingen, um die perfekten Testfälle für das Omnibus-Verfahren zu finden, stach ein Fall hervor, der sich als solide und verteidigungsfähig zu erweisen schien: der Fall Hannah Poling, die Tochter von Dr. Jon Poling am berühmten Kennedy Krieger Institute. Die Regierung hatte jedoch einen Vorteil, der es ihr erlaubte, das Verfahren zu ihren Gunsten zu kippen: Sie konnte jede Klage einer Familie jederzeit beilegen, einschließlich der Klagen, die als mögliche „Testfälle" vorgebracht wurden. Die Anwälte des Justizministeriums erfuhren, dass Zimmerman glaubte, Hannah Polings Autismus sei tatsächlich durch ihre Impfungen verursacht worden. Am 30. November 2007 verfasste Zimmerman ein zweiseitiges Schreiben an den Anwalt der Polings, Clifford Shoemaker, und erklärte, dass er mit „angemessener medizinischer Gewissheit" glaube:

> *Die Ursache für die regressive Enzephalopathie bei Hannah im Alter von 19 Monaten war eine mitochondriale Dysfunktion, die durch impfstoffinduziertes Fieber und eine Immunstimulation, die die metabolischen Energiereserven überstieg, verschlimmert wurde. Dieser akute Verbrauch von Stoffwechselreserven führte zu einer dauerhaften, irreversiblen Hirnschädigung. Ohne dieses Ereignis [ihre Impfungen] hätte Hannah also möglicherweise ein normales und fruchtbares Leben geführt. Derzeit gehe ich davon aus, dass Hannah eine normale Lebensdauer haben wird, jedoch mit einer erheblichen, lebenslangen Behinderung.*[17]

Zimmermans medizinische Erklärungen, von denen einige an die Öffentlichkeit gelangten, wurden von den Impfstoffadvokaten bisweilen verdreht. Lassen Sie sich nicht täuschen: Was Zimmerman hier sagt, ist, dass Impfstoffe Hannahs Autismus ausgelöst hätten. Seine jüngsten Aussagen machen dies deutlich.

## Treten mitochondriale Störungen häufig auf oder nicht?

Mitochondriale Störungen, eine sogenannte Mitochondriopathie, sind eine Anomalie des Stoffwechsels. Ist ein Kind davon betroffen, verfügen die Zellen über nur wenig Energie und es besteht ein höheres Risiko, dass es durch eine Impfung völlig entkräftet wird und der Impfstoff eine negative Reaktion hervorruft, einschließlich Autismus. Ein Kind mit mitochondrialen Störungen ist nach einer Impfung anfälliger für eine Immunaktivierung. Befürworter von Impfstoffen möchten solche Mitochondriopathien unbedingt als etwas darstellen, das eher selten aufritt, aber das ist nicht der Fall; die Daten zeigen, dass 20 bis 50 % der Kinder mit Autismus eine Form von Mitochondriopathie haben.[18] Schlimmer noch, mitochondriale Störungen sind mitunter genetisch bedingt, können aber auch durch Giftstoffe in der Umwelt verursacht werden. So könnte ein gesundes Kind eine Reihe von Impfungen bekommen, daraufhin eine Mitochondriopathie entwickeln, dann ein zweites Mal mehrmals geimpft werden und an Autismus erkranken.

Eine Mitochondriopathie als ein bereits bestehendes Risiko für regressiven Autismus ist das, was die Ärzte des Kennedy Krieger Institute aus dem Fall Hannah Poling gelernt haben. Anhand ihrer Daten stellten sie fest, dass es eine „gefährdete Untergruppe" von Kindern gibt, die nach einer Impfung Autismus entwickeln, weil sie mitochondriale Probleme haben, die möglicherweise nicht erkannt werden. Hannahs Mitochondriopathie, von der ihr Vater gegenüber der Presse mehrmals erklärte, dass sie keinesfalls selten sei, war das, was die Impfstoffbefürworter zum Ärger von Jon Poling anführten, um Verwirrung in diesem Themenkontext zu stiften.

Im Jahr 2006 wurde im *Journal of Child Neurology*[19] eine Arbeit mit dem Titel „Developmental Regression and Mitochondrial Dysfunction in a Child with Autism" (Entwicklungsregression und mitochondriale Dysfunktion bei einem autistischen Kind) veröffentlicht. Es handelte sich um einen Fallbericht über ein einziges Kind, Hannah Poling, und er erzählte ihre ganze Geschichte. Die Autoren waren die Doktoren Jon Poling und Andrew Zimmerman. Beim Lesen der Studie wird klar, wie Zimmerman und andere am Kennedy Krieger Institute ihre Meinung über den Zusammenhang zwischen Impfstoff und Autismus ändern konnten: Hannahs Entwicklung veranlasste sie dazu, ihre klinischen Daten noch einmal zu überprüfen, wie sie erklärten:

> *Die in diesem Fall festgestellten subtilen Laboranomalien führten uns dazu, dass wir die Laboraufzeichnungen über andere autistische Patienten nachträglich auswerteten. Zwischen Januar 1995 und September 2002 wurden Aufzeichnungen des Kennedy Krieger Institute aus der Zeit von Januar 1995 bis September 2002 ausgewählt.*

Diese Studie wurde 2006 kaum publik gemacht, aber ein Teil ihrer Diskussion ließ nichts Gutes ahnen:

> *Kleinkinder mit einem gestörten zellulären Energiestoffwechsel sind daher im Alter zwischen 18 und 30 Monaten möglicherweise anfälliger für eine autistische Regression, wenn sie gleichzeitig Infektionen haben und geimpft werden.*

Hier ist entscheidend, dass die Ärzte des Kennedy Krieger Institute durch sorgfältige Forschungen an ihrer gesamten Patientenpopulation autistischer Kinder zu ihrem neuen Standpunkt kamen. Hannah Poling war der Auslöser, nicht die Grundlage für ihre Schlussfolgerungen.

## 20 Millionen Dollar Entschädigungsleistung

Ende 2007, als das Omnibus-Verfahren in vollem Gange war (eine endgültige Entscheidung wurde 2009 getroffen) und der Fall Hannah Poling offiziell als einer der drei Testfälle für das OAV vorgestellt wurde, taten die Anwälte des Justizministeriums etwas, das wahrscheinlich das Impfgericht und die Industrie, zu deren Schutz es existiert, gerettet hat: Sie legten den Fall Hannah Poling bei und nahmen ihn aus der Sammelklage des OAV heraus. Wie Jon Poling sagte:

> *Wir sind natürlich erfreut über die Entscheidung des HHS, unseren Fall beizulegen, aber mit der Konzession hatten wir NICHTS zu tun; dies war eine einseitige Entscheidung des HHS (erinnern Sie sich daran, dass das HHS der Beklagte ist und nicht der Impfstoffhersteller, da die Hersteller einen generellen Haftungsschutz haben, der durch das 1986 eingerichtete Vaccine Injury Program gewährt wird). Ich werde nicht über die offensichtliche Frage spekulieren – warum den Fall schließen? Hannahs Fall als Testfall im Omnibus-Autismus-Verfahren hätte einen Präzedenzfall für möglicherweise Tausende anderer Fälle dargestellt.*[20]

Das HHS schloss die Akten zum Fall Poling mit dem Ziel, die Impfstoffindustrie zu retten und zu verhindern, dass die Meinung Zimmermans an die Öffentlichkeit gelangte. Stellen Sie sich die Gegenreaktion im ganzen Land vor, die garantiert aufgetreten wäre, wenn die Amerikaner im Fernsehen und in den Medien die Wahrheit gehört hätten: Impfstoffe verursachten Autismus und die US-Regierung zahlte, um die Familie, deren Fall dies zweifelsfrei beweist, zum Schweigen zu bringen. Erinnern Sie sich an den Zweck des Vaccine

Court: Es soll zeigen, dass Impfstoffe unbedenklich sind, aber Hannahs Fall hat diesen Zweck infrage gestellt. Wie die meisten vor dem Vaccine Court verhandelten Fälle wurde auch der Fall Hannah Poling Ende 2007 vertraulich (mit einem Maulkorberlass für die Familie) beigelegt. Die meisten von uns hätten nie von Hannah gehört, wenn nicht einer der Anwälte, die die Familien vertreten hatten, dem Journalisten David Kirby Anfang 2008 den Entschädigungsbeleg zugespielt hätte.

Es ist absolut verwirrend, das gesamte Urteil über den Sieg der Familie Poling zu lesen. Es ist eine Schritt-für-Schritt-Erklärung dafür, wie ein Kind durch mehrfache Impftermine, etliche Arztbesuche, Einlieferungen in die Notaufnahme und dem wiederholten Verlust zuvor erreichter Meilensteine in der Entwicklung zunehmend autistisch wird.[21] Für einen Vater wie mich, der selbst einen an Autismus leidenden Sohn hat, löst dies einen schlimmen Fall von PTBS aus, mit vielen Übereinstimmungen zu unseren Erfahrungen mit Jamison.

Wie viele andere Kinder hatte auch Hannah „in den ersten 18 Monaten ihres Lebens immer wieder ihre Entwicklungsstufen erreicht".[22] Am 19. Juli 2000 erhielt sie bei einem Arzttermin fünf Impfungen (gegen DTaP, Hib, MMR, Windpocken [Varivax] und Polio [IPV]) und ihre Mutter, eine Prozessanwältin, berichtete, dass Hannah „zwei Tage nach ihren Impfungen über 39 °C Fieber hatte und lethargisch sowie gereizt war und lange Zeit weinte". Zwölf Tage nach ihren Impfungen stellte sie Hannah „mit einer Temperatur von knapp unter 39 °C, vermindertem Appetit und kleinen roten Punkten auf der Brust in der Kinderklinik vor". Das Personal der Notaufnahme diagnostizierte bei ihr „einen Impfausschlag nach der Windpockenimpfung". Das Urteil geht weiter mit einer scheinbar endlosen Liste von Besuchen bei Ärzten und Einlieferungen in der Notaufnahme wegen Ohrenentzündungen, untröstlichen Weinens, schmerzhaften Wasserlassens, Darmbeschwerden und vieler anderer körperlicher Probleme. Im Februar 2001 schließlich, etwa sieben Monate nach Hannahs Impftermin, erhielt sie von Andrew Zimmerman vom Kennedy Krieger Institute die Diagnose Autismus und er stellte fest, dass Hannah nach ihren Impfungen einen regressiven Hirnschaden hatte. Zähneknirschend gab man am Vaccine Court zu, dass die Impfstoffe für Hannahs Autismus verantwortlich seien:

> *Zusammenfassend ist die DVIC [Division of Vaccine Injury Compensation] zu dem Schluss gekommen, dass der Sachverhalt dieses Falls die gesetzlichen Kriterien für den Nachweis erfüllt, dass die Imp-*

*fungen, die das KIND [Hannah Poling] am 19. Juli 2000 erhielt, die zugrunde liegende Mitochondriopathie signifikant verschlimmerte, die sie anfällig machte für Defizite im zellulären Energiestoffwechsel und sich als eine regressive Enzephalopathie mit Merkmalen einer Autismus-Spektrum-Störung manifestierte. Der Beklagte empfiehlt daher, den Klägern eine Entschädigung zu gewähren.*[23]

Zimmermans Meinung hatte die Entschädigungszahlung in Hannahs Fall ins Rollen gebracht; zuvor hatte er eine Stellungnahme zu einem der anderen Testfälle abgegeben, zu dem von Michelle Cedillo. Er glaubte, dass Michelles Autismus nicht durch Impfstoffe verursacht worden sei. Ein von Zimmerman vorgelegtes schriftliches Memo war ein Hauptgrund dafür, dass alle drei verbleibenden Testfälle im Omnibus-Verfahren verloren gingen, wovon 5.500 Familien betroffen waren. Niemand wusste, dass Zimmerman zu dem Fall Hannah Poling eine andere Meinung vertrat. Rolf Hazlehurst erläuterte in seinem Memo an den US-Kongress diese Heuchelei:

*Die Regierung wollte nie, dass das amerikanische Volk von dem Fall Poling erfährt und hat hart dafür gekämpft, ihn unter Verschluss zu halten. Durch das Eingeständnis des Poling-Falls verhinderte die Regierung, dass Dr. Andrew Zimmerman in den Zeugenstand trat, denn dann hätte nachgewiesen werden können, dass ein und derselbe Sachverständige zwei unterschiedliche Berichte vorgelegt hatte. Der erste wurde öffentlich gegen die Kläger [in den anderen Testfällen] verwendet; der zweite, um ein Kind zu entschädigen, wobei in diesem Fall die Regierung das Beweismaterial, das ein starker Hinweis darauf ist, wie Impfstoffe zu Autismus führen können, unter Verschluss hielt.*

Hazlehurst konnte sich dennoch die unter Verschluss gehaltenen Einzelheiten des Hannah-Poling-Falls besorgen, darunter auch die vollständige Stellungnahme Zimmermans. Er schrieb:

*Die schriftliche Stellungnahme des Sachverständigen der Regierung auf dem Gebiet der Neurologie zeigt deutlich, dass er der Meinung ist, die besagten Impfstoffe seien eine direkte Ursache für die Entwicklung von Hannah Polings Autismus. Auch hier wäre Poling gegen HHS der vierte Testfall im Omnibus-Autismus-Verfahren*

> *gewesen, wenn die Regierung den Fall Poling nicht beigelegt hätte. Zu den unter Verschluss gehaltenen Beweisen gehört das Gutachten des Sachverständigen der Regierung, in dem erläutert wird, wie Impfstoffe Autismus auslösen können.*

Nachdem Zimmerman seine private Meinung zu Hannah Polings Fall geäußert hatte, wurde er im Endeffekt als Sachverständiger des Vaccine Court ausgeladen. Er war nie Teil des eigentlichen Omnibus-Autismus-Verfahrens gewesen (abgesehen von einem Memo, das er zuvor geschrieben hatte) und hatte nie die Möglichkeit, sich eine Meinung über Yates Hazlehurst zu bilden. Er wurde zu einer Belastung für das Impfgericht.

## Hannah sorgt für landesweite Nachrichten

Hannah Polings durchgesickerter Fall war der treibende Motor für die Impfstoffindustrie zur Schadensbegrenzung, da Hannahs Geschichte mehrere Abende lang das Top-Thema in den meisten Nachrichten war, insbesondere auf CNN, direkt vor der Tür der CDC in Atlanta. Julie Gerberding, zu jener Zeit Direktorin der CDC, erschien live vor den Kameras und sagte: „Die Regierung hat definitiv keine Erklärung abgegeben, dass Impfstoffe eine Ursache für Autismus seien. Das Ganze stellt nichts anderes als eine sehr besondere und sehr traurige Situation für die Familie des betroffenen Kindes dar."[24] Die „Verdrehung der Tatsachen" war natürlich, dass Hannahs Fall äußerst selten war, und es war stets dieselbe Verfremdung der Wahrheit: Hannahs Fall war einzigartig, sie litt an einer „mitochondrialen Dysfunktion", die keinen Einfluss auf die Debatte über Impfstoffe und Autismus nahm. Jon Poling hielt das für eine komplette Verzerrung der Tatsachen und schrieb: „Das Einzige, was am Fall meines kleinen Mädchens einzigartig ist, ist das Niveau der medizinischen Dokumentation: 5 bis 20 % der Patienten mit ASS haben eine mitochondriale Dysfunktion [eine Zahl, von der wir heute wissen, dass sie höher ist]."[25] In einem Interview auf CNN mit Dr. Sanjay Gupta schilderte Poling seinen Fall noch eindringlicher:

> **Dr. Gupta: Wir haben mit vielen Experten darüber gesprochen und sie sagen, dass Impfstoffe in keiner Weise Autismus verursachten. Sie sind Neurologe und Hannahs Vater; was sagen Sie dazu?**
> Dr. Poling: Das Department of Health and Human Services (HHS, Ministerium für Gesundheitspflege und Soziale Dienste)

gab zu, dass die medizinischen Probleme meiner Tochter, nämlich Autismus, Enzephalopathie und Krampfanfälle, durch Impfungen hervorgerufen wurden.

**Dr. Gupta: Das ist für viele Leute erschreckend zu hören, da man uns lange erzählt hat, es gebe so viele gute Dinge über Impfstoffe zu sagen, aber im Fall Ihrer Tochter stellte sich das als ein Problem heraus?**
Dr. Poling: Ich hätte es nicht geglaubt, bis es mir passiert ist. Bis ich die Regression feststellte und miterleben musste, wie ein normales 18 Monate altes Kleinkind an Autismus erkrankte, hätte ich es nicht für möglich gehalten.

**Dr. Gupta: Die Experten, mit denen ich gesprochen habe, einschließlich der Direktorin der CDC, Dr. Julie Gerberding, sagen: „Ein seltener Fall, das ist wahrscheinlich nicht die Norm, das ist vermutlich eine Ausnahme." Was sagen Sie dazu?**
Dr. Poling: Nun, ich glaube, in vielen Medien war zu hören: „Seltene zugrunde liegende genetische mitochondriale Erkrankung". Das sind sechs Wörter. Fünf davon sind nicht zutreffend, da wir heute wissen – 2001 wussten wir es noch nicht –, dass eine mitochondriale Dysfunktion nicht selten ist. Zweitens wissen wir nicht, ob sie zugrunde lag oder etwas war, das sich später entwickelte. Das einzig richtige Wort ist „mitochondrial".

**Dr. Gupta: Sie meinen also, dass Hannah eine Art Veranlagung hatte und dann infolge der Impfungen an Autismus erkrankte. Was glauben Sie heute?**
Dr. Poling: Tja, ich glaube nicht, dass Impfstoffe der einzige Weg sind, um bei einem Kind wie Hannah eine Regression auszulösen, das dann an einer Enzephalopathie erkrankt und schließlich Autismus entwickelt. Es gibt wahrscheinlich mehrere Auslöser. Bei meiner Tochter waren es eindeutig Impfungen; das war unsere Erfahrung.[26]

Der Enthüllungsjournalist David Kirby von der *Huffington Post* wiederholte praktisch das, was Poling sagte, und schrieb, dass „in einigen Berichten die Rate der mitochondrialen Dysfunktion bei Autismus auf 20 % oder mehr geschätzt wird, und die Quote bei Kindern mit dem regressiven Subtyp von Autismus ist wahrscheinlich noch höher."[27] Was, wenn die mitochondriale Dysfunktion die Prädisposition wäre, die Kinder mit Autismus besonders anfällig für Impfstoffe macht? Kirby fuhr fort: „Was am dringendsten benötigt wird, ist, wenn möglich, eine schnelle, kostengünstige und effiziente Methode, um Kinder auf einen niedrigen Energiehaushalt in den Zellen zu testen, möglicherweise noch vor Beginn der Impfungen." Kirby blieb an dem Fall mit dem HHS dran und versuchte zu erfassen, wie viele andere Fälle, die dem von Hannah Poling ähnelten, es noch unter dem Deckmantel der Verschwiegenheit geben könnte. In einem Brief von David Bowman von der Pressestelle des HHS, den Kirby erhielt, kam die Doppelzüngigkeit in Wortspielen zutage:

> *Die Regierung hat nie eine Entschädigung für einen Fall geleistet, noch wurde sie jemals zu einer Wiedergutmachung aufgefordert, basierend auf der Feststellung, Autismus werde tatsächlich durch Impfstoffe verursacht. Wir haben Fälle entschädigt, in denen Kinder eine Enzephalopathie oder eine allgemeine Gehirnerkrankung aufwiesen. Eine Enzephalopathie kann von einer fortschreitenden Reihe von Symptomen begleitet sein, dazu gehören z. B. autistisches Verhalten, Autismus oder Krampfanfälle. Einige Kinder, die für Impfschäden entschädigt wurden, können Anzeichen von Autismus gezeigt haben, bevor entschieden wurde, Wiedergutmachungsleistungen zu zahlen, oder sie entwickeln letztendlich Autismus oder autistische Symptome, aber wir verfolgen keine Fälle auf dieser Grundlage.*[28]

Bowman spielt geschickt mit der Semantik. Autismus sei keine Diagnose, die man aufgrund einer ärztlichen Untersuchung, eines Gentests oder mit einem Laborbericht erhalte. Es sei eine Verhaltensdiagnose und seit Jahrzehnten eine Sache der Psychiatrie; sie sei im DSM, dem diagnostischen und statistischen Handbuch psychischer Störungen, aufgeführt.[29] Es gibt keinen medizinischen Test für Autismus. Autismus ist eine dokumentierte Beobachtung, dass ein Kind genügend Symptome für Beeinträchtigungen beim Sprechen, der Sprache und im Sozialverhalten aufweist, um für eine Diagnose infrage zu kommen; daher hat jemand mit „regressiven autistischen Symptomen" Autismus. Ein Kind mit einer Enzephalopathie und „autistischem Verhalten" leidet an Autismus. Als Hannah Poling an „regressiver Enzephalopathie mit Merkmalen einer Autismusstörung" litt, hatte sie Autismus, das ist ihre offizielle Diagnose. Was Bowman wirklich sagt, ist, die Regierung habe die Fälle von Impfschäden bei Kindern, die infolgedessen Autismus entwickelten, entschädigt, aber sie wird das nie direkt sagen, weil das die Öffentlichkeit erschrecken würde. Nur kurze Zeit nach Bowmans Aussage wurde dies noch deutlicher.

## Mary Holland und Lou Conte

Bald nachdem es Hannahs Fall beigelegt hatte, entschied das Omnibus-Gericht gegen die rund 5.500 Familien und urteilte, dass Impfstoffe nicht die Ursache für Autismus seien. Für viele Eltern stellte das Urteil im Februar 2009 den letzten Affront gegenüber ihren Kindern dar: Keine staatliche Entschädigung für das Leiden ihres Kindes.

Hannah Polings Fall fiel zwei Eltern auf, die ebenfalls autistische Kinder haben: Mary Holland und Lou Conte. Mary Holland ist Juraprofessorin an der NYU und Lou Conte ist Vater von männlichen Drillingen, von denen zwei autistisch sind, sowie Autor des Buches *Vaccine Injuries*. Sie waren von dem Fall Hannah Poling fasziniert und fragten sich, ob an einem der „schmutzigen Geheimnisse" des Vaccine Court, das durch Bowmans Antwort auf David Kirby aufgedeckt wurde, etwas dran ist. Einige Eltern autistischer Kinder, die sich entschieden hatten, das Omnibus-Verfahren zu umgehen, kannten das Geheimnis des Gerichts: Wenn du das Wort Autismus in deiner Klage über Impfschäden erwähnst, wirst du verlieren. Hirnschaden? Gut. Enzephalopathie? Kein Problem. Autismus? Nein, Impfstoffe führen nicht zu Autismus; du verlierst. Holland und Conte fragten sich, ob das Vaccine Court die Familien autistischer Kinder entschädigte, solange sie mitspielten. Was sie erfuhren, war, dass Hannah Polings Fall vielleicht nicht so einzigartig war.

## Bailey Banks

Nur einen Monat nach dem Omnibus-Urteil gegen die 5.500 Familien hätte ein durchgesickerter Fall im März 2009 den Standpunkt der CDC, dass Hannah Poling ein Einzelfall sei, zunichte machen müssen. In einem Urteil zum Fall eines zehnjährigen autistischen Kindes namens Bailey Banks aus dem Jahr 2007 stellte das Vaccine Court fest: „Der zur Debatte stehende MMR-Impfstoff hat tatsächlich die Erkrankungen herbeigeführt, unter denen Bailey litt und weiterhin leidet."[30] Baileys Familie habe bewiesen, so das Gericht, dass der MMR-Impfstoff eine Gehirnentzündung namens ADEM (akute disseminierte Enzephalomyelitis) verursacht habe, die zu seinem Autismus geführt habe:

> *Das Gericht befand, dass Baileys ADEM sowohl faktisch als auch unmittelbar durch seine Impfung ausgelöst wurde. Es ist wohlbekannt, dass die fragliche Impfung zu ADEM führen kann, und das Gericht stellte auf der Grundlage des vollständigen Lesens und Hörens der sachdienlichen Tatsachen in diesem Fall fest, dass die Impfung tatsächlich ADEM herbeigeführt hat. Darüber hinaus war Baileys ADEM schwerwiegend genug, um einen bleibenden Residualschaden zu verursachen und sie verzögerte seinen Entwicklungsfortschritt, was unter die allgemeine Bezeichnung „tiefgreifende Entwicklungsstörung" oder PDD [eine Autismus-Spektrum-Störung] fällt. Das Gericht kam zu dem Schluss, dass Bailey diese Verzögerung nicht ohne die Verabreichung des MMR-Impfstoffs erlitten hätte und diese Kausalkette ... eine unmittelbare Abfolge von Ursache und Wirkung war, die unaufhaltsam von der Impfung zur tiefgreifenden Entwicklungsstörung führte.*

Das Impfgericht erkennt also nicht an, dass Impfstoffe Autismus verursachen können – es sei denn, das Impfgericht gibt zu, dass Impfstoffe Autismus verursachen können!? Im Fall von Bailey Banks war es bereit zuzugeben, dass für seine PDD (Teil des Autismus-Spektrums) die MMR-Impfung verantwortlich war, vielleicht weil der Fall vor dem endgültigen Omnibus-Urteil verhandelt wurde. Familie Banks hatte sich entschieden, dem OAV nicht beizutreten und ihre Klage individuell einzureichen. Dies erwies sich als ein umsichtiger Schritt, da das zuerkannte Geld dazu beitragen würde, Baileys lebenslange Bedürfnisse zu decken. Als David Kirby und Robert F. Kennedy Jr. 2009 über die Entscheidung der Familie Banks schrieben, wandten sie sich in einem Kommentar für die *Huffington Post* an die etablierte Presse:

> *In vielen anderen erfolgreichen Fällen entschieden sich die Anwälte dafür, das Problem des zentralen Streitpunkts Autismus ganz zu vermeiden und stattdessen Heilung für den zugrunde liegenden Hirnschaden zu suchen, der den Autismus ihres Klienten verursacht hatte ... Mit anderen Worten: Das Vaccine Court scheint durchaus bereit zu sein, den durch Impfung geschädigten autistischen Kindern eine vom Steuerzahler finanzierte Entschädigung in Millionenhöhe zuzusprechen, solange sie die Schäden nicht mit dem belasteten Begriff „Autismus" bezeichnen müssen.*[31]

## Unbeantwortete Fragen

Zusammen mit den Rechtsanwälten Robert Krakow und Lisa Colin machten sich Mary Holland und Lou Conte an die Arbeit und stellten eine einfache Frage: „Ist das Programm zur Entschädigung von Impfschäden (VICP) des U.S. Court of Federal Claims (oberstes Bundesverwaltungsgericht der USA) ein faires Forum?“[32] Sie beschlossen, eine Untersuchung durchzuführen und möglicherweise eine Studie zu veröffentlichen, je nachdem, was sie herausfanden. Sie zielten direkt auf das Omnibus-Verfahren ab:

> *Unterscheiden sich die Fälle von „Autismus“, die das VICP [Vaccine Injury Compensation Program] im Omnibus-Autismus-Verfahren abgelehnt hat, wirklich von den Fällen von „Enzephalopathie“ und „residualem Anfallsleiden“, die das VICP vorher und seitdem entschädigt hat? Ist es möglich, dass das VICP Fälle von „Autismus“ wegen des brenzligen Namens abgelehnt hat und nicht aufgrund echter Unterschiede bei Schäden oder Beweisen?*

Natürlich entdeckten sie bald, was Sie wahrscheinlich schon gefolgert haben: dass das Gericht seit Beginn des Programms tatsächlich Fälle von Autismus, die anders bezeichnet werden, entschädigt hat. Nachdem sie Tausende von Klagen durchgesehen hatten, viele mit versiegelten und vertraulichen Entscheidungen, die keine eindeutigen Schlussfolgerungen zuließen, fanden sie immer noch 83 Fälle von Kindern mit der Diagnose Autismus, die für „durch Impfungen verursachte Hirnschäden“ entschädigt wurden.

Holland und Conte begannen, ihre Ergebnisse in einer Studie zusammenzustellen. Für ein Gericht, das vor Kurzem der Welt versichert hatte, Impfstoffe führten nicht zu Autismus, war dies ein verheerender Befund. Noch schlimmer für das Vaccine Court war, dass Holland und Conte die Interviewantworten, die sie von einigen der Familien bekamen, die vom Gericht eine Entschädigung erhalten hatten, in ihre Studie aufnahmen. Die Autoren der Studie fragten: „Wie ist das Leben Ihres Kindes heute?“ Hier einige der Antworten:

- „[Sie] ist zutiefst autistisch. [Sie] spricht nicht, hat große Verhaltensprobleme, legt selbstverletzendes Verhalten an den Tag … klassischer und schwerwiegender Autismus.“

- „[Er] spricht nicht, macht keinen funktionellen Gebrauch von seinen Händen ... weiß nicht, wie er auf sein Töpfchen gehen soll. Er zeigt sensorische Defensivität, schlägt mit den Händen und gibt stöhnende Geräusche von sich."
- „[Sie] ist ein ‚Riesenbaby'... verhält sich wie eine 2-Jährige [Sie] ist oft frustriert, sehr wütend und zeigt selbstverletzendes Verhalten."

Das sind Antworten der Eltern von nur drei der 83 entschädigten Kinder. Die Autoren der Studie fragten auch: „Wurde Ihre Klage fair gelöst?" Eine Familie antwortete: „Nein, es war ein Kampf." Eine andere bemerkte: „Die Staatsanwältin war absolut schrecklich. Sie war kalt, beleidigend und tat alles in ihrer Macht Stehende, um zu verhindern, dass wir entschädigt wurden."

Bedenken Sie, dass diese 83 Fälle nur ein Bruchteil der Fälle mit Entschädigungszahlungen waren, von denen die meisten bis heute unter Verschluss und vertraulich bleiben. Es könnte noch Hunderte weiterer Fälle geben; wir wissen es nicht. Lou Conte und Tony Lyons besprechen diesen Bericht in ihrem Buch *Vaccine Injuries* und schreiben, dass „trotz der im Rahmen des Gesetzes über die Informationsfreiheit eingereichten Anträge die Regierung den Zugang zu den Ermittlungen in den meisten Fällen blockiert hat".[33] Conte und Lyons wandten sich auch an ehemalige Mitarbeiter des Vaccine Court und berichteten über diese Ergebnisse:

> *Ein pensionierter Mitarbeiter erklärte nachdrücklich, dass die Entwicklung von Autismus bei einer schweren Enzephalopathie von denjenigen, die in dem Programm involviert waren, auf beiden vor Gericht stehenden Seiten verstanden wurde ... Ein weiterer Mitarbeiter im Ruhestand bestätigte ebenfalls, dass Autismus als Hinweis auf eine Hirnschädigung bei Impfschäden angesehen wurde.*

## Ein Bericht wie ein Paukenschlag

Die Studie unter der Leitung von Holland und Conte schaffte es auf die Titelseiten und wurde im Frühjahr 2011 in der Zeitschrift *Pace Environmental Law Review* veröffentlicht: „Unanswered Questions from the Vaccine Injury Compensation Program: A Review of Compensated Cases of Vaccine-Induced Brain Injury" (Unbeantwortete Fragen aus dem Programm zur Entschädigung von Impfschäden: Eine Überprüfung entschädigter Fälle mit impfstoffbedingten Hirnschäden) stellte die Legitimität des Vaccine Court infrage und zeigte, dass die Gerichte mindestens 83-mal befunden hatten, dass der medizinische Standard für Impfstoffe, die Autismus verursachen, erfüllt wurde. In einem Auszug aus dem Bericht heißt es:

> *Es ist bemerkenswert, dass das VICP über einen Zeitraum von 20 Jahren einen offensichtlichen Zusammenhang zwischen Impfstoffen, Enzephalopathie und Autismus nicht öffentlich bestätigte. Während in den ersten Jahren des Programms diesem Zusammenhang vielleicht keine besondere Aufmerksamkeit geschenkt wurde, sicherlich aber in den späten 1990er-Jahren, war die Frage nach Impfschäden und Autismus von allgemeinem öffentlichen Interesse. Die Ergebnisse so vieler Fälle von Autismus in entschädigten Fällen stellen die Behauptungen des HHS zu diesem Thema infrage.*

Fox News brachte den „Paukenschlag" in ihrer nächtlichen Nachrichtensendung vom 16. Mai 2011. Chefreporterin Alisyn Camerota bemerkte, dass „die Bundesbeamten stillschweigend Kinder entschädigt haben, die durch Impfungen geschädigt wurden; dies sind Kinder mit Autismus. All dies trotz der öffentlichen Dementis."[34] Camerota erklärte, sie habe eine der entschädigten Mütter interviewt, die Fox News mitteilte, man habe ihr gesagt, sie solle sich ruhig verhalten, und dass sie befürchte, die Rente, die sie von der Regierung für den Impfschaden ihres Kindes erhalten habe, durch Kommentare in der Öffentlichkeit zu verlieren. Camerota sagte, die Bundesregierung habe als Reaktion auf die Studie eine Erklärung abgegeben, in der sie bestätigte, dass Impfstoffe nicht zu Autismus führten. Schließlich erschien Mary Holland auf dem Bildschirm und erteilte dem öffentlichen Standpunkt der Bundesregierung eloquent eine Rüge:

> *Denken Sie daran, dass diese von der Bundesregierung entschädigten Fallentscheidungen wissenschaftlich fundiert waren, ihnen lagen zahlreiche wissenschaftliche und medizinische Beweise vor. Wir verlassen uns darauf, dass die Regierung die besten verfügbaren wissenschaftlichen Erkenntnisse nutzte, um zu entscheiden, dass es sich um Fälle von Impfschäden handelte. Was wir zu dieser Debatte hinzugefügt haben, Alisyn, ist, dass diese Kinder Autismus haben. Darüber hinaus gibt es sehr viele Familien, die behaupten, ihre Kinder hätten Autismus; wenn sie aber dieses Wort benutzten, bekamen sie keine Entschädigung.*

Viele der Familien der 83 Kinder nahmen zusammen mit Holland und ihren Co-Autoren an einer öffentlichen Pressekonferenz über die Schritte des Vaccine Court teil; sie forderten eine Untersuchung durch den Kongress. Sie sagten, das Impfgericht funktioniere nicht. Sie erklärten das „schmutzige Geheimnis" des Vaccine Court, dass Kinder mit impfstoffbedingtem Autismus regelmäßig entschädigt würden und sich mit den Beweisen, die dem Vaccine Court zufolge sehr überzeugend zu sein hätten, durchsetzen würden, solange sie das Wort Autismus vermieden. Es war ein Paukenschlag, die Art von Studie, die in einer von Fachleuten begutachteten juristischen Fachzeitschrift veröffentlicht wurde und die zu vielleicht jedem anderen Thema eine sofortige Untersuchung des Kongresses hervorrufen würde, wie die Flint-Trinkwasserkrise im Jahr 2016. Aber das tat sie nicht.

## Die knapp verfehlte Kongressanhörung

Im November 2013 kündigte der Vorsitzende des Ausschusses für Aufsicht und Regierungsreform des Repräsentantenhauses, der Abgeordnete Darrell Issa, die Pläne seines Ausschusses an, eine Anhörung über das Nationale Programm zur Entschädigung von Impfschäden abzuhalten.[35] Die Pharmaindustrie griff die Anhörung mit all ihren Mitteln an. „Every Child By Two", eine von der Impfstoffindustrie finanzierte Interessenvertretung, verbreitete einen Brief an alle Kongressabgeordneten, in dem die Notwendigkeit von Anhörungen verhöhnt wurde.[36] Amy Pisani, die Direktorin von „Every Child By Two", behauptete, dass die auf eine Anhörung drängenden Aktivisten „seit Langem behaupten, dass Impfstoffe Autismus verursachen" und „die Demontage des Nationalen Programms zur Entschädigung von Impfschäden zur Besänftigung von Randgruppen, die ihren Tag vor Gericht längst hatten, der öffentlichen Gesundheit einen schlechten Dienst erweisen würde."

Hatten Eltern jemals ihren Tag vor Gericht bekommen? Rolf Hazlehurst dachte in seinem Memo an den Ausschuss für Regierungsreform nicht so. „1986 entzog der US-Kongress den amerikanischen Bürgern das Recht, die Unbedenklichkeit von Impfstoffen vor Gericht berechtigterweise in Zweifel zu ziehen. Zwei der grundlegenden Rechte eines Amerikaners, das Recht auf ein Schwurgerichtsverfahren und ein Verfahren nach den Regeln des Gesetzes, wurden ihm weggenommen", schrieb er in seinem Memo. „Das Impfstoffgesetz schuf ein Impfprogramm, das eine Einladung zum Machtmissbrauch darstellt. Die Zimmerman-Aussage [Dr. Zimmerman, seine im Fall Hannah Poling unter Verschluss gehaltene Zeugenaussage] ist nur eine von vielen beunruhigenden Angelegenheiten, die im Rahmen des Impfprogramms auftraten. Die Maßnahmen des US-Gesundheitsministeriums und des US-Justizministeriums während des Omnibus-Autismus-Verfahrens rechtfertigen eine Untersuchung durch den Kongress der Vereinigten Staaten." Trotz der alarmierenden und zwingenden Beweise, dass das Vaccine Court Fälle von impfstoffbedingtem Autismus begrub, blinzelte der Abgeordnete Issa und „verschob" die für 2013 geplante Anhörung. Lou Conte bewertete die Verzögerung für den Blog „Age of Autism":

> *Die Mitarbeiter [im US-Kongress], die sagten, dass die Anhörung verschoben wurde, weil dieses Thema so kontrovers sei, hatten recht. Die Anhörung zum NVICP hätte die Kontroverse um Impfschäden und Autismus mitten in einem Kongress, der bereits von Konflikten heimgesucht wurde, neu entfacht. Es wäre eine beängstigende Aufgabe, es mit der mächtigen Pharmaindustrie UND dem föderalen öffentlichen Gesundheitsdienst aufzunehmen. Aber das Autismusproblem wird nicht verschwinden. Es ist sicherlich berechtigt zu glauben, dass die Verabschiedung des Impfstoffgesetzes von 1986, mit dem das NVICP ins Leben gerufen wurde, auch die Autismus-Epidemie ausgelöst hat. Autismus und das NVICP sind miteinander verflochten und das Programm wird niemals realisierbar sein, solange es nicht die Bücher öffnet und endlich die Wahrheit über Impfschäden ans Licht bringt.*[37]

Zum Zeitpunkt der Abfassung dieses Buches haben die Anhörungen noch nicht stattgefunden. Aber damit ist die Geschichte noch nicht zu Ende.

Nach der Niederlage in dem Omnibus-Verfahren wandte sich Rolf Hazlehurst an Andrew Zimmerman. Denken Sie daran, dass Zimmerman nach der Entscheidung zugunsten der Polings praktisch nicht mehr als Sachverständiger vor dem Impfgericht aussagen durfte. Wie gesagt, war er nie Teil des eigentlichen Omnibus-Autismus-Verfahrens (abgesehen von einem Memo, das er zuvor geschrieben hatte) und hatte nie die Möglichkeit, sich eine Meinung über Yates Hazlehurst zu bilden.

Lange vor dem Omnibus-Verfahren, in den frühen 2000er-Jahren, war Yates jedoch Patient am Kennedy Krieger Institute gewesen. Zimmermans Team hatte in den folgenden Jahren viel gelernt und es war mehr als zufrieden, Yates' Krankenakten mit diesem neuen Wissen noch einmal durchzusehen. Was Zimmerman und seine Mitarbeiter fanden, war ein Kind, das

Hannah Poling sehr ähnlich sah. Yates' Testergebnisse zeigten, dass auch er an einer mitochondrialen Störung litt, die zu seinem regressiven Autismus führte, und Zimmerman sagte, er werde diese Meinung mit jedem teilen, der danach fragte. Dr. Richard Kelley kam unabhängig davon zu den gleichen Schlussfolgerungen und ließ auch die Familie Hazlehurst wissen, dass er Yates gerne unterstützen würde.

Zum Zeitpunkt des Schreibens dieses Kapitels (Mitte 2018) sollen die Doktoren Andrew Zimmerman und Richard Kelley im September in einer Zivilklage der Familie Hazlehurst gegen den Arzt, der Yates geimpft hat, aussagen. Da es sich um einen normalen, öffentlichen Gerichtssaal handelt, werden wir alle Gelegenheit haben, von diesen Experten zu hören, wenn sie in den Zeugenstand treten.

Im Moment gehöre ich zu den wenigen Menschen auf der Welt, die Kopien der eidesstattlichen Aussagen der Doktoren Zimmerman[38] und Kelley[39] besitzen. Ich weiß also, was Sie auch bald wissen werden: Diese Aussagen bestätigen ihre Meinung, dass Yates Hazlehurst – eines der ersten Kinder der Testfälle im OAV – das gleiche mitochondriale Defizit hatte wie Hannah Poling und Impfstoffe seinen Autismus verursachten.

Wären diese Informationen bereits 2009 im Spiel gewesen, wären der Ausgang des OAV und der aktuelle Stand der Autismus-Epidemie ganz anders. Die fachlichen Meinungen von zwei der weltweit angesehensten Autismusforscher (und ihnen zufolge auch die vieler ihrer Kollegen) bestätigen den Sinn dieses Buches: Impfstoffe können zu Autismus führen und tun es auch.

Meine größte Befürchtung ist, dass Yates' Fall geklärt wird, bevor es zur Verhandlung kommt. Ich missgönne es der Familie Hazlehurst natürlich nicht; sie brauchen Geld, um für Yates zu sorgen, der jetzt fast erwachsen ist, und eine Entschädigung würde für Yates Geld bedeuten. Ich hoffe jedoch, dass der Zusammenhang zwischen Impfstoffen und Autismus vor Gericht verhandelt wird – in einem echten Gerichtssaal mit den Doktoren Zimmerman und Kelley im Zeugenstand, die vor einer echten Jury die Wahrheit sagen –, und zwar mit dem gleichen rechtlichen Standard, der für jedes Medikament, mit Ausnahme von Impfstoffen, gilt. Das könnte – sollte – diese ganze Debatte für immer verändern.

In gewisser Weise spielt der Prozess selbst jedoch keine Rolle. Die beiden Ärzte sind bereits abgesetzt worden. Sie haben gesagt, was sie gesagt haben, der Prozess ändert daran nichts. Wir haben ihre Worte jetzt für immer unter Eid. Dafür bin ich dankbar.

## Ein grundlegender Fall: Yates Hazlehurst

Yates Hazlehurst zeigte eine schlimme Reaktion auf seine Impfungen, als er sechs Monate alt war. Sein Kinderarzt hätte ihn als jemanden erkennen müssen, der nie wieder hätte geimpft werden dürfen. Stattdessen erhielt er im Alter von zwölf Monaten, als er krank war und Antibiotika einnahm, eine ganze Reihe von Impfungen und entwickelte Autismus. Darüber hinaus klärten Yates' Kinderärzte die Familie Hazlehurst nie über die möglichen Risiken von Impfungen auf, was jedoch in ihrer Verantwortung liegt. Ohne „Einwilligung nach erfolgter Aufklärung" liegt ein ärztliches Fehlverhalten vor.

Dies sind die Anschuldigungen seines Vaters Rolf, eines stellvertretenden Bezirksstaatsanwalts im Bundesstaat Tennessee. Er verklagte Yates' ehemalige Kinderärzte an der Jackson Clinic in Jackson, Tennessee, wegen ärztlichen Fehlverhaltens. Aufgrund der komplizierten Regeln des Impfgerichts ist dies das erste Mal seit 30 Jahren, dass ein Impfschadensfall in einem normalen Gerichtssaal ausgetragen wird, und es ist auch das erste Mal, dass die Frage, ob Impfstoffe Autismus verursachen, vor einer Jury verhandelt wird. Rolf Hazlehurst kämpft sich nun seit 17 Jahren durch den Fall seines Sohnes und musste jede hohe Hürde des Impfgerichts nehmen, bevor er eine Klage bei einem „Gericht mit öffentlicher Verhandlung" einreichen konnte; es ist buchstäblich der einzige Fall der Welt.

Yates' Fall sorgte bereits Ende 2016 für landesweite Nachrichten, als der Anwalt der Hazlehursts, Bryan Smith, bei der Vorbereitung des Prozesses Dr. William Thompson vorlud, den CDC-Wissenschaftler, der zum Whistleblower wurde, indem er die Fälschung einer Studie aus dem Jahr 2004 gestand, die er mit verfasst hatte, als er einen Zusammenhang zwischen dem MMR-Impfstoff und Autismus leugnete (siehe Kapitel 3).[40] Dr. Thomas Friedan, damals Leiter der CDC, hinderte Thompson erfolgreich daran auszusagen und behauptete in einem Brief an Anwalt Smith: „Dr. William Thompsons Aussage unter Eid würde die Ziele der CDC oder des HHS [Health and Human Services] nicht wesentlich fördern."[41]

Ich kann mir nur vorstellen, in welcher Alarmbereitschaft das Verteidigungsteam der Jackson-Klinik gewesen sein muss, als es erfuhr, dass Zimmerman und Kelley sich bereit erklärt hatten, als Sachverständige auszusagen. Wie es die Rechtslage vorsieht, wurde dem gegnerischen Anwalt (zusammen mit dem Anwalt von Rolf Hazlehurst) die Gelegenheit gegeben, sowohl Zimmerman als auch Kelley unter Eid aussagen zu lassen, was sie Ende 2016 auch in Anspruch nahmen. Im Folgenden sind einige der Höhepunkte dieser beiden Befragungen aufgeführt.[42]

Als jemand, der seit über zwölf Jahren aktiv Autismus zu bekämpfen versucht, gab mir die Lektüre dieser Kommentare von zwei der weltweit angesehensten Autismusforscher einen großen Hoffnungsschub, dass die Autismus-Epidemie tatsächlich schneller beendet sein könnte als die meisten Menschen denken. Ich gebe mein Bestes, alle Kommentare in den richtigen Kontext zu stellen.

### Dr. Zimmerman über das Schicksal von Yates Hazlehurst

> **Rechtsanwalt: Beschreiben Sie so kurz wie möglich die Meinungen, die Sie in diesem Fall vertreten.**
> Dr. Zimmerman: Ich glaube, dass Yates Hazlehurst nach den Impfungen einen regressiven Autismus entwickelte, gleichzeitig hatte er eine Ohreninfektion; beides führte zu Entzündungen und innerhalb von 12 bis 14 Tagen nach der Impfung begann seine Regression. Ein paar Jahre später führte ich mit Yates im Baltimore County Krieger Institute einige Tests durch, um nach Anzeichen einer mitochondrialen Dysfunktion zu suchen; diese wurden später von Dr. Richard Kelley ausgewertet. Zu einer Nachuntersuchung kam es später nicht mehr, ich erfuhr aber, dass bei Yates eine mitochondriale Störung festgestellt wurde. Und ich denke, dass es diese zugrunde liegende mitochondriale Störung ist, die Yates anfällig für seine Regression in den Autismus machte und zu Veränderungen der Gehirnfunktion führte.

Bei einem der drei Testfälle des OAV, Yates Hazlehurst, wurde die gleiche Diagnose erstellt wie bei Hannah Poling. Wenn dies damals bekannt gewesen wäre, hätten wir möglicherweise viel schnellere Fortschritte zur Beendigung der Autismus-Epidemie gesehen.

### Dr. Kelley über den Prozentsatz autistischer Kinder infolge einer mitochondrialen Dysfunktion

> **Rechtsanwalt: Würden Sie sich als Experte für mitochondriale Dysfunktionen bezeichnen, aber nicht für Autismus? Wäre das eine faire Art, Sie zu beschreiben?**
> Dr. Kelley: Ich bin Spezialist für mitochondriale Erkrankungen. Und ich bin Experte für den Aspekt des Autismus, der sich auf

die etwa 25, 30, 40 % der Kinder bezieht, die aufgrund einer mitochondrialen Dysfunktion autistisch sind.

Der führende Experte des Landes sagte gerade, dass zwischen 25 und 40 % der Kinder mit Autismus eine mitochondriale Dysfunktion haben. Nun wissen wir also, dass die Fälle von Hannah Poling und Yates Hazlehurst keine Seltenheit sind. Jon Poling wies bereits 2008 in einem Artikel in der *Atlanta Journal-Constitution* darauf hin:

> *Neue Beweise lassen vermuten, dass mitochondriale Dysfunktionen bei autistischen Kindern möglicherweise überhaupt nicht selten sind … Tatsächlich können mitochondriale Dysfunktionen die häufigste Erkrankung in Zusammenhang mit Autismus sein … Nationale Führungskräfte des öffentlichen Gesundheitswesens, einschließlich derer bei der CDC, müssen jetzt den Paradigmenwechsel erkennen, der durch diesen biologischen Marker herbeigeführt wird, und zwar im Hinblick auf ihre gegenwärtige Meinung, es gäbe keinen Zusammenhang zwischen Impfstoffen und Autismus. Angesichts des Zugeständnisses im Fall von Hannah Poling muss die Wissenschaft genauer bestimmen, wie groß die Subpopulation des mitochondrialen Autismus ist.*[43]

## Dr. Zimmerman über seine Kollegen und den Fall Poling

**Rechtsanwalt: Sind andere Personen auf Ihrem Fachgebiet, angesehene Ärzte auf Ihrem Gebiet, der Meinung, dass Impfstoffe die Art von Entzündungsreaktionen hervorrufen können, die möglicherweise zu einem regressiven Autismus führen?**
Dr. Zimmerman: Ja.

**Rechtsanwalt: Und Sie waren an Fällen vor dem Impfgericht beteiligt und haben dort ausgesagt?**
Dr. Zimmerman: Ja.

**Rechtsanwalt: Und diese Theorie wurde vom Vaccine Court in bestimmten Fällen akzeptiert, die zur Entschädigung von Kindern geführt haben, die durch eine Impfung geschädigt wurden?**
Dr. Zimmerman: Der einzige Fall, von dem ich weiß, für den eine Entschädigung geleistet wurde, war der Fall Poling, und ich glaube nicht, dass das tatsächlich vor Gericht ging.

**Rechtsanwalt: Aber eigentlich ist die Theorie, die Sie in diesem Fall haben, im Allgemeinen die gleiche, die Sie im Fall Poling hatten?**
Dr. Zimmerman: Korrekt.

**Rechtsanwalt: Korrekt. Und Sie gehen davon aus, dass Poling eine Wiedergutmachung aus dem Impfstoffentschädigungsprogramm für einen impfstoffbedingten Schaden erhalten hat, der zu Autismus führte?**
Dr. Zimmerman: Ja.

Können wir hier innehalten? Dr. Andrew Zimmerman, eine wissenschaftliche Koryphäe auf dem Gebiet des Autismus und zu jener Zeit Neurologe an der Harvard Medical School, bestätigte soeben, dass seine Kollegen – angesehene Ärzte auf seinem Gebiet – die Meinung teilen, Impfstoffe könnten zu Autismus führen. Hinsichtlich Hannah Polings Fall sagte Zimmerman, ihr sei eine Entschädigung zugesprochen worden, da Impfstoffe ihren Autismus verursachten, und zwar ohne eine der Einschränkungen seitens der CDC, dass ihr Fall „außergewöhnlich selten" sei.

## Dr. Zimmerman über Impfstoffe, Entzündungen und Regression

**Rechtsanwalt: Es kann Entzündungsreaktionen geben, die regressiven Autismus verursachen oder dazu führen?**
Dr. Zimmerman: Richtig.

**Rechtsanwalt: Korrekt. Und diese wissenschaftliche Meinung wird von den Kollegen auf Ihrem Fachgebiet akzeptiert?**
Dr. Zimmerman: Ja.

**Rechtsanwalt: Also von anderen angesehenen Ärzten auf Ihrem Gebiet?**
Dr. Zimmerman: Ja, richtig. Menschen, die auf dem Gebiet des Autismus forschen, sehen im Allgemeinen einen Zusammenhang zwischen Infektionen, Entzündungen und dem Beginn der Regression.

**Rechtsanwalt: Und Impfstoffe können die Art von Entzündungsreaktion hervorrufen; sie sind sogar so konzipiert, dass sie genau diese Entzündungsreaktion hervorrufen, die zu einem regressiven Autismus führen oder diesen auslösen?**
Dr. Zimmerman: Sie sollen zu einer Immunantwort führen und das kann die Immunantwort nach einer Infektion verstärken.

**Rechtsanwalt: Mit anderen Worten: Kinder, die an dieser mitochondrialen Störung leiden und eine anhaltende Infektion aufweisen, sind noch gefährdeter, durch den Impfstoff geschädigt zu werden?**
Dr. Zimmerman: In Kombination, ja.

**Rechtsanwalt: Und so, wie ich es verstehe, liegt der entscheidende Zeitraum, in dem das Gehirn eines Kindes für diese Entzündungsreaktionen anfälliger für diese Arten von Risiken ist, zwischen einem Jahr und 18 Monaten?**
Dr. Zimmerman: Oder 24 Monate, in diesem Bereich.

Ich muss einen wichtigen Punkt ansprechen: Andrew Zimmerman ist ein Kliniker; er wird jeden Tag mit autistischen Kindern konfrontiert. Er diagnostiziert sie und will ihnen helfen, gesund zu werden. Die „Entzündungsreaktion", von der er spricht, ist die „Immunaktivierung", die Dr. Patterson von Caltech entdeckt hat. Patterson war Neurowissenschaftler und Entwicklungsbiologe; beide, Zimmerman und Patterson, verwenden etwas andere Begriffe und schauen durch eine andere Linse, um dasselbe Phänomen zu beschreiben. Neurotoxikologen untersuchen zum Beispiel Aluminium und Makrophagen, um zu erklären, warum Immunaktivierungen stattfinden. Die Linsen mögen sich für diese verschiedenen Arten von Wissenschaftlern etwas unterscheiden, aber die Geschichten stimmen alle überein.

Zimmerman bestätigt nichts anderes, als dass die führenden Forscher anerkennen, Immunaktivierungen führten zu Autismus. Es bleibt nur noch die Frage zu beantworten, wie oft diese Immunaktivierungen durch Impfstoffe ausgelöst werden. Manchmal, meistens oder die ganze Zeit?

## Dr. Zimmerman über Epidemiologie bei der CDC und Prävention

**Rechtsanwalt: Wie steht es mit den Centers for Disease Control? Wird dort behauptet, Impfstoffe verursachten keinen Autismus?**
Dr. Zimmerman: Richtig.

**Rechtsanwalt: Und [die CDC] wird respektiert?**
Dr. Zimmerman: Natürlich.

**Rechtsanwalt: Man betreibt dort gründliche Forschungen und kommt zu Schlussfolgerungen, die Ihrer Meinung nach wissenschaftlich gültig und fundiert sind?**
Dr. Zimmerman: Basierend auf epidemiologischen Studien in der Vergangenheit, aber ich glaube, wir befinden uns in einer neuen Zeit, in der jetzt viel Forschung betrieben wird, die uns hilft, die dem Autismus zugrunde liegenden metabolischen Grundlagen zu verstehen, und ich glaube, dies wird unsere Herangehensweise an das Problem verändern.

**Rechtsanwalt: Aber das ist noch nicht geschehen, oder?**
Dr. Zimmerman: Es hat noch nicht das epidemiologische Niveau erreicht. Wir sind mitten in der aktiven Forschung auf diesem Gebiet und ich erwarte nicht, dass dies ein anderes Gesamtbild der Impfungen ergeben wird, aber ich gehe davon aus, dass es die Art und Weise, wie wir an das Problem herangehen, verändert.

**Rechtsanwalt: Was bedeutet das?**
Dr. Zimmerman: Wenn wir erst einmal die Biomarker für die Patienten haben, die nach den Impfungen anfällig für eine Regression sind, wird das unseren Ansatz zur Behandlung der Kinder ändern, um diejenigen zu identifizieren, die gefährdet sind.

**Rechtsanwalt: Sie sind also der Meinung, dass sich die Behandlung autistischer Kinder verändern wird?**
Dr. Zimmerman: Ich denke, die Behandlung wird sich ändern, aber noch wichtiger ist, dass es die Entwicklung von Autismus bei vielen Kindern verhindern wird. Derzeit machen etwa 30 Prozent der Kinder mit Autismus eine Regression durch und wir möchten

gerne die metabolischen Grundlagen dafür verstehen und wie wir sie verhindern können.

Das ist etwas verwirrend und doch so wichtig. Was Zimmerman sagt, ist, dass den epidemiologischen Studien der CDC die statistische Aussagekraft fehle, um den Zusammenhang zwischen Impfstoffen und Autismus zu finden. Ich wünschte, Zimmerman wäre besser über die extreme Unzulänglichkeit dieser Studien informiert. Er weist nicht darauf hin, dass nur ein Impfstoff (gegen MMR) und ein Inhaltsstoff (Thiomersal) jemals untersucht wurden (siehe Kapitel 3), aber er erklärt im Grunde, die CDC „lüge" nicht, wenn sie behauptet, Impfstoffe verursachten keinen Autismus; sie stützt ihre Schlussfolgerungen lediglich auf Studien, die nicht darauf ausgelegt sind, einen Zusammenhang zu finden. Darüber hinaus erklärt Zimmerman, dass die Wissenschaft sich weiterentwickele und die Einstellungen der CDC durch die neue Wissenschaft, die er sieht, veraltet seien.

Andrew Zimmerman sagt auch, die Wissenschaft bemühe sich, Kinder ausfindig zu machen, bei denen das Risiko einer Regression in den Autismus bestehe, wenn sie geimpft werden, sodass diese Kinder vorzeitig geschützt werden können. Er deutet auch an, dass vielleicht 30 Prozent der Kinder mit Autismus das gleiche Profil haben wie Hannah Poling und Yates Hazlehurst – was nicht gerade selten ist.

### Dr. Kelley entlarvt die Doppelzüngigkeit der AAP und der CDC

**Rechtsanwalt: Stimmen Sie der Aussage zu, dass Impfstoffe keinen Autismus verursachen?**
Dr. Kelley: Nein.

**Rechtsanwalt: Ist es in der medizinischen Gemeinschaft allgemein anerkannt, dass Impfstoffe keinen Autismus verursachen?**
Dr. Kelley: Es ist eine verbreitete Meinung.

**Rechtsanwalt: Ist es auf Ihrem medizinischen Gebiet allgemein anerkannt, dass Impfstoffe keinen Autismus verursachen?**
Dr. Kelley: Ich entbehre einer Grundlage, das zu beurteilen. Meistens sagen Ärzte, wenn sie sich dazu äußern, dass es keinen nachgewiesenen Zusammenhang gäbe.

**Rechtsanwalt: Kennen Sie den Standpunkt der American Academy of Pediatrics (AAP) hinsichtlich eines Zusammenhangs zwischen Impfstoffen und Autismus?**
Dr. Kelley: Ja. Dort wird ebenfalls behauptet, dass es keinen erwiesenen Zusammenhang gebe.

**Rechtsanwalt: Stimmen Sie der Einstellung der AAP zu?**
Dr. Kelley: Ich stimme mit ihrer Einstellung als Maßnahme der öffentlichen Gesundheit überein; wissenschaftlich gesehen bin ich nicht damit einverstanden.

**Rechtsanwalt: Sie behaupten in diesem Fall tatsächlich, dass es einen Zusammenhang zwischen Impfstoffen und Autismus gibt, nicht wahr?**
Dr. Kelley: Das tue ich.

**Rechtsanwalt: Und das steht im Widerspruch zur medizinischen Literatur, oder?**
Dr. Kelley: Nicht zu der medizinischen Literatur, die ich lese. Es steht im Widerspruch zu bestimmten veröffentlichten Artikeln maßgeblicher Gruppen, die behaupten, es gebe keinen bewiesenen Zusammenhang in großen Kohortenstudien.

**Rechtsanwalt: Ihre Meinung widerspricht beispielsweise der Meinung der CDC, richtig?**
Dr. Kelley: Sie steht im Widerspruch zu ihrer Schlussfolgerung, nicht im Widerspruch zu ihren Daten.

Mein Lieblingszitat hier ist: „Sie steht im Widerspruch zu ihrer Schlussfolgerung, nicht im Widerspruch zu ihren Daten." Er weist darauf hin, dass die CDC ihr Bestes tue, um die Schlussfolgerungen ihrer Studien auf eine bestimmte Art und Weise zu formulieren – nämlich immer so, dass Impfstoffe sicher und wirksam seien –, auch wenn die Daten dies nicht wirklich unterstützen. Leider scheint Kelley zu glauben, diese Unehrlichkeit sei als „Maßnahme der öffentlichen Gesundheit" gerechtfertigt. Ich könnte dem nicht ausdrücklicher widersprechen und werde dies im Folgenden erörtern.

### Dr. Zimmerman über den Standpunkt der AAP zu Impfstoffen und Autismus

**Rechtsanwalt: Sagen Sie mir, ob Sie diese Seite identifizieren können, Doktor.**
Dr. Zimmerman: Die ist von der AAP zum Thema Impfstoffsicherheit.

**Rechtsanwalt: Im nächsten Absatz heißt es: „Zu all diesen Themen wurden Untersuchungen durchgeführt und die Studien haben weiterhin ergeben, dass Impfstoffe ein ungefährlicher und wirksamer Weg zur Vorbeugung schwerer Krankheiten sind." Habe ich [das] richtig gelesen?**
Dr. Zimmerman: Ja.

**Rechtsanwalt: Dann heißt es hier: „Diese Studien zeigen keinen Zusammenhang zwischen Autismus und MMR-Impstoffen, Thiomersal, Mehrfachimpfstoffen, Fieber oder Krampfanfällen. Habe ich das richtig gelesen?**
Dr. Zimmerman: Ja.

**Rechtsanwalt: Und Sie stimmen dem zu?**
Dr. Zimmerman: Ja, mit der Ausnahme, dass es sich hierbei um epidemiologische Studien handelt und unsere neuen Erkenntnisse im Augenblick nicht berücksichtigt werden.

Dies ist derselbe Punkt, den Kelley gerade über die Einstellung der CDC zu Impfstoffen und Autismus betonte. Er sagt nicht, dass die CDC oder AAP (deren Mitglied er ist) lügen, wenn sie sagen: „Impfstoffe verursachen keinen Autismus", sondern, dass sie sich auf eine fehlerhafte und veraltete Wissenschaft stützen.

### Dr. Kelley über die CDC und Dr. William Thompson

**Rechtsanwalt: Sind Sie der Auffassung, dass die Centers for Disease Control (CDC) hinsichtlich ihres Standpunktes zu**

**Impfstoffen und Autismus in irgendeine Art von Betrug verwickelt sind?**
Dr. Kelley: Das wurde berichtet; Dr. Thompson, ein Whistleblower, behauptet das.

**Rechtsanwalt: Mich interessiert, ob Sie diese Position einnehmen und sagen, dass die CDC sich in irgendeiner Weise des Betrugs schuldig gemacht hat.**
Dr. Kelley: Ich habe keine Meinung dazu. Sie ist geschickt darin, wie sie Daten veröffentlicht, um die öffentliche Aufmerksamkeit zu vermeiden, dass es einen Zusammenhang gibt. Aber ich kann verstehen, warum sie das getan hat. Das ist eine Art Vertuschung. Aber es wurde sozusagen aus einem guten Grund getan.

Was Sie in den Aussagen sowohl von Kelley als auch von Zimmerman erkennen können, ist, dass sie versuchen, sich der Meinung der CDC zu fügen, Impfstoffe seien im Allgemeinen „sicher und wirksam" und dass die meisten Kinder sie bekommen sollten. Kelley scheint der CDC einen Freibrief für das Spielen mit Daten zu geben, da dies „aus einem guten Grund" geschehen sei. Die Schlussfolgerung ist, dass es keinen Grund gibt, der gut genug ist, das Impfprogramm zu riskieren. Niemals, selbst wenn Autismus bei annähernd drei Prozent unserer Kinder gegeben ist. Das ist Wahnsinn.

Ich weiß es zu schätzen, wenn Kelley anerkennt, dass der Whistleblower Dr. William Thompson, ein CDC-Wissenschaftler, der CDC Betrug vorwirft, aber das Vertrauen wird weiter schwinden, bis Beamte des öffentlichen Gesundheitswesens die Wahrheit über den Zusammenhang zwischen Impfstoffen und Autismus sagen.

## Dr. Zimmerman über autistische Kinder, mit denen er in Harvard konfrontiert wird

**Rechtsanwalt: Sie sehen in Ihrer Klinik tatsächlich täglich oder wöchentlich Kinder mit Autismus, der auf eine mitochondriale Störung zurückzuführen ist?**
Dr. Zimmerman: Ja.

**Rechtsanwalt: Wenn Sie diese Kinder sehen, versuchen Sie herauszufinden, was das auslösende oder ursächliche Ereignis des regressiven Autismus gewesen sein könnte?**
Dr. Zimmerman: Ja.

**Rechtsanwalt: Und in Ihrer Praxis untersuchen Sie Impfstoffe als eine mögliche Ursache für einen regressiven Autismus bei einem Kind – für Kinder wie Yates?**
Dr. Zimmerman: Potenziell, ja. Und dann versuchen wir … Wir geben uns wirklich Mühe, sie zu behandeln.

Zimmerman bestätigt, Impfstoffe seien eine mögliche Ursache für den Autismus bei all den Kindern, die er sieht. Ich möchte auch betonen, dass ich bei der Lektüre von Zimmermans Aussage seine Menschlichkeit und seine Aufrichtigkeit zwischen den Zeilen herausgelesen habe; er sieht diese Kinder jeden Tag. Anders als Steven Silberman, der Autor von *Geniale Störung*, romantisiert Zimmerman den Autismus nicht; er weiß, wie verheerend die Behinderung für die betroffenen Kinder und ihre Familien ist. Es ist klar, dass er diesen Kindern helfen will, wieder gesund zu werden, und zu verhindern versucht, dass Kinder überhaupt regressiven Autismus entwickeln.

## Dr. Zimmerman über epidemiologische Studien versus klinische Beobachtungen

**Rechtsanwalt: Gibt es einen Unterschied zwischen der Bestimmung eines ursächlichen Zusammenhangs zwischen z. B. Impfstoffen und regressivem Autismus und epidemiologischen Studien und der Herstellung eines Zusammenhangs für einen bestimmten Patienten in einem klinischen Umfeld?**
Dr. Zimmerman: Das ist ein ganz anderer Ansatz.

**Rechtsanwalt: Können Sie das etwas erklären?**
Dr. Zimmerman: Nun, eine epidemiologische Studie untersucht eine große Gruppe, kann aber möglicherweise keine kleine Untergruppe erkennen. Bei dem, was wir wirklich untersuchen, gehen wir nach einem anderen Ansatz vor, bei dem wir nicht von der großen Gruppe, sondern vom Individuum ausgehen.

Ich erinnere mich hier an ein Zitat der verstorbenen Dr. Bernadine Healy, die früher die National Institutes of Health leitete. Während des Medienrummels um Hannah Poling ergriff Healy das Wort und sagte die Wahrheit, sie wurde (natürlich) heftig dafür kritisiert und als „Impfgegnerin" bezeichnet. Was sie 2008 sagte, klingt genau wie das, was Zimmerman sagte:

> *Dies ist die Zeit, in der wir die Möglichkeit haben zu verstehen, ob es gefährdete Kinder gibt oder nicht. Dies mag genetisch bedingt sein, vielleicht haben sie aber auch ein Stoffwechselproblem, eine mitochondriale Störung, ein immunologisches Problem, das sie anfälliger für Mehrfachimpfstoffe oder für einen bestimmten Impfstoff oder für einen Impfstoffbestandteil wie Quecksilber macht. In diesen Zeiten müssen wir uns also, glaube ich, noch einmal mit dieser Hypothese befassen und dürfen sie nicht leugnen. Und ich denke, wir haben heute die Mittel, die wir vor 10 Jahren und vor 20 Jahren nicht hatten, um herauszufinden, ob es diese anfällige Gruppe tatsächlich gibt. Warum ist das wichtig? Eine gefährdete Gruppe bedeutet nicht, dass Impfstoffe nichts Gutes sind. Eine solche Gruppe wird uns sagen, dass es möglicherweise eine Gruppe von Individuen oder eine Gruppe von Kindern gibt, die keinen bestimmten Impfstoff bekommen oder nicht nach demselben Kalender geimpft werden sollten. Ich glaube nicht, dass die Öffentlichkeit das Vertrauen in Impfstoffe verlöre, wenn wir eine anfällige Gruppe identifizierten, einen bestimmten Risikofaktor für Impfstoffe ausfindig machten oder wenn wir herausfänden, dass sie vielleicht etwas länger unter den Kindern verbreitet werden sollten.*[44]

Bernadine Healy bewies gesunden Menschenverstand und Andrew Zimmerman sagte oben gerade das Gleiche: Es könnte Kinder geben, die anfälliger für Impfstoffe sind. Lassen Sie uns herausfinden, wer diese Kinder sind, bevor sie geimpft werden.

### Dr. Kelley über die Risiken von Mehrfachimpfungen bei nur einem Impftermin

**Rechtsanwalt: Sie sagten, Sie könnten den spezifischen Impfstoff, der regressiven Autismus auslöste, nicht identifizieren, aber die Impfserie war der Auslöser?**
Dr. Kelley: Das ist richtig, und zwar in dem Sinne, dass jeder Impfstoff einen gewissen Grad an Entzündungen hervorruft. Und man würde das so interpretieren, dass von den Impfungen insgesamt ein ausreichendes Entzündungsereignis ausging, das die Verschlechterung verursachte. Wenn man diese Impfstoffe einzeln über ein paar Wochen verabreicht hätte, dann wäre es vielleicht kein Ereignis gewesen; es ist die Summe der Entzündungsreaktionen.

Ich konnte diesen Dialog nicht glauben. Die Webseiten der CDC und der AAP beinhalten Aussagen, die den Eltern versichern, Mehrfachimpfungen bei einem Arzttermin seien völlig unbedenklich und hier ist ein führender Arzt für Autismus, der das Gegenteil behauptet. Hier ist ein Zitat der AAP:

*Aktuelle Studien stützen nicht die Hypothese, mehrere Impfstoffe würden das Immunsystem überwältigen, schwächen oder „aufbrauchen"; im Gegenteil, junge Säuglinge sind enorm belastbar, um auf Mehrfachimpfungen zu reagieren, ebenso wie auf die vielen anderen Herausforderungen, die sich in der Umwelt stellen.*[45]

### Dr. Zimmerman über das Omnibus-Autismus-Verfahren

**Rechtsanwalt: Soweit ich weiß, hatten Sie in diesem Fall [Testfall Michelle Cedillo] einen Bericht geschrieben und sollten aussagen, wurden dann aber von der US-Regierung zurückgezogen, nachdem Sie ihr gesagt hatten, es gebe Ihrer Meinung nach Ausnahmen von der Regel.**
Dr. Zimmerman: Ich weiß nicht, ob es einen Zusammenhang zwischen den beiden Ereignissen gab, aber hinsichtlich des zeitlichen Ablaufs war es so.

**Rechtsanwalt: Mit anderen Worten, Sie sagten der Regierung, dass es Ihrer Meinung nach Ausnahmen wie Yates Hazlehurst**

**und Hannah Poling und andere Personen gäbe, die tatsächlich Schäden infolge von Impfstoffen erlitten hätten, und danach wurden Sie von dem Fall abgezogen. Stimmt das?**
Dr. Zimmerman: So war es, ja ... Und der Grund, warum ich glaube, im Fall Cedillo nicht aussagen zu müssen, war, dass ich ihnen sagte, es gäbe meiner Meinung nach seltene Ausnahmen wie Poling, deshalb wurde ich nicht gebeten, auszusagen.

Es ist ziemlich klar, was geschah. Anstatt sich mit den Konsequenzen von Zimmermans gewachsenem Verständnis für den Zusammenhang zwischen Impfstoffen und Autismus konfrontieren zu lassen, ließ man ihn abblitzen, war jedoch mehr als glücklich, seine schriftliche Aussage für die eigenen Zwecke zu verwenden. Ich bin kein Anwalt, aber wenn all das oder ein Teil davon kein Betrug ist, dann weiß ich auch nicht, was es ist. Es erinnert mich in jeder Hinsicht daran, dass der Zweck des Vaccine Court darin besteht, das Impfprogramm zu schützen und nicht darin, die Autismus-Epidemie zu beenden.

## Mein Fazit zu diesen Abhandlungen

Die beiden Aussagen umfassen insgesamt mehr als 250 Seiten und ich habe sie jetzt mehrmals gelesen. Es sind so wichtige historische Dokumente, dass ich glaube, sie werden zum Ende der Autismus-Epidemie beitragen und ich habe so viele Anmerkungen dazu. Zunächst möchte ich sagen, dass ich den Doktoren Zimmerman und Kelley dankbar bin, dass sie ehrlich und überdies bereit waren, ihre Erläuterungen für die Nachwelt festhalten zu lassen. Beide bestätigen, dass Impfstoffe bei bestimmten gefährdeten Kindern Autismus auslösen können, es ist jetzt nur noch die Frage: Bei wie vielen? Folgendes ist mir aufgefallen:

**Mein Buch könnte nur aus diesem einen Kapitel bestehen.** Wenn Sie immer noch glauben, all die Hunderttausende Eltern, die beklagen, Impfstoffe hätten den Autismus ihres Kindes verursacht, seien Menschen, die aus Überzeugung die Erde immer noch für ein Scheibe halten oder Verfechter einer Verschwörungstheorie seien oder einfach nur jemanden suchten, dem sie die Schuld geben können, kann ich Ihnen nicht mehr helfen. Ich habe Ihnen gerade die beeideten Worte von zwei der weltweit führenden Autismusforscher präsentiert, die beide wichtige Sachverständige für die

Anwälte des Impfgerichts waren; sie haben Ihnen soeben die Wahrheit gesagt und auch, dass viele ihrer Kollegen genauso denken. Impfstoffe lösen bei einigen Kindern Autismus aus. Punkt. Basta. Wir müssen nur noch herausfinden, wie viele Kinder es sind.

**Sie behandeln regressiven Autismus wie ein binäres Ereignis** und scheinen der Ansicht zu sein, Impfstoffe führten bei einigen Kindern zu regressivem Autismus, während andere Kinder davon verschont blieben. Es ist so, als betrachtete man Autismus als eine Kugel, der man ausweichen will – entweder setzt sie sich in Ihrem Körper fest oder sie verfehlt Sie völlig, was zwei krasse Folgen hat. Aber genau das passiert eben nicht. Wir wissen, dass Impfstoffe zu Autoimmunität und vielen anderen Problemen im Körper führen. Und was ist mit all den anderen neurologischen Störungen, die bei Kindern epidemisch auftreten? Vielleicht manifestiert sich eine leichte Reaktion auf all diese Impfstoffe als ADHS, Angstzustände oder Lernbehinderungen? Sie sehen diese Kinder nicht in ihren Kliniken; sie sehen Autismus. Was, wenn er nicht schwarz-weiß ist? Was, wenn es einen schweren oder einen leichten Schaden gibt, aber niemals gar keine Schäden? Etwas, das eine so folgenschwere Behinderung wie Autismus auslöst, könnte auch für leichtere Krankheiten verantwortlich sein, wie ein Tornado, der einige Bäume entwurzelt, aber unter entsprechenden Umständen auch ein komplettes Haus aus dem Boden reißen und versetzen kann. Nach meiner Einschätzung hat ein Kind mit Hautausschlag, einer Lernbehinderung und einer tödlichen Erdnussallergie ebenfalls einen Impfschaden, nur eben auf eine andere Art und Weise. Wenn Impfstoffe einige Kinder in den Autismus treiben, wie die Doktoren Zimmerman und Kelley eindeutig meinen, öffnet das nicht die Tür für alles andere?

**Sie wollen nicht in Betracht ziehen, dass die ursprüngliche „mitochondriale Dysfunktion" auch durch Impfstoffe verursacht werden kann.** Bevor Jon Poling aus der Öffentlichkeit verschwand, konnte ich 2008 einige Male mit ihm sprechen. Er machte deutlich, dass er nie wissen werde, ob Hannahs mitochondriale Probleme schon vor ihren ersten Impfungen vorhanden waren, anders ausgedrückt: Mitochondriale Störungen können tatsächlich durch die ersten Impfstoffe, die ein Kind erhält, verursacht werden, und spätere Impfungen führen dann womöglich zu Autismus. Darauf gehen die Doktoren Zimmerman und Kelley nie ein; vielleicht ist es einfach ein zu brisantes Thema, um es in Erwägung zu ziehen.

Vielleicht sind einige der Kinder, die keine offensichtliche Regression zeigen, viel früher in ihrem Leben autistisch geworden, etwa nach ihrem Impftermin im Alter von zwei Monaten und nicht bei der Impfung nach ihrem zwölften Lebensmonat; wir wissen es nicht. Die beiden Doktoren reden auch nie über die Impfstoffe, die die Mutter während der Schwangerschaft erhält, obwohl dies Paul Pattersons ursprüngliches Anliegen war. Was, wenn ein „mit Autismus geborenes" Kind das Opfer eines Impfstoffs ist, den die Mutter verabreicht bekam?

**Die Doktoren Zimmerman und Kelley sind keine Toxikologen.** Sie verstehen Phänomene wie die „Biopersistenz" von Aluminium und die Art und Weise, wie es im Gehirn verweilt, nicht. Sie hinterfragen nicht die Tatsache, dass es das Aluminium ist, das die Entzündung hervorruft und das ist das Einzige, das Aluminium bewirkt, oder dass es, sobald es Entzündungen ausgelöst hat, im Gehirn verbleibt; so sehen sie die Welt nicht. Sie erwähnen mit keinem Wort die Arbeit von Dr. Pardo-Villamizar, wonach sich die Gehirne von Autisten in einem permanenten Entzündungszustand befinden; Aluminium hat so viele Folgeauswirkungen für den Körper.

Dies ist eine der Einschränkungen im Umgang mit der wissenschaftlichen Gemeinschaft, die ich frustrierend finde. Menschen wie die Doktoren Christopher Exley und Christopher Shaw ignorieren Personen wie Andrew Zimmerman, um eine ganzheitliche Sicht zu bekommen, wie Autismus entsteht. Wir wissen heute, dass die minimalen Aluminiuminjektionen, die immer wieder verabreicht werden, für das sich entwickelnde Gehirn schwere Folgen nach sich ziehen können. Insbesondere Kelley richtet den Fokus auf das, was während der Impftermine im zwölften Lebensmonat geschieht, aber für die meisten amerikanischen Kinder ist es tatsächlich ihr fünfter Termin (die Geburt, zwei, vier und sechs Lebensmonate sind die ersten vier). Was ist, wenn ein Kind bereits an einer früheren Toxizität leidet? Das untersuchen Zimmerman und Kelley nicht.

**Zimmerman und Kelley wollen unbeirrt an Impfstoffen festhalten.** Das frustriert mich. Kelley gibt seinen Patienten, wenn er meint, sie seien „gefährdet", sogar erst einen Entzündungshemmer (Montelukast), bevor er sie impft; er glaubt, dies verringere die Wahrscheinlichkeit, dass ein gefährdetes Kind Autismus entwickelt. Er verwendet im Grunde ein Arzneimittel, um eine Immunaktivierung für einen medizinischen Prozess zu unterdrücken, dessen Zweck die Immunaktivierung ist. Scheint das nicht ein wenig verrückt zu sein?

Zimmerman und Kelley erwähnen nie den Aufschub von Impfungen, diese in gewissen Abständen zu verabreichen oder einige der weniger wichtigen Impfstoffe, wie gegen Hepatitis B, Grippe, Windpocken oder Rotaviren, nicht zu injizieren. Sie sind bemüht, ihren Verpflichtungen nachzukommen; alle ihre Ideen zielen darauf ab, gefährdete Kinder ausfindig zu machen, bevor sie geimpft werden. Das ist sicherlich ein edles Bestreben und ich begrüße es, aber ich denke, man muss dieses Problem von beiden Seiten angehen: Es gilt, diese anfälligen Kinder zu identifizieren und den Impfkalender wesentlich sicherer zu gestalten und ihn zu verkleinern; dies ist ein Thema, das sie bestimmt nicht ansprechen werden.

Richard Kelley macht eine aufschlussreiche Bemerkung, als er einen Special Master (des Impfgerichts) erwähnt, der sehr besorgt darüber gewesen sein soll, dass Impfstoffe überhaupt Autismus verursachen können, und zwar wegen der Auswirkungen, die diese Information auf das Verhalten der Eltern haben könnte. Wer braucht die Wahrheit, wenn man ein Impfprogramm durchführen muss? Noch mehr beunruhigt bin ich über Kelleys Äußerungen darüber, wie die CDC die Daten aus „Gründen der öffentlichen Gesundheit" falsch darstellt, sodass es in Ordnung sei. Nein, das ist es nicht. Lügen ist lügen, und wenn die Wahrheit endlich herauskommt, wie es gerade der Fall ist, wird es weitaus schwieriger sein, das zerstörte Vertrauen zu reparieren.

**Sie kritisieren niemals, wie begrenzt diese Studien sind, auf die sich CDC, AAP und IOM stützen, um zu erklären, dass „Impfstoffe keinen Autismus verursachen".** Beide Ärzte legen dar, dass die Schlussfolgerungen von CDC, AAP und IOM auf groß angelegten epidemiologischen Untersuchungen basieren, die keine anfällige Untergruppe von Kindern finden, weil diese Kinder in groß angelegten Studien normalerweise übersehen werden. Sie erwähnen jedoch nie, dass diese Studien ebenfalls nur einen einzigen Impfstoff (gegen MMR) und nur einen Inhaltsstoff (Thiomersal) untersucht haben. Sie verewigen den Mythos, dass Impfstoffe und Autismus untersucht worden seien, obwohl dies in Wirklichkeit nicht der Fall war. Angesichts ihrer Ausbildung, ihres Fachwissens, ihrer Erfahrung, ihrer Autorität und ihrer Macht halte ich sie jedoch – und ich denke, das ist recht vernünftig – für Ärzte mit einem höheren Niveau, um die wissenschaftliche Forschung zu diesem Thema zu verstehen.

**Wir haben keine Ahnung, wie viele der autistischen Kinder aufgrund ihrer Impfungen zu den Kindern wurden, die sie heute sind.** Ich habe gehört, dass 50 % oder mehr der Eltern, die autistische Kinder haben, den Impfstoffen die Schuld geben; die Geschichte meines Sohnes ist fast die gleiche wie die von Yates Hazlehurst und Hannah Poling: Ohreninfektionen, Krankheiten und augenfällige Impfreaktionen traten immer wieder bei ihm auf; ebenso nahm er stets Antibiotika, bis er schließlich zum Autisten wurde. Meine Kinderärzte standen hinsichtlich ihrer Nachlässigkeit denen in der Jackson-Klinik in nichts nach. Die Sache ist die, dass die meisten Eltern autistischer Kinder, die ich kenne, und ich kenne sehr viele, die gleiche Geschichte haben. Nicht alle, aber sicherlich die meisten – Tausende von Eltern, von denen ich es direkt erfahren habe.

Ich blicke auf die alten Autismuszahlen zurück und schaue mir die Quote „1 von 10.000" aus Wisconsin in den 1970er-Jahren an, die so genau und gründlich abgeleitet wurde. Wo verflixt kommen all diese Kinder her, und warum geben so viele Eltern den Impfstoffen die Schuld? Heute ist es 1 von 36 Kindern – das ist Wahnsinn! „Impfstoffe" sind bei Weitem die biologisch plausibelste Erklärung für das, was passiert ist. Es gibt keine genetische Epidemie und die wenigen Studien mit Kindern, die überhaupt nicht geimpft sind, zeigen eine drastisch geringere Anzahl neurologischer Erkrankungen; das summiert sich. Es geht nicht darum, *ob* Impfstoffe Autismus verursachen, sondern darum, in *wie vielen Fällen* das geschieht. Und wie viele Fälle können wir verhindern? Hier bringt uns Richard Kelley tatsächlich weiter: Er schätzt zumindest, dass 25 bis 50 % der Kinder mit Autismus eine mitochondriale Dysfunktion haben, was bedeutet, dass bei all diesen Kindern das Risiko einer durch Impfstoffe verursachten Regression besteht. Wie bereits erwähnt, werden durch die Art, wie diese beiden Ärzte die Welt sehen, viele Kinder, die im ersten Jahr ihres Lebens durch Impfungen geschädigt werden, übersehen. Daher denke ich, dass die Zahl der Kinder mit Autismus, die durch Impfungen erkrankt sind, weit über 50 % liegt, aber das weiß niemand mit Sicherheit.

**Trotz meiner Kritik betrachte ich diese beiden Ärzte als Helden, die ein hohes Risiko eingegangen sind, indem sie die Wahrheit sagten.** Ich habe Rolf Hazlehurst gefragt: „Wie zum Teufel können diese beiden Männer Ihnen helfen? Ist ihnen nicht klar, wie ernst die Lage ist? Wie sehr sie ihre Karrieren zerstören könnten? Gewiss wird bald ein ‚Wakefielding' auf sie zukommen, nicht wahr?" Rolf hält sie für anständige Wissenschaftler und glaubt, dass sie, wenn sie gefragt werden, die Wahrheit sagen. Sie gehen dorthin, wo die Fakten sie hinführen und zeigen Empathie; sie werden jeden Tag mit autistischen Kindern konfrontiert. Autismus ist keine leichte Behinderung, und sie wollen verhindern, dass Kinder Autismus entwickeln. Der einzige Weg, dies zu tun, besteht darin, die Wahrheit darüber zu sagen, was zumindest einige der Fälle verursacht. Rolf glaubt auch, dass das Alter ein Problem sei, denn beide Wissenschaftler sind über 70 Jahre alt. Was Andrew Zimmerman betrifft, so sagte Rolf zu mir: „Ich glaube, er will die Dinge ins rechte Licht rücken, bevor er stirbt."

KAPITEL 7

# Die kritische Masse an übereinstimmenden Eltern

*Hier ist die wichtigste Lektion, die ich gelernt habe und die für alle Kinderärzte gilt: Schenken Sie den Eltern Gehör; das ist ein Grundprinzip eines Kinderarztes. Kleine Kinder und solche mit schweren Entwicklungsverzögerungen können nicht für sich selbst sprechen; sie können nicht sagen, was sie plagt. Wir müssen uns darauf verlassen, dass diejenigen, die sie gut kennen, uns ihre Beobachtungen und Interpretationen darüber, wie sich ihre Kinder verhalten, mitteilen.*

**Dr. Lisa Shulman,** außerordentliche Professorin für Pädiatrie, Albert Einstein College of Medicine[1]

Es ist Juni 2017. Der „VAXXED"-Bus fährt um die Kurve und kommt in Sichtweite. Ich sitze auf der Außenterrasse von Kyras Bäckerei, die glutenfreie Backwaren im Herzen von Lake Oswego, Oregon, einer idyllischen Stadt südlich von Portland, anbietet. Das riesige, schwarze Wohnmobil mit dem Wort „VAXXED", das auf beiden Seiten in großen roten und weißen Lettern aufgemalt ist, sieht aus wie ein Spähpanzer der Rebellen aus *Star Wars*, fehl am Platz in dieser wohlhabenden Stadt, in der nie etwas Schlimmes zu passieren scheint. Die Kunden, die neben mir sitzen, wirken plötzlich unruhig. Und ich verwandle mich vor ihren Augen von einem beliebigen Typen mittleren Alters in ein Mitglied der Allianz der Rebellen, während ich aufstehe und zum Parkplatz gehe, um den Bus zu begrüßen.

Der „VAXXED"-Bus war die Idee eines unerschütterlichen britischen Models namens Polly Tommey, das zur Mutter eines autistischen Kindes wurde. Polly und ich sind, wie viele Eltern autistischer Kinder, durch unsere tiefe Trauer und leidenschaftliche Suche nach Antworten verbunden. Sie hat miterlebt, wie ihr Sohn Billy nach einer Impfung Autismus entwickelte und ist mit der gleichen Wut ausgestattet, die auch mich antreibt.

Polly winkt durch das Fenster, als der Bus anhält. Sie befindet sich auf einer mehrmonatigen Tournee, die sie quer durchs Land führt. Über den „Anti-Impf"-Bus mit seinen diversen Stationen wird oft in der jeweiligen lokalen Presse berichtet, der, so heißt es dort, extra komme, um die Einwohner zu erschrecken. Doch an diesen „Haltestellen" finden sich auch Dutzende Eltern zusammen, die ihre Geschichten darüber erzählen wollen, wie Impfungen ihren Kindern und ihren Familien Schaden zugefügt haben.

Ich hatte Polly ein Jahr zuvor in Seattle kennengelernt, als der Dokumentarfilm *Vaxxed* landesweit Premiere hatte. *Vaxxed* beschreibt die Geständnisse des CDC-Wissenschaftlers Dr. William Thompson, der zu einem bundesweiten Whistleblower wurde, als er zugab, dass eine Studie, die er 2004 mitverfasst hatte und die den Zusammenhang zwischen dem MMR-Impfstoff und Autismus untersuchte – und die den Zusammenhang herunterspielte –, gefälscht worden war. Er berichtet von Wissenschaftlern, die sich in einem privaten Büro in der CDC-Zentrale trafen, um ihre Datenquellen zu vernichten. Es ist eine hässliche Geschichte, die den Kampf gegen Autismus auf den Punkt bringt: Korruption und Lügen, die man wie den Wald vor lauter Bäumen nicht sieht, und Gesundheitsbehörden und Ärzte, die weitermachen und so tun, als sei nichts gewesen.

Ich reiste auf Pollys Bitte hin von meinem Haus in Oregon nach Seattle, unvorbereitet auf den emotionalen Aufruhr, den ich erleben sollte. Sie wusste von meinem Aktivismus und hatte mich eingeladen, nach jeder Filmvorführung einige Tage lang Teil eines Gremiums zu sein, das die Fragen der Zuschauer beantwortete. Ich machte mir deswegen keine Gedanken; ich bin seit Jahren in dieses Thema involviert und zuversichtlich, sodass ich weiß, wovon ich spreche. Ebenso konnte ich die Fragen vorhersehen, die besorgte Eltern (und vielleicht ein paar Internet-Trolle) stellen würden. Vielleicht könnte eine meiner Antworten, so dachte ich, ein Kind vor dem Schicksal bewahren, das meinem Jungen widerfahren ist.

Irritiert war ich jedoch von dem, was ich nach der Filmvorführung miterleben musste. Als nach der ersten Vorführung, an der ich teilgenommen hatte, das Licht anging und wir Gremiumsmitglieder für die Fragen und Antworten durch die Gänge gingen, richtete Polly, wie jedes Mal, nachdem der Film zu Ende war, eine Bitte durch ihr tragbares Mikrofon. „Wenn ein Impfstoff bei Ihnen oder einem Familienmitglied Schäden angerichtet hat, stehen Sie bitte auf." Etwa die Hälfte der Zuhörer erhob sich in stiller Solidarität. Mein Kopf, Hals und Herz wurden von einer Welle der Emotionen überschwemmt; es war stets das Gleiche – die schiere Anzahl der Menschen, das überwältigende Gefühl, das jeder Vorführung folgte. Polly, so wurde mir klar, hatte das bereits einige hundert Mal erlebt.

Zurück nach Oregon. Der „VAXXED"-Bus ist jetzt geparkt. Er nimmt einen großen Teil von Kyras Parkplatz ein und ich vermute, er wird für ein paar Tage das Gesprächsthema am Oswego-See sein. Ich habe meinen Sohn Jamison mitgebracht, er ist 14 Jahre alt. Sein Autismus hindert ihn daran, die Gründe für den soeben vorgefahrenen Bus zu verstehen oder was ihn mit ihm verbindet; sein Interesse konzentriert sich eher auf den Kombucha und den Paleo-Muffin, den ich ihm gerade gekauft habe. Polly springt aus dem Bus, wir umarmen uns, froh zu wissen, dass der andere den Kampf gegen Autismus noch nicht aufgegeben hat. Unsere Loyalität gegenüber unserer gemeinsamen Mission ist ein unausgesprochenes und dauerhaftes Band.

Polly hat den „VAXXED"-Bus in einen mobilen Schrein verwandelt. Der Elternteil jedes impfgeschädigten Kindes, der den Bus besucht, hat die Möglichkeit, den Namen seines Kindes mit einem weißen Farbstift auf den schwarzen Bus zu schreiben. Die Namenssammlung erinnert an die Vietnam-Gedenkstätte in Washington, D. C.; Jeder Name ist nummeriert und wenn ich an der Reihe bin, sind es mehr als 4.000 – über 4.000 Kinder, denen jeweils ein Denkmal gesetzt wurde. Jedes Leben hat sich verändert, jede Familie ist am Boden zerstört. Ich greife nach dem Stift. Ich schreibe den Namen Jamison. Es ist ein emotionaler Moment und ich komme mir alles andere als gut vor. Es ist überall.

## Dr. Bernard Rimland und DAN!

Mehr als zehn Jahre zuvor war ich Teil eines anderen Publikums, das aus Eltern bestand, die auf Bitten von Dr. Bernard Rimland, einem Pionier auf dem Gebiet des Autismus, „aktiv" wurden. Es war im September 2004, ich war in San Diego für eine „Defeat Autism Now!"-Konferenz, eine halbjährliche Veranstaltung, die zum ersten Mal 2001 stattfand. DAN! (siehe *Einleitung*, Seite 5) war eine Organisation von Ärzten, die autistische Kinder biomedizinisch durch Diät, Ernährung, Schwermetallentfernung sowie durch die Förderung des Immunsystems behandelten, ein Thema, das in Kapitel 10 ausführlicher erörtert wird. Leider ist DAN! nach dem Tod Rimlands im Jahr 2006 im Sande verlaufen, aber viele der ehemaligen DAN!-Ärzte praktizieren weiterhin.

Bernie, wie die meisten Eltern autistischer Kinder Rimland liebevoll nannten, stand vorne im riesigen Konferenzraum, in dem ihm mehr als 1.000 Eltern aufmerksam zuhörten und auf Antworten hofften. Ein Nachrichtenteam für die CBS-Show *60 Minutes* filmte Rimland für ein TV-Special über ihn und in dem Konferenzsaal waren mehrere Kameras aufgestellt. Rimland sprach vor dem vollbesetzten Haus: „Wenn Sie Elternteil eines autistischen Kindes sind, stehen Sie bitte auf."

Sofort erhoben sich die meisten Personen im Raum. Ich stand auf und spürte, wie mich eine Gefühlswelle überkam, als mich das Ausmaß unseres gemeinsamen Schmerzes traf. Zu diesem Zeitpunkt war ich noch ein neues Mitglied in der Elterngemeinschaft autistischer Kinder; bei meinem Sohn war erst einige Monate zuvor die Krankheit diagnostiziert worden.

„Wenn Ihr Kind zu denjenigen gehört, die nach einer Impfung autistisch geworden sind und Sie glauben, dass der Impfstoff den Autismus Ihres Kindes verursacht hat", fuhr Rimland fort, „heben Sie bitte die Hand." Praktisch jede Hand im Raum ging nach oben.[2]

„Wenn Sie mit Videokassetten oder Fotos oder was auch immer dokumentieren können, dass Ihr Kind zuvor normal war und nach dem Impfstoff autistisch wurde, winken Sie mit den Armen." Der ganze Raum bewegte sich mit winkenden Armen und es ging eher wie bei einem Rockkonzert als in einer Autismuskonferenz zu. Rimland schmunzelte und schaute zum Filmteam: „Okay. Haben Sie das verstanden? Lassen Sie uns hoffen, dass es auf CBS gezeigt wird."

Der Film über diesen Moment ist immer noch auf YouTube zu finden, eingefroren in der Zeit, um vielleicht zukünftige Generationen daran zu erinnern, wie lange die Wahrheit schon bekannt ist. Wie Sie sich wahrscheinlich denken können, hat es diese Szene nicht in die Sendung *60 Minutes* geschafft.

## Hören Sie gut zu

Die leitende medizinische Korrespondentin bei CNN, Elizabeth Cohen, ist bei Eltern autistischer Kinder aufgrund eines Berichts vom August 2014, der folgende Äußerung enthielt, in Ungnade gefallen:

> *Impfstoffe sind sicher. Autismus ist keine Nebenwirkung von Impfstoffen ... Manche Menschen scheinen nicht richtig zuzuhören: Impfstoffe verursachen keinen Autismus.*[3]

Cohens Herablassung und Geringschätzung, kombiniert mit dem, was ich als einen klaren Fehler bezeichnen würde, war der Auslöser für die YouTube-Kampagne „Hear This Well“ (sinngemäß: „Hören Sie gut zu“, Anm. d. Übers.): Eltern, die eine Regression ihrer Kinder in den Autismus nach der Impfung beobachtet hatten, wurden ermutigt, ihre eigenen Videobeiträge für Elisabeth Cohen zu drehen und die Worte „Hear This Well“ einzufügen; Hunderte machten dabei mit.

Ein älterer Vater drehte diesen herzzerreißenden Bericht, indem er das Foto seines Sohnes, als er noch ein Baby war, hochhielt:

> *Das ist mein Sohn, er war ein normales Baby. Im Alter von acht Monaten war er den Entwicklungserwartungen weit voraus. Er konnte gehen und sprechen … Dann bekam er seine Impfungen. Er konnte nicht mehr krabbeln, geschweige denn laufen. Er konnte nicht sprechen. Jetzt ist er in seinem Schlafzimmer und trägt eine Windel, er ist 32 Jahre alt. Impfstoffe können Autismus verursachen.*

Ein alleinerziehender Vater sprach über seine Tochter:

> *Sie wurde normal geboren. Als sie 15 Monate alt war, wurde ihr eine Impfserie verabreicht … Sie bekam hohes Fieber … Als das Fieber ausbrach, ging ihr alles verloren … Wir wussten sofort, dass etwas nicht stimmte … Impfstoffe haben meine Familie zerstört, Impfstoffe verursachen Autismus, manche Leute hören nicht gut genug zu.*

Eine junge Mutter sagte mit gebrochener Stimme:

> *Ich bin Mary. Meine Tochter hatte sich normal entwickelt, bis sie im Alter von zwei Jahren einen Impfschaden erlitt und anschließend Autismus bei ihr diagnostiziert wurde. Manche Menschen wollen nicht gut zuhören; Impfstoffe können Autismus verursachen und tun es auch.*

Die Videos sind überwältigend. Hunderte von Eltern und alle sagen das Gleiche. Ehrlich gesagt, ich kann sie mir nicht alle ansehen, das ist zu viel für mich. Seit Jamisons Diagnose sind 13 Jahre vergangen, ich habe gelernt, meinen Schmerz zu unterdrücken, er sitzt im hinteren Teil meines Gehirns, meistens jedenfalls. Ab und zu kommt er hervor, gewöhnlich dann, wenn ich jemandem, den ich noch nicht lange kenne, erzähle, was mit Jamison passiert ist. Manchmal sickert mein Gram langsam heraus, aber mitunter bahnt er sich seinen Weg wie eine Flutwelle.

Erst neulich nachts schlug sich Jamison mit dem linken Handrücken, so fest er konnte, auf den Kopf. Seine Hand schwoll an, die Schwellung wurde so groß wie ein Baseball; ich war mir sicher, dass sie gebrochen war. Er hatte große Schmerzen, saß in der Dusche und versuchte, die riesige Schwellung „abzuwaschen". Ich lag neben ihm auf dem Badezimmerboden und heulte mir die Seele aus dem Leib. Ich sah, wie er Schmerzen hatte, wie er sich selbst schlug, wie er nicht verstand, was sein Körper mit ihm anrichtete; es war einfach zu viel für mich. Dann stand ich auf, zog mich an und brachte ihn in die Notaufnahme; zum Glück war die Hand nicht gebrochen. Wenn Sie ein Elternteil eines autistischen Kindes sind, nicken Sie mit dem Kopf, Sie verstehen. Es passieren schreckliche Dinge und man findet einen Weg, sie zu ertragen.

## Kann man Eltern vertrauen?

Wie die Wissenschaft zeigt, beobachten Eltern die Entwicklung ihrer Kinder genau. Die umfassendste Revision der Elternberichterstattung wurde 1999 im *Journal of Paediatrics and Child Health* veröffentlicht. Unter dem Titel „The Value of Parents' Concerns to Detect and Address Developmental and Behavioural Problems" (Wie wichtig die Sorge der Eltern ist, um Entwicklungs- und Verhaltensstörungen zu erkennen und zu behandeln) bestätigte die Studie die Sorgfalt der Eltern, über die Entwicklung ihres Kindes zu berichten:

> *Unabhängig von den Unterschieden in der Bildung, dem sozioökonomischen Status und der Erziehungserfahrung können Eltern Bedenken äußern, die den Entwicklungs- und Verhaltensstatus des Kindes genau widerspiegeln.*[4]

Dennoch werden Eltern im Nachhinein kritisiert, wenn sie nach einer Impfung über eine Entwicklungsregression ihres Kindes berichten. Im Jahr 2005 beschlossen Forscher der University of Washington, das Phänomen der Regression in Autismus selbst zu untersuchen. In einer Studie, die in *JAMA Psychiatry* mit dem Titel „Validation of the Phenomenon of Autistic Regression Using Home Videotapes" (Validierung des Phänomens der autistischen Regression anhand von Heimvideos) publiziert wurde, sahen sich die Forscher Vorher-Nachher-Videos von Kindern an, die sich normal entwickelten und dann den Eltern zufolge an Autismus erkrankten. Was fanden sie heraus?

> *Diese Studie bestätigt das Vorhandensein einer frühen autistischen Regression.*

Die Hauptautorin der Studie, Dr. Geraldine Dawson, die später die nationale Organisation „Autism Speaks" leiten sollte, verteidigte ebenfalls die Erinnerungen der Eltern und sagte, ihre Studie sei „ein bedeutsames Lehrstück, dass Eltern gute Berichterstatter darüber sind, was mit ihren Kindern geschieht. Sie [die Studie] unterstreicht, wie wichtig es für Experten ist, den Eltern zuzuhören." Ja, Kinder entwickeln Autismus. Die meisten Eltern, die ich getroffen habe und die Zeuge solch einer Regression waren, behaupten, dies sei unmittelbar oder kurz nach einer Impfung geschehen.

## Ein verdammter Zufall

Katie Wright ist sanft, warmherzig und höflich. Es ist Spätherbst und ich sitze in der Küche des sonnigen Apartments ihrer Familie in der Upper West Side von New York City. Wir halten beide ein Mikrofon in der Hand und führen ein Interview für eine neue Podcast-Show, die ich konzipiert habe. Ich vermute, dass ihre Umgangsformen zum Teil auf den Einfluss ihres Vaters Bob Wright zurückzuführen sind, der ein hochrangiger Manager bei General Electric war, als das Unternehmen 1986 NBC übernahm und Wright an die Spitze stellte. Während seiner Amtszeit beaufsichtigte Wright die Erfolgsgeschichte von NBC an die Spitze des TV-Universums mit Shows wie *Seinfeld* und *Cheers*, bevor das Internet alles veränderte.

Als Katies Sohn Christian Autismus entwickelte, schritten ihre Eltern nicht nur ein, um zu helfen, sondern nutzten ihre Erfahrung, um 2005 die größte landesweite Organisation zu gründen, die sich dem Autismus widmet: „Autism Speaks". Bob und Suzanne Wright wurden eine Zeitlang zu Gesichtern von Wohltätern für die Finanzierung zur Ursachenforschung und zu den Behandlungsmethoden von Autismus; die Auszeichnungen für ihr humanitäres Engagement zieren ihren Kaminsims. Mehr als zehn Jahre später erlangte „Autism Speaks" wegen einer anderen Sache traurige Berühmtheit: Die Organisation stellte fest, dass die Autismus-Epidemie von 1 von 150 Kindern heutzutage auf 1 von 36 Kindern angestiegen ist und sie hat keine plausible Erklärung dafür geliefert, woher dieser ganze Autismus kommt. Hunderte

Millionen Dollar wurden für die Genforschung verschwendet, ohne dass etwas dabei herauskam. Für einen Elternteil wie mich ist „Autism Speaks" die ultimative parasitäre Nichtregierungsorganisation (NGO), die sich von einer unerbittlichen Epidemie nährt, aber keine wirklichen Lösungen anbietet.

So sollte es eigentlich nicht sein. Im Jahr 2006, kurz nach der Gründung von „Autism Speaks", nahm ich an einem großen Treffen in der Zentrale der NGO in New York City teil. Das Thema? Wie man einen Teil der Forschungsgelder von „Autism Speaks" in das wachsende Sprachrohr der Eltern lenken kann, die Impfstoffen die Schuld für den Autismus ihrer Kinder geben. Ich stellte Bob Wright eine gezielte Frage: „Bob, glauben Sie, dass Impfstoffe Christians Autismus verursacht haben?" Bobs Antwort, die ich nie vergessen werde: „Ich weiß es nicht, aber es ist ein verdammter Zufall."

Später erfuhr ich, dass Katies Mutter Suzanne (die 2017 verstorben ist) den Leuten unter vier Augen erzählte, Christian habe sich normal entwickelt, viel gesprochen und sich wie ein normales Kind verhalten, „bis zu diesen verflixten Impfungen". Ich frage Katie, ob ihre Mutter insgeheim die Impfstoffe für Christians Autismus verantwortlich mache, während sie gleichzeitig einer Autismusorganisation vorstehe, die dieses Thema tunlichst vermeidet. Seit diesem Treffen bei „Autism Speaks" sind mehr als zehn Jahre vergangen und es wurde kein Penny investiert, um Impfstoffe genauer zu beleuchten. Wenn sie die Hauptursache für die Autismus-Epidemie sind, wüsste „Autism Speaks" nichts davon, weil sie sie nicht untersucht haben. Wie kann das sein?

Katie bemüht sich, es zu erklären. Sie verrät mir, seit Jahren nicht mehr mit ihren Eltern über Impfstoffe gesprochen zu haben und dass der wissenschaftliche Beirat von „Autism Speaks" von einem ehemaligen Pharmamanager abgeworben wurde, der versuchte, eine Pille gegen Autismus zu entwickeln (was er nicht tat). Ich fühle mich durch keine ihrer Erklärungen besser.

Das ist jedoch nur ein Teil der Geschichte. Während Katie sich schwertut zu erklären, dass ihre Eltern nicht imstande seien, „Autism Speaks" dahin zu bringen, die Wahrheit über Autismus zu erforschen, war Katie selbst unerbittlich. Trotz des extremen Drucks von „Autism Speaks", ihre Gefühle für sich zu behalten, hat Katie nie verschwiegen, was am wichtigsten ist: was mit Christian, ihrem ältesten Sohn, passiert ist.

Während Katies Mutter nur unter vier Augen darüber sprach, was Impfstoffe Christian angetan hatten, war Katie vom ersten Tag an ehrlich und direkt. Katie war sogar so offen, dass sie 2007 Gegenstand eines rufschädigenden Artikels in der *New York Times* mit dem Titel „Autism Debate Strains a Family and Its Charity" (Autismusdebatte belastet eine Familie und ihre

Wohltätigkeit) war, nachdem Katie in der *Oprah Winfrey Show* aufgetreten war und beschrieb, „wie ihr redseliges Kleinkind nach seinen Impfungen nicht mehr reagierte und außer Kontrolle geriet".[5]

Ich lese den Artikel der *New York Times* aus dem Jahr 2007 noch einmal. Katie hatte noch nichts von Hannah Poling gehört, sie wusste nichts über die 83 Fälle von Autismus vor dem Impfgericht. Und sie wusste sicherlich nichts über die aufkommende Wissenschaft, die das Aluminiumadjuvans für die Entwicklung von Autismus mitverantwortlich macht, da nichts davon veröffentlicht worden war. Sie hatte ihre eigenen Erfahrungen, ihre eigenen Beobachtungen und entschied sich trotz des extremen Drucks, ihre Stimme zu erheben und nicht den Mund zu halten.

## Hollywood spricht – manchmal

Der Schauspieler Aidan Quinn ist ebenfalls Vater eines autistischen Kindes und sein Interview auf dem roten Teppich überraschte einen Reporter der TV-Sendung *Access Hollywood*, als er Quinn fragte, ob „Autismus in der Familie" liege. Quinn antwortete:

> *Ich weiß nicht, ob er erblich bedingt ist; es gibt jemanden in der Familie mit Autismus, meine Tochter, meine älteste Tochter leidet an Autismus, nachdem sie extrem auf eine Impfung reagiert hatte … Vorher war sie ein ganz normales Kind … In der Debatte geht es um Milliarden von Dollar der Pharmaunternehmen … Man darf Impfstoffen Substanzen zufügen, die man nicht in diesen Teppich stecken darf … und all das, um die Profite der Pharmakonzerne zu steigern.*[6]

Der Footballspieler Doug Flutie ist ebenfalls Vater eines autistischen Kindes. Bei *Larry King Live* im Jahr 2008 machte er deutlich, er habe das Gefühl, sein Sohn sei erst nach einer Impfung autistisch geworden:

> *Es gibt zwei verschiedene Gruppen: Bei der einen ist etwas genetisch bedingt – man wird damit geboren, und die andere Gruppe entwickelt es erst später. Und ich glaube, es gibt zwei verschiedene Arten von Lebewesen, die sich die Jahr über – viele Eltern beschäftigen sich mit Impfungen … Ich denke, mein Sohn hat etwa im Alter von zweieinhalb bis drei Jahren Autismus entwickelt. Daher meine ich, dass es zwei verschiedene Gruppen gibt.*[7]

Die Schauspielerin Holly Robinson Peete, die Frau des Footballstars Rodney Peete, saß neben Flutie und stimmte ihm zu:

> *Aber glauben Sie nicht, Doug, dass die meisten Menschen – die Mehrzahl der Geschichten, die ich und Rodney über Autismus gehört haben –, dass diese Menschen sich ganz normal entwickelt haben und die Entwicklung dann ein abruptes Ende fand? Fast jede Geschichte, die ich kenne, ist so.*

Die Sängerin und Grammy-Preisträgerin Toni Braxton, die in derselben Show auftrat, bestätigte Peetes Worte:

> *Ich bemerkte jedoch einen großen Unterschied bei meinem Sohn, nachdem er seine Impfungen bekommen hatte. Mit der Zeit ließen seine Fähigkeit nach, er entwickelte sich nicht so, wie er sollte. Mein ältester Sohn war ganz anders. Ich glaube, dass es bei jedem Medikament, das man einnimmt und dem Körper zuführt, Nebenwirkungen gibt. Ich denke, es wirkt sich auf einige Menschen anders aus. Und in meinem Fall hat es sich definitiv auf mein Kleinkind ausgewirkt.*

Im Jahr 2004 erklärte der Schauspieler Gary Cole, seine Tochter habe „eine sehr starke Reaktion" auf eine DTP-Impfung gezeigt, als sie 18 Monate alt war. Einem Artikel der *Contra Costa Times* zufolge „schwoll ihr Gesicht so stark an, dass ihre Augen fast geschlossen waren". Kurze Zeit später hatte sich ihre Sprache zurückentwickelt und sie begann, Augenkontakt zu vermeiden, so der Schauspieler. Bei seiner Tochter, die jetzt elf Jahre alt ist, wurde eine Autismus-Spektrum-Störung diagnostiziert.[8]

Jahre später, 2016, sorgte der Schauspieler Robert De Niro für Nachrichten, indem er behauptete, er und seine Frau seien der Meinung, der Autismus ihres Sohnes sei durch Impfstoffe ausgelöst worden.[9] Und Jenny McCarthy schrieb ein Buch, *Louder Than Words*, das von der Regression ihres Sohnes in Autismus nach einer Impfung erzählt.[10]

Dies sind einige prominente Eltern autistischer Kinder, die öffentlich über ihr Leid sprechen wollten. Es gibt auch Promi-Eltern, die sich bei „Generation Rescue" um Hilfe bemüht haben, um ihre Kinder zu heilen, aber aus verschiedenen Gründen zu ängstlich sind, sich zu äußern.

Es ist keine kurze Liste von Namen und sie alle geben den Impfstoffen die Schuld.

## Unsere Geschichten sind überall

Ein junges, attraktives Paar nimmt eine Videokassette mit dem Slogan „Hear this well" auf. Der Ehemann beginnt: „Wir haben zwei Jungen. Einer wurde planmäßig geimpft und zeigte über 30 Tage lang Reaktionen auf seine Impfungen, die er im zwölften Lebensmonat bekam." Danach folgt die Ehefrau: „Der andere war nicht geimpft." Der Ehemann fügt hinzu: „Bei dem einen wurde eine Autismus-Spektrum-Störung diagnostiziert und bei ihm traten Zwangsstörungen, Wutanfälle und Tics auf." Zurück zu seiner Frau: „Bei dem anderen nicht."

„Hören Sie gut zu", sagt der Ehemann, „jetzt spricht meine Frau." Sie bedeckt den Mund mit ihrer Hand, überwältigt von Emotionen: „Impfstoffe verursachen Autismus", sagt sie mit gebrochener Stimme.

Wir sind überall; unsere Geschichten sind überall. Was sollen wir jetzt machen? Was wir die ganze Zeit hätten tun sollen: den Eltern zuhören.

# TEIL 3

# Der Tag der Abrechnung wird kommen, um die Epidemie zu beenden

KAPITEL 8

# Sie hätten es uns gesagt

*Eine Lüge ist nichts anderes als eine verborgene Wahrheit. Sei es durch Unterlassung oder Vergütung, wir tun nichts anderes, als irgendetwas zu vertuschen. Die Wahrheit bleibt im Verborgenen und wartet darauf, entdeckt zu werden.*

**Josephine Hart**

*Wir müssen immer Partei ergreifen. Neutralität hilft dem Unterdrücker, niemals dem Opfer. Stillschweigen bestärkt den Peiniger, niemals den Gepeinigten.*

**Elie Wiesel**

Am 10. März 2015, gegen 10.30 Uhr, stieg Robert F. Kennedy Jr. aus einem kleinen Flugzeug auf das Rollfeld des McNary-Field-Flughafens, nur wenige Minuten von Salem, der Hauptstadt des Bundesstaates Oregon, entfernt. „Bobby", wie er von seinen Freunden genannt wird, war meiner Einladung gefolgt, eine Überraschung in letzter Minute, um, wie ich hoffte, ein neu eingeführtes Gesetz zu verhindern, das Impfungen für alle Kinder im Schulalter in Oregon zur Pflicht machen würde. Der Gesetzentwurf, „Senate Bill 442", war von der Senatorin des Staates Oregon, Elizabeth Steiner Hayward (selbst Hausärztin), mit großem Tamtam eingeführt worden; darüber wurde landesweit von CBS News berichtet.

Wochenlang hieß es in Salem, der Gesetzentwurf gleiche einem Zug, der die Gleise entlangrast. Die Zwangsimpfung war zu einem neuen gesetzgeberischen Vorstoß auf Bundesstaatenebene geworden, wobei mehr als ein

Dutzend Staaten planten, Gesetze einzuführen, die die Ausnahmeregelungen von Impfungen – die es in allen US-Bundesstaaten außer West Virginia und Mississippi gegeben hatte – obsolet machen sollten. Pflichtimpfungen waren Teil der progressiven liberalen Agenda geworden, was bedeutete, dass die von Demokraten kontrollierten Bundesstaaten (wie Oregon, mein Heimatstaat) die Staaten waren, um frühzeitige legislative Erfolge zu erzielen. Natürlich stand hinter all diesen Gesetzentwürfen dieselbe Industrie und viele Gesetzgeber erklärten mir, dass sie immer wieder von Vertretern der Firma Merck besucht worden waren. Der Gesetzgebungsplan des Bundesstaates war einfach: Beginnen Sie mit Oregon, holen Sie Washington dazu, dann wird Kalifornien fallen. Sobald drei westliche Bundesstaaten Gesetze verabschiedet haben, werden die Dominosteine weiter fallen, so die Theorie.

Bobby Kennedy war im Begriff, all dem ein Ende zu setzen. Wir fuhren mit meinem SUV vom Flughafen in die Hauptstadt. Bobby und ich hatten uns vorher nie persönlich getroffen, aber im Laufe der Jahre viele Male miteinander kommuniziert. Wenn man sich als Aktivist in diesem Kampf engagiert, fühlt man sich wie ein Mitglied der Allianz der Rebellen aus *Star Wars*, wie der Journalist Dan Olmsted unsere Gemeinschaft oft genannt hat. Jeder, der sich gegen die mächtige Pharmaindustrie und ihre bezahlten Schergen zur Wehr setzt, gehört zur Familie.

Wir alle bringen persönliche Opfer, um bei einem so kontroversen Thema das Wort zu ergreifen und die herkömmliche Meinung zu hinterfragen, aber nur sehr wenige haben einen höheren Preis bezahlt als Bobby Kennedy. Er ist der Sohn des ehemaligen Justizministers und Präsidentschaftskandidaten Robert F. Kennedy – der 1968 ermordet wurde, als Bobby 14 Jahre alt war – und der Neffe von John F. Kennedy. Bevor Bobby sich dem Kampf gegen Impfstoffe verschrieb, hatte er dem Namen seiner Familie als bekannter und öffentlicher Umweltschützer alle Ehre gemacht. Er war Mitbegründer der Waterkeeper Alliance, diente als leitender Anwalt des Natural Resources Defense Council und lehrte Umweltrecht an der Pace University, wo er weiterhin als emeritierter Professor tätig ist.

Kennedy erregte erstmals die Aufmerksamkeit der Gemeinschaft gegen Autismus bei einer Konferenz namens Autism One im Mai 2013. In der Sitzung gelobte er, von Dr. Paul Offit, seinerzeit tätig am CHOP, Antworten zur Verwendung von Thiomersal in Impfstoffen und zur Impfstoffsicherheit im Allgemeinen zu verlangen. Sein Buch *Thimerosal: Let the Science Speak* enthüllte die schmutzige Schattenseite der Debatte zur Unbedenklichkeit von Impfstoffen[1]; das kam Kennedy teuer zu stehen. Über die Sicherheit von

Impfstoffen zu sprechen, hatte für ihn, obwohl er betonte, dass seine eigenen Kinder geimpft waren, die gleichen schwerwiegenden beruflichen und wirtschaftlichen Konsequenzen wie für andere, darunter Andrew Wakefield und Jenny McCarthy. Viele von Kennedys Kollegen schlichen sich plötzlich davon und versuchten, sich von der immer größer werdenden Zielscheibe auf seinem Rücken fernzuhalten. Einflussreiche Familienmitglieder haben ihn privat angerufen und ihn gebeten, die Situation zu entschärfen. Dennoch bleibt Bobby Kennedy hartnäckig und sagt vielen unter vier Augen, dass dies das größte Problem unseres Lebens sei und er den Kampf nicht aufgeben werde.

Bobby und ich haben uns in meinem Auto kurz über den Plan für den kommenden Tag unterhalten. Er ist ein heller Kopf und kann geschickt mit Worten umgehen, innerhalb von Minuten hat er all seine Gesprächsthemen festgelegt. Mehr als ein Dutzend Treffen mit gewählten Vertretern aus Oregon waren von beiden Lagern geplant. Im Allgemeinen wurde Bobbys Bitten um ein Treffen herzlichst entsprochen und viele bezeichneten seinen Vater als einen ihrer Helden.

Für mich waren die vergangenen Wochen wie ein Wirbelwind gewesen. Wie bei jedem neu eingebrachten Gesetzentwurf in Oregon gab es auch für SB 442 am 18. Februar, kurz nach der Berichterstattung in den CBS-News, eine öffentliche Anhörung und ich war einer von vielen, die sich vor dem Gesundheitsausschuss des Senats von Oregon gegen den Gesetzentwurf aussprachen. Im Laufe eines langen Nachmittags in Salem bildete sich unter vielen von uns eine politische Bewegung, die sich gegen die Gesetzesvorlage wehrte. Drei Wochen später, als Bobby Kennedy auf dem Weg in die Hauptstadt war, hatte unsere Bewegung einen Namen – „Oregonians for Medical Freedom" –, einen bezahlten Lobbyisten, einen aktiven Vorstand und fast 2.000 Mitglieder. Wir bombardierten unsere gewählten Beamten täglich mit E-Mails über die Gefahren von SB 442 und Bobby Kennedy war unser letzter Versuch, dem Gesetzentwurf den Garaus zu machen, bevor über ihn abgestimmt werden konnte.

Rebecca Tweed stand vor dem Staatskapitol und wartete auf unsere Ankunft. Anfang dreißig, mit einer zierlichen Figur und knallrotem Haar war Rebecca nicht die durchschnittliche Lobbyistin: Sie war Veganerin (ziemlich häufig in Oregon), aber auch eine rechte Republikanerin (extrem selten). Tweed war eine effektive Lobbyistin, die im Staatskapitol gut bekannt war, und ihre zwei Wochen zuvor erfolgte Einstellung zur Unterstützung unserer Bemühungen, SB 442 zu untergraben, wurde von den Befürwortern des Gesetzes, allesamt Demokraten, wahrscheinlich mit lautem Stöhnen begrüßt.

Jetzt, in einer der vielen ironischen Wendungen dieses Kampfes, begleitete Rebecca Tweed einen Kennedy durch das Staatskapitol, um die von den progressiven Linken unterstützte Gesetzgebung aufzuhalten.

Als ich Bobby mit Rebecca auf den Stufen des Kapitols absetzte, kam Staatssenator Tim Knopp für ein schnelles Foto auf uns zu. Senator Knopp, ein Republikaner und Mitglied des Gesundheitsausschusses des Senats von Oregon, war zu einem unserer wichtigsten Verbündeten auf der Seite der Legislative geworden. Angesichts eines durch den MMR-Impfstoff verletzten Familienmitglieds und eines allgemeinen Misstrauens gegenüber der Einmischung der Regierung in medizinische Entscheidungen tat Senator Knopp alles in seiner Macht Stehende, um unsere Bemühungen zur Verhinderung von SB 442 zu unterstützen. Tatsächlich waren einige unserer wichtigsten Treffen von Senator Knopp und seinen Mitarbeitern arrangiert worden. Er lächelte stolz auf dem Bild mit Bobby Kennedy und die drei machten sich auf den Weg ins Kapitol, in dem den ganzen Tag Meetings stattfinden würden.

Einen Tag nach Kennedys Besuch in der Hauptstadt war es vorbei mit dem Gesetzentwurf. Erledigt! Der Entwurf hatte die Unterstützung vieler Gesetzgeber, darunter auch einer Reihe von Demokraten, verloren. Senatorin Hayward, die den Gesetzentwurf ursprünglich unterstützte, blieb trotzig in der Niederlage, wie aus einer Erklärung ihres Büros hervorgeht:

> *Sie ist enttäuscht, dass sich die Gespräche weitgehend darum drehten, wer recht oder unrecht hinsichtlich der Wissenschaft und der Vorteile gegenüber dem Risiko von Impfungen hat und nicht die Gesundheit und das Wohlergehen der Kinder in Oregon zum Thema hatten.*[2]

Was war wirklich passiert? Bei den Treffen mit den Gesetzgebern war Kennedy bemerkenswert offen gewesen. Ja, Impfstoffe reduzieren bestimmte Infektionskrankheiten, aber sie verursachen auch echte Schäden, und die mit der Überwachung der Impfstoffsicherheit beauftragte Behörde namens Centers for Disease Control and Prevention (CDC, Zentren für Krankheitskontrolle und -prävention), ist ein „Sündenpfuhl der Korruption". Wird einem Elternteil das Recht genommen, sein Kind impfen zu lassen oder nicht, bedeutet dies die Aufhebung der gegenseitigen Kontrolle eines medizinischen Verfahrens, bei dem noch viele Fragen unbeantwortet sind.

Tun Sie das nicht, warnte Bobby, geben Sie ihnen nicht diese Macht. Dies ist die schlimmste Umweltkatastrophe, die ich je gesehen habe, erklärte er, und die Gesetzgeber in Oregon hörten zu; sie sprachen sich in Scharen gegen den Gesetzentwurf aus. Senator Knopp sagte mir später, dass er so etwas noch nie gesehen habe, an dem Tag, als Bobby Kennedy in die Hauptstadt kam; er habe noch nie eine Gesetzesvorlage gesehen, die so schnell für null und nichtig erklärt wurde. Von dem Dutzend ähnlicher Vorlagen, die in anderen Bundesstaaten eingebracht wurden, machte nur Kalifornien im Jahr 2015 Impfungen zur Pflicht, seitdem ist es keinem Bundesstaat mehr gelungen. Mir wurde gesagt, dass das Thema in Salem „vom Tisch" sei und kein Gesetzgeber das, was 2015 passierte, noch einmal aufgreifen wolle.

Zwei Jahre später: Eine Präsentation von Patrick Johnson, dem stellvertretenden Direktor der Abteilung für Bundesangelegenheiten der American Academy of Pediatrics, zeigt, dass die Besorgnis über das Potenzial von Robert F. Kennedy Jr., dem Impfprogramm ein Ende zu bereiten, noch gewachsen ist.[3] Unter dem Titel „Vaccine Challenges in a New Administration" (Die Anfechtung von Impfstoffen unter einer neuen Regierung) befasste sich Johnsons Präsentation mit zwei miteinander zusammenhängenden Themen: erstens mit Präsident Trumps öffentlichen Äußerungen über den Zusammenhang zwischen Impfstoffen und Autismus und zweitens mit der offensichtlichen Beziehung zwischen dem Präsidenten und Kennedy, die bei einem Treffen zwischen Bobby und dem gewählten Präsidenten am 10. Januar 2017 im Trump Tower öffentlich gemacht wurde, bei dem zwei der am wenigsten wahrscheinlichen Bettgenossen zusammenkamen. Die Tweets von Präsident Trump über Impfstoffe und Autismus lassen der Fantasie nicht viel Spielraum:

August 2012: Kombinierte Impfungen in hoher Dosis für Kleinkinder sind die Ursache für die starke Zunahme von Autismus.

März 2014: Gesundes Kleinkind geht zum Arzt, wird mit vielen Impfstoffen vollgepumpt, fühlt sich nicht gut und verändert sich – Autismus. Viele solcher Fälle!

September 2014: Ich habe mit den Impfungen recht behalten – die Ärzte haben gelogen. Retten Sie unsere Kinder und ihre Zukunft.

Hinter den Kulissen tauchten in der Aktivistengemeinschaft Geschichten auf, dass Donald Trump Zeuge gewesen sei, wie sich das Kind eines Mitarbeiters nach der Impfung zurückentwickelt habe. Kurz darauf gab der Kandidat Trump in einer der republikanischen Grundsatzdebatten, die CNN während des Wahlkampfes veranstaltete, weitere Einblicke in seine Motivation, dieses Thema anzusprechen:

> *Aber man nimmt dieses kleine, hübsche Baby und pumpt es voll ... Ich meine, es sieht so aus, als wäre die Spritze für ein Pferd bestimmt, nicht für ein Kind, und wir hatten so viele Fälle, Menschen, die für mich arbeiten ... Neulich erst, zwei Jahre alt, zweieinhalb Jahre alt, wurde ein Kind, ein hübsches Kind, geimpft und eine Woche später bekam es hohes Fieber, wurde sehr, sehr krank, jetzt ist es autistisch.*[4]

Johnsons Präsentation im April 2017 auf dem AAP-Nationalkongress war alarmierend und schilderte jede Aktion von Robert F. Kennedy Jr. und Präsident Trump einschließlich der Nachricht, dass Trump Bobby kürzlich gebeten habe, den Vorsitz einer Kommission für Impfstoffsicherheit zu übernehmen. Johnson betonte, dass eine „koordinierte Reaktion von entscheidender Bedeutung" sei und er sich regelmäßig mit „Pro-Impfstoff-Organisationen treffe, um Informationen auszutauschen sowie Strategien und Botschaften zu koordinieren". Jedes Mal, wenn ich mir den Slogan am Ende jeder Seite der AAP-Präsentation anschaue – „Gewidmet der Gesundheit aller Kinder" –, spüre ich, wie mein Blut kocht.

Gleichzeitig scheint Präsident Trump die Luft für diese Angelegenheit ausgegangen zu sein. Von Anfang an wurden seine Meinungen zu diesem Thema angesichts seiner spalterischen Natur von der Gemeinschaft im Kampf gegen Autismus als ein zweischneidiges Schwert betrachtet. Schon bald nach einem Treffen mit Kennedy war für den Präsidenten das Thema Autismus erledigt. Man kann sich fragen, ob Trump etwas unternehmen wird, um die Autismus-Epidemie zu beenden. Ich bin ungeachtet dessen, was er alles gesehen hat, nicht davon überzeugt.

In einem Sonderbeitrag im *British Medical Journal* (*BMJ*) Ende 2017 enthüllte Mitherausgeber Dr. Peter Doshi, wie die einflussreichsten Organisationen, die sich für Impfstoffe einsetzen, alle von der Pharmaindustrie finanziert werden.[5] Die Namen dieser Organisationen lauten z. B. Immunization Action Coalition, „Every Child By Two" und sogar die American Academy of Pediatrics (AAP) wird erwähnt. Doshi erklärt: „Wie viel Geld die gemeinnützigen Impfstoffbefürworter von den Impfstoffherstellern erhalten, ist schwer zu sagen, aber die Summen scheinen beträchtlich zu sein" und er fährt fort: „In ihrem Jahresbericht 2016 listet die AAP zahlreiche Firmen auf, die gespendet haben, darunter die Impfstoffhersteller GlaxoSmithKline, MedImmuneMe, Merck, Pfizer, Sanofi Pasteur und Seqirus."

Doshi erläutert, dass viele dieser Interessengruppen, die bemüht sind, als objektive Dritte aufzutreten, direkt von der CDC finanziert werden und sich im Gleichschritt mit den politischen Zielen der CDC zu bewegen scheinen: „Das *BMJ* bat die Organisationen IAC, ECBT und AAP, auf einen Fall zu verweisen, in dem sie eine Empfehlung der CDC in Zweifel gezogen hatten, aber keine der Institutionen tat dies." Barbara Mintzes, Dozentin und Forscherin für Interessenkonflikte an der Universität von Sydney, übte scharfe Kritik an diesen pseudo-unabhängigen Organisationen:

> *Diese Gruppen treten so stark für Impfungen ein, dass der Öffentlichkeit die einseitige Botschaft vermittelt wird, alle Impfstoffe würden auf die gleiche Weise hergestellt werden und Impfungen seienunabhängig von den Umständen eine wichtige Strategie der öffentlichen Gesundheit.*

Ich erinnere mich an die schmutzige Geschichte vieler profitorientierter Branchen, bei denen sich letztendlich herausstellte, dass sie echten Schaden anrichteten. Ich habe bereits über das „Tobacco Playbook" gesprochen, und die Bleiindustrie war ebenso unmoralisch, als sie die Vergiftung so vieler Menschen nicht nur durch die Verwendung von Blei in Benzin, sondern auch durch Blei in Farben ausweitete, sodass es besonders schädlich für Kinder war. Im Jahr 2013 griff *The Atlantic* dieses Thema mit dem Artikel „Why It Took Decades of Blaming Parents before We Banned Lead Paint" (Warum jahrzehntelang Eltern beschuldigt wurden, bevor wir Bleifarbe verboten haben)[6] auf; dort heißt es:

> *Seit den 1920er-Jahren hatte sich die Bleiindustrie organisiert, um Verbote, Beschränkungen und sogar Warnungen auf Farbdosenetiketten zu bekämpfen. Sie hatte das tödliche Produkt an Kinder und Eltern vermarktet und die Lüge verbreitet, Bleifarbe sei ungefährlich. Jahrzehntelang erschienen Farbanzeigen in der* Saturday Evening Post, Good Housekeeping, National Geographic *und anderen landesweiten Zeitschriften und Lokalzeitungen. Malbücher wurden an Kinder verteilt; die Industrie schickte den Kindern an Halloween sogar Dutch-Boy-Kostüme und druckte Malbücher, in denen den Kindern gezeigt wurde, wie man sie herstellt.*

*The Atlantic* schreibt, wie Bleifarbenhersteller Eltern beschuldigten, „Kinder nicht daran gehindert zu haben, ihre Finger und Spielsachen in den Mund zu nehmen" und mit Blei vergiftete Kinder eine Krankheit hatten, die „dazu führte, dass sie an ‚unnatürlichen Gegenständen' lutschten und dadurch vergiftet wurden". Es ist alles so erschreckend ähnlich wie in vielen der Kommentare, die wir von Impfstoffherstellern, CDC-Beamten und ihren bezahlten Sprachrohren hören: Einen Impfschaden erleide „einer von einer Million"; der Zeitpunkt der Regression in Autismus und die Impftermine seien ein Zufall; die eindeutigen biologischen Beweise, die Impfstoffe mit Autismus in Verbindung bringen, seien das Werk von „Anti-Impf-Aktivisten" und „entlarvter Wissenschaft" und dürften nicht geglaubt werden. Die führenden Hersteller schlugen einen ähnlichen Weg ein:

> *Aber die Industrie wollte nicht alles Blei aus ihren Produkten entfernen, sie bekämpfte jeden Versuch einer Regulierung. Vertreter der Industrie drohten mit Klagen gegen Fernsehsender wie CBS, die populäre Sendungen wie* Highway Patrol *ausstrahlten, in denen das Produkt als gefährlich dargestellt wurde … All dies trotz der Aufzeichnungen, aus denen hervorgeht, dass die Industrie wusste, dass ihr Produkt Kinder vergiftet.*

Das ist es, was eigennützige Menschen leider tun: Sie vertuschen es, leugnen es und zögern das Unvermeidliche hinaus. Eine Anzeige von Philip Morris aus dem Jahr 1945 gemahnt, „Vorsicht istdie Mutter der Weisheit" und dass „Philip Morris[-Zigaretten] wissenschaftlich erwiesenermaßen weitaus weniger reizend für Nase und Hals sind", was den Verbrauchern versichert: „Wechselten Raucher zu Philip Morris, wurde im Wesentlichen jeder Fall von Nasen- und Rachenreizungen – verursacht durch das Rauchen – entweder vollständig behoben oder definitiv verbessert." Und sie ließen uns wissen, dass „über die Ergebnisse in einer führenden medizinischen Fachzeitschrift berichtet [wurde]."[7] Heute lesen wir die Anzeige und lachen laut. Welcher Teil der Marketingbotschaft über „sichere und wirksame" Impfstoffe wird künftige Generationen genauso zum Lachen bringen?

Es gibt ein beliebtes Meme, das innerhalb der Autismusgemeinschaft über soziale Medien verbreitet wird. Mit dem Bild eines Schafsgesichts lautet die Überschrift: „Wenn Impfstoffe Autismus verursachen, hätten sie es uns gesagt." Das ist ein gängiges Argument, das ich höre und nachvollziehen kann. Es scheint jedoch zu gewaltig zu sein, um es zu glauben. Haben Menschen, die im Bilde sind, wirklich dabeigestanden und zugesehen, wie so vielen Kindern und ihren Familien etwas derart Schreckliches passiert ist? In den ersten Jahren meiner Forschung zu diesem Thema habe ich diesen Vorbehalt geteilt. Es ist schwierig, dort völlig durchzublicken: „Haben sie das wirklich zugelassen?"

„In der Finanzwelt führte der Druck, Zahlen zu manipulieren, um die von den Bossen gewünschten Antworten zu liefern, zu einem Namen: Wertpapierbetrug", sagte der Autor Mark Blaxill 2012 vor dem Kongress. „In der Medizin gibt es ähnliche Varianten eines solchen Drucks: Sie bezeichnen sie als Politik der Interessenvertretung und Kollegenkontrolle und was die CDC uns geliefert hat, ist das medizinische Äquivalent zum Wertpapierschwindel; alles nur zu dem Zweck, die unbequeme Realität der Autismus-Epidemie zu verdrängen."[8]

Es ist verwirrend, „sie" zu identifizieren, die hinter der Auslösung der Autismus-Epidemie stehen. Ist es nur die CDC? Welche Rolle hat die Pharmaindustrie gespielt? Was ist mit den Forschern, die gefälschte, vom Thema ablenkende oder irreführende wissenschaftliche Studien veröffentlicht haben? Oder mit den Kinderärzten, die die Beschwerden der Eltern einfach ignorieren? Und wie ist es um die AAP bestellt? Ich denke, es ist wirklich alles wegen des oben Gesagten, weil die Grenzen zwischen der CDC, der Pharmaindustrie, der AAP und den meisten Kinderärzten sehr verschwommen sind. Sie alle profitieren immens von unserem Impfkalender.

Dr. Paul Thomas ist Kinderarzt in meiner Heimatstadt Portland, Oregon. Er ist nicht irgendein Kinderarzt; er führt die größte pädiatrische Einzelpraxis in der Stadt und ist außerdem der Mitautor (zusammen mit Dr. Jennifer Margulis) des 2016 veröffentlichten Bestsellers *Überlegt impfen*. Thomas ist Mitglied der American Academy of Pediatrics, aber seine Ansichten über Impfstoffe entsprechen keinesfalls der gängigen Meinung und er übt scharfe Kritik an Kollegen:

> *Ich habe mit meinen Kollegen endlos über die Zunahme autistischer Fälle debattiert. Obwohl ich glaube, dass sie genauso besorgt waren wie ich, war es für viele leider leichter, mit den Schultern zu zucken, die Stethoskope, die sie um den Hals trugen, zu justieren und die Beweise zu verleugnen.*[9]

Ist es wirklich so schwer vorstellbar, dass einige eigennütziger Menschen ihren kleinen Teil dazu beitragen können, die Realität der Autismus-Epidemie zu verschleiern? Im Jahr 2017 beantwortete die Reporterin der *Huffington Post,* Martha Rosenberg, diese Frage mit einer meiner Lieblingsschlagzeilen: „Impfstoffe sind absolut sicher, sagen die

Menschen, die uns Vioxx, Bextra, Cerivastatin, Trovafloxacin, Fenfluramin/Phentermin, Xarelto, Raxar und Terfenadin beschert haben ...“[10] Rosenbergs Artikel wurde prompt von der *Huffington Post* entfernt, was die Verfasserin dazu veranlasste zu twittern: „*#Huf* hat diesen faktischen, von einer anerkannten Reporterin geschriebenen Artikel über #Impfstoffe zensiert.“ Wenn wir an das oben erwähnte Meme zurückdenken, können wir dann nicht eine vom Menschen verursachte Gesundheitskatastrophe des vergangenen Jahrhunderts in dieselbe Aussage einfügen? Das klingt im Nachhinein nur deshalb absurd, weil wir wissen, wie jede dieser Geschichten endet:

„Wäre das Wasser in Flint, Michigan, voller Blei gewesen, hätten sie es uns gesagt.“
„Wenn Asbest Mesotheliome verursacht, hätten sie es uns gesagt.“
„Wenn Bleifarbe zu Hirnschäden führt, hätten sie es uns gesagt.“
„Wenn Vioxx Herzinfarkte auslöst, hätten sie es uns gesagt.“
„Wenn Thalidomid Geburtsfehler verursacht, hätten sie es uns gesagt.“
„Wenn Silikon-Brustimplantate auslaufen können, hätten sie es uns gesagt.“
„Wenn DDT Ökosysteme zerstört, hätten sie es uns gesagt.“

Millionen von Kindern können gesundheitliche Schäden erleiden, bevor die Wahrheit allgemein bekannt wird. Ich bete, dass der Tag der Abrechnung für Impfstoffe nicht noch Jahrzehnte entfernt ist. Das Internet, die sozialen Medien, ein kämpferischer Kennedy, der öffentlich seine Ansichten verteidigt, und vielleicht ein verständnisvoller Präsident könnten die Wahrheit früher ans Licht bringen. Ich bin hoffnungsvoll. Persönlich denke ich, dass die Wissenschaft – und die Zugeständnisse der bedeutendsten Forscher – den Sieg davontragen werden, genauso wie beim Thema Tabak.

## Ein kurzer Rückblick auf das bisher Gesagte

Ich glaube, der Tag der Abrechnung mit der Autismus-Epidemie steht kurz bevor. Ich habe in diesem Buch viele Informationen präsentiert und möchte noch einmal auf die zentralen Ereignisse und Kernpunkte zurückkommen.

**1986 wurden die Impfstoffhersteller per Gesetz von der Haftung befreit, was zu einem sprunghaften Anstieg der Zahl der Impfstoffe führte, die Kinder erhalten.** Das Gesetz von 1986 sieht die Gründung eines „Impfgerichts“ (Vaccine Court) vor, das bedeutet: Erleidet ein Kind infolge einer Impfung einen Schaden, muss die US-Regierung verklagt werden; beim Impfgericht gibt es keine Jury, nur einen sogenannten „Special Master". Da die Impfstoffhersteller nicht mehr befürchten mussten, aufgrund von Impfschäden verklagt zu werden, verdreifachte sich die Zahl der Impfstoffe auf dem Kalender für Kinderschutzimpfungen bis Ende der 1990er-Jahre.

**Mittlerweile werden Sicherheitstests für jeweils einen Impfstoff und nur für einen kurzen Zeitraum durchgeführt.** Testen Hersteller einen Impfstoff auf seine Unbedenklichkeit, zeichnen sie unerwünschte Nebenwirkungen für eine Woche (oder weniger) auf. Nebenwirkungen, die erst nach mehr als einer Woche auftreten, was in den meisten Fällen der Fall ist, werden nie erfasst; Synergieeffekte mit älteren oder nachfolgenden Impfstoffen werden daher ebenfalls nie festgestellt. Sobald ein Impfstoff auf dem Markt ist, werden Nebenwirkungen, deren Identifizierung mitunter äußerst komplex ist, selten entdeckt oder genau dokumentiert; die meisten Ärzte wissen nicht, worauf sie achten müssen. Das Vaccine Adverse Event Reporting System (VAERS), das von der Öffentlichkeit genutzt wird, um Impfschäden zu melden, erfasst weniger als 1 % der Verletzungen, da die Eltern sich bewusst sind, dass sie aktiv danach suchen müssen. Diese Faktoren – unzureichende Sicherheitstests, eine kaum vorhandene ärztliche Ausbildung und eine verschwindend geringe Zahl von Meldungen seitens der Öffentlichkeit – haben es ermöglicht, dass sich eine aufkommende Epidemie von Impfschäden vor aller Augen verbirgt.

**Da von Mitte bis Ende der 1990er-Jahre immer mehr Eltern nach Impfterminen für ihre Kinder von einer Regression berichten, reagiert die CDC mit der Veröffentlichung von Studien, um die Besorgnis der Eltern zu zerstreuen.** Das Aufkommen des Internets in den späten 1990er-Jahren ermöglichte es den Eltern, ihre Geschichten – von denen viele sehr ähnlich klangen – zu vergleichen und sich auf eine neue Art und Weise zu mobilisieren. Die CDC schlug mit epidemiologischen Studien zurück, die lediglich einen einzigen Inhaltsstoff (Thiomersal) untersuchten, um zu „beweisen", dass der Impfkalender alles in allem unbedenklich sei. Die CDC-Wissenschaftler verglichen auch Kinder, deren Impfungen Quecksilber enthielten, mit Kindern, die etwas weniger Quecksilber verabreicht bekommen hatten, als pauschalen Beweis dafür, dass Impfstoffe keinen Autismus verursachten. Der Autor der Studie, Dr. Thomas Verstraeten, beklagte sich darüber, die Ergebnisse der Studie seien zwar falsch dargestellt worden, aber die Kernaussage – dass Impfstoffe ungefährlich seien und keinen Autismus auslösten – dennoch stichhaltig sei.

**Als der britische Arzt Andrew Wakefield 1998 Bedenken hinsichtlich des MMR-Impfstoffs äußert, entzieht ihm ein Scheingericht seine Approbation und der anschließende Medienrummel verwandelt sich in eine Verteidigung des Impfkalenders und in einen Angriff auf jeden, der diesen kritisch hinterfragt.** Während Wissenschaftler, die den Zusammenhang zwischen Impfstoffen und Autismus untersuchen, befürchten, ihnen werde das gleiche Schicksal zuteil wie Dr. Wakefield, legt die CDC weitere epidemiologische Studien vor, die wieder einmal falsch darstellen, dass – da bestimmte Studien behaupten, MMR verursache keinen Autismus – kein Impfstoff oder eine Kombination von Impfstoffen zu Autismus führen könne. Acht Jahre später ist Wakefield als Co-Produzent tätig für *Vaxxed*, ein Dokumentarfilm über Dr. William Thompson, einen Informanten der CDC, der gestand, 2004 in einer von ihm mitverfassten Studie betrügerische Daten veröffentlicht zu haben, die den MMR-Impfstoff entlasten. Bislang waren Versuche, Thompson vor dem Kongress aussagen zu lassen, erfolglos.

**Ende 2004 wird zum ersten Mal das Gehirn autistischer Menschen untersucht.** Dr. Carlos Pardo-Villamizar von der Johns Hopkins University entdeckt, dass sich das Immunsystem in den Gehirnen von Autisten in einem permanenten Entzündungszustand befindet, was zu der unausweichlichen Frage führt: „Was verursacht die Entzündung?"

**Im Jahr 2007 macht der Caltech-Wissenschaftler Paul Patterson die wichtigste Entdeckung über die biologische Ursache für Autismus.** Pattersons grundlegende Entdeckung, dass eine Immunaktivierung in entscheidenden Phasen der Gehirnentwicklung zu Autismus führt, scheint wichtige Erkenntnisse miteinander zu verknüpfen: Impfstoffe sollen insbesondere Immunaktivierungen auslösen. Die Berichte der Eltern über die Impfschäden ihrer Kinder stimmen mit Pattersons Hypothese der Immunaktivierung überein: Es zeigt sich, dass sich die Gehirne von Autisten in einem Zustand ständiger Entzündung befinden.

**Unterdessen erweist sich das Impfgericht als eine Schatzkiste zahlreicher Informationen darüber, wie Impfstoffe Autismus auslösen können.** Nachdem der Fall Hannah Poling 2008 dem Journalisten David Kirby öffentlich zugespielt wurde, decken Mary Holland und Lou Conte mehr als 80 weitere Fälle auf, in denen das Impfgericht Familien mit Kindern, die durch Impfstoffe regressiven Autismus erlitten haben, Schadenersatz zugesprochen hat. Viele Entscheidungen des Vaccine Court liefern medizinische Details darüber, wie Impfstoffe Hirnschäden und Autismus verursacht haben; dies geht aus der Studie von Holland et al. aus dem Jahr 2011 hervor, die in *Pace Environmental Law Review* unter dem Titel „Unanswered Questions from the Vaccine Injury Compensation Program" (Unbeantwortete Fragen aus dem Programm zur Entschädigung von Impfschäden) veröffentlicht wurde.

**Wissenschaftler weltweit beginnen damit, die neurologischen Risiken des weitverbreiteten Impfstoffadjuvans Aluminium zu untersuchen.** Die Anzahl der Studien vervielfacht sich und sie zeigen immer wieder, dass aluminiumhaltige Impfstoffe die Blut-Hirn-Schranke überwinden, was zu Immunaktivierungen und ernsthaften neurologischen Störungen führt. Nun wurde der spezifische Inhaltsstoff identifiziert, der offenbar Autismus auslöst. Im Jahr 2017 entdeckt Professor Christopher Exley „schockierend hohe" Aluminiumkonzentrationen in den Gehirnen von Autisten; Exley mahnt zu äußerster Vorsicht bei der Verabreichung aluminiumhaltiger Impfstoffe.

**Ende 2017 veröffentlicht die CDC die jüngsten Zahlen zu Autismus – 1 von 36 Personen –, und sie zeigen, dass die Inzidenz weiter in die Höhe schießt.** Die Autismusquote betrug in den 1970er-Jahren ungefähr 1 zu 10.000, basierend auf gründlichen, groß angelegten Studien in Wisconsin, Minnesota, sowie auf landesweiter Ebene. Als bei meinem Sohn im Jahr 2004 die Diagnose gestellt wurde, lag die Quote bei 1 zu 150, heute liegt sie bei 1 zu 36. Es hat sich eine Hausindustrie entwickelt, die versucht, eine Epidemie wegzureden. Bücher wie *Geniale Störung* verbreiten den Mythos, dass „Autismus uns schon immer begleitet hat", aber diese revisionistische Geschichte wird durch keinerlei Daten untermauert. Der Nachweis dafür, dass wir eine Epidemie haben, wurde in veröffentlichten Studien mehrfach bestätigt.

**Anfang 2018 wechselten zwei der wichtigsten Sachverständigen – Dr. Andrew Zimmerman und Dr. Richard Kelley – vor dem Impfgericht auf dramatische Weise die Seite und sagten im Namen der Familie von Yates Hazlehurst, einem der drei Kinder, die in den Omnibus-Autismus-Verfahren (OAV) von 2009 als „Testfall" dienten, aus, dass Yates' Autismus durch Impfstoffe ausgelöst worden sei.** Hätten sie 2009 diesen Standpunkt vertreten, wäre das Impfgericht wahrscheinlich gezwungen gewesen, den Zusammenhang zwischen Impfstoffen und Autismus einzugestehen, um mehr als 5.000 Klägern Gerechtigkeit widerfahren zu lassen; das hätte möglicherweise zu der nötigen Abrechnung geführt, um diese Epidemie zu beenden. Wie Andrew Zimmerman behauptet, teilen viele seiner Kollegen seine Ansicht, dass Impfstoffe Autismus auslösen können, wenn eine „mitochondriale Dysfunktion" vorliegt, was nach Richard Kelleys Schätzungen auf 25 bis 50 % der Kinder mit Autismus zutrifft.

Und hier sind wir nun: Wissenschaftler melden sich zu Wort, Ärzte machen den Mund auf und wir Eltern haben nie ein Blatt vor den Mund genommen. Ich glaube, wir stehen kurz vor dem Tag der Abrechnung, denn es gibt keine Möglichkeit, die Autismus-Epidemie zu beenden, ohne die sie umgebenden Lügen aufzudecken und Rechenschaft einzufordern. Die Frage ist nun: Was brauchen wir, um von Punkt A nach Punkt B zu gelangen? Im folgenden Kapitel schlage ich die Schritte vor, die uns meiner Meinung nach dorthin bringen können.

KAPITEL 9

# Die nächsten Schritte: Ein Vorschlag in zwölf Punkten

*Wahrheit ist Wahrheit, bis zum Ende der Abrechnung.*

**William Shakespeare**

Heutzutage liegt die Anzahl der Kinder, die eine sonderpädagogische Betreuung erfordern, in den Industrieländern weit über dem Durchschnitt. Die Schulen können sich vor Problemen hinsichtlich der Disziplin der Schüler, tödlichen Allergien, Schulverweisen, Budgetdefiziten und gestressten Lehrern kaum retten; es ist eine absolute Katastrophe. Anne Dachel aus Wisconsin ist eine Autorin und unermüdliche Verfechterin der Gesundheit amerikanischer Kinder. Als Mutter eines erwachsenen Sohnes mit Autismus ist sie seit drei Jahrzehnten Lehrerin und hat den erstaunlichen Anstieg der Zahl kranker Kinder (sowohl geistig als auch körperlich) in den Schulen Amerikas miterlebt. Sie schreibt:

*Wir suchen ständig nach Erklärungsmöglichkeiten, was mit unseren Kindern geschieht, während wir so tun, als hätte sich nichts geändert. Ich habe viele Lehrer Dinge sagen hören wie: „Sie haben daheim viele Probleme", „Damals ließ man sie zu Hause bleiben" und „Früher waren sie in Heimen." Unsere Schulen sind voll von behinderten Kindern, die es vor 25 Jahren noch nicht gab. Schauen Sie sich die Anpassungen in den Lehrplänen zur individuellen Förderung für Schüler an, die gerade im normalen Schulunterricht sind. Ich hatte Schüler, die im hinteren Teil des Klassenzimmers auf und ab gehen oder im Flur sitzen durften, wenn sie sich überfordert fühlten. Viele Kinder könnten in der Schule nicht funktionieren, würden sie nicht medizinisch behandelt. Wir ändern Tests und Hausarbeiten für Kinder, die mit normalen Aufgaben nicht zurechtkommen; und es ist genau das, was im normalen Klassenzimmer passiert.*[1]

In den USA besuchen heute 13 Prozent der Kinder eine Sonderschule (in Deutschland etwa 7 Prozent, Anm. d. Verlags), wobei viele US-Bezirke und Schulen Zahlen von 25 Prozent oder mehr melden.[2] Egal, wohin man schaut, die Geschichten sind überall die gleichen: Diese Generation von Kindern erfährt eine massive Verschlechterung der körperlichen und geistigen Gesundheit: Angststörungen, ADHS, Autismus, Depressionen, anaphylaktische Schocks durch Nahrungsmittelallergien, Verhaltensstörungen und so weiter und so fort; was auch immer es ist, all diese Erkrankungen haben zahlenmäßig extrem zugenommen. Die Schulen kommen an ihre Grenzen und kämpfen darum, Schritt zu halten; die Lehrer sind gestresst, überlastet und Mangelware.

Es ist fast unmöglich, im öffentlichen Gesundheitswesen Personen in Machtpositionen zu finden, die die offensichtliche Frage stellen: Wo in der Welt kommen all diese kranken Kinder her? Im Nachhinein werden wir diese Kinder wohl die „Aluminiumgeneration" nennen, denn dieses Buch hat Ihnen Beweise dargelegt, dass ein Aluminiumadjuvans Autismus verursachen kann. Die Wissenschaft hat auch gezeigt, dass Impfstoffe möglicherweise Autoimmunkrankheiten auslösen, darunter Asthma, tödliche Nahrungsmittelallergien, Diabetes und Ekzeme, und vielleicht ist dies nur die Spitze des Eisbergs. Könnten Impfstoffe auch verantwortlich für Lernstörungen, Angstzustände und andere Probleme sein, die in amerikanischen Klassenzimmern so häufig auftreten?

## Der sinnvolle Ansatz des Kinderarztes Dr. Paul Thomas

„Ich behandele über 13.000 Kinder in meiner pädiatrischen Praxis und ich muss sagen, so unpopulär diese Beobachtung auch sein mag: Meine nicht geimpften Kinder sind bei Weitem die gesündesten", sagt Dr. Paul Thomas, der seit 30 Jahren praktiziert und auch unser Kinderarzt hier in Portland ist.[3]

Oktober 2017, ich sitze zusammen mit Paul Thomas. Paul, wie ich ihn jetzt nenne, ist mittlerweile ein enger und vertrauenswürdiger Freund sowie einer der einflussreichsten Menschen in der Gemeinschaft im Kampf gegen Autismus; ich interviewe ihn für meinen neuen Podcast „How to End the

Autism Epidemic". Sein jüngster Bestseller, *Überlegt impfen* (zusammen mit Dr. Jennifer Margulis), hat den medizinischen Betrieb auf Schritt und Tritt herausgefordert und Paul kristallisierte sich als eine furchtlose Stimme heraus. Er ist ein Kinderarzt, den es so nur selten gibt, der seine Karriere damit verbracht hat, Kinder zu impfen und jetzt öffentlich erklärt, dass etwas nicht stimmt, dass zu viele Kinder krank und Impfstoffe höchstwahrscheinlich die Hauptursache dafür sind. Ich möchte von Paul wissen, was dazu führte, dass er seine Meinung geändert hat: Wie hat er erkannt, was vor sich ging?

Paul sagt: „Was mir letztendlich auffiel, war, dass es einigen meiner Patienten neurologisch und entwicklungsmäßig nicht so gut zu gehen schien, wie es bei Kindern früher der Fall war, und ich fragte mich: Was zum Teufel geht hier vor? Ich suchte nach alternativen Informationen und stellte meine eigenen Nachforschungen an." Er erzählt mir von seinen Forschungen und den Konferenzen, an denen er teilnahm und sagt: „Sobald man anfängt zu suchen, wird einem bewusster, dass mit dem, was wir tun, und den Ergebnissen, die wir sehen, tatsächlich etwas nicht stimmt: Wir sehen Kinder, die, statt sich normal zu entwickeln, eine Regression in Autismus durchmachen."

Mitte der 2000er-Jahre beobachtete er Kinder, die Autismus entwickelten, nachdem sie zuvor völlig normal gewesen waren; das war etwas, das er noch nie zuvor gesehen hatte. Paul beschloss, die Art und Weise, wie er Neugeborene behandelte, zu ändern: Er reduzierte die Anzahl der von ihm verabreichten Impfstoffe, schob bestimmte Impfungen auf, vermied Antibiotika und beriet die Eltern über weitere Möglichkeiten, Toxine zu vermeiden. Das Resultat war, dass von seinen mehr als 2.000 Patienten kein einziger Autismus entwickelte, wobei es der Statistik zufolge 50 hätten sein sollen.

> *Ich hatte ein Team, das Daten für eine Forschungsstudie zusammenstellte, die sich derzeit im Begutachtungsverfahren befindet; einige davon sind in meinem neuen Buch veröffentlicht. Die Daten sind vielleicht überraschend und unlogisch, aber sie zeigen sehr deutlich, dass die Inzidenz von chronischen Krankheiten und Hirnanomalien bei den Kindern in meiner Praxis, die überhaupt nicht geimpft sind – sogar bei denen mit autistischen Geschwistern –, wesentlich niedriger ist als bei Kindern, die dem von der CDC empfohlenen Impfkalender folgen.*

Ein Arzt ändert lediglich die Behandlungsweise der Kinder in seiner Praxis und schon bleiben sie von Autismus verschont.

Kann es so einfach sein?

## Ein einfacher Vorschlag zur Beendigung der Autismus-Epidemie

Im Folgenden eine Auflistung meiner Empfehlungen zur Beendigung der Autismus-Epidemie; es ist ein Zwölf-Punkte-Plan mit dem Zweck, die Autismusquote in den USA drastisch zu verringern.

### Nr. 1: Sofort die Menge aller Impfstoffe reduzieren, die amerikanischen Kindern verabreicht wird.

Das Wort „impfen" kann vieles bedeuten und nicht alle Impfstoffe werden in gleicher Weise hergestellt. Es ist also an der Zeit, genauer hinzuschauen und die Zahl der Impfstoffe, die amerikanische Kinder erhalten, zu reduzieren. Erstens: Wenn andere Industrieländer keinen weiteren Impfstoff in ihren Kalender aufnehmen, warum sollte er dann US-Kindern verabreicht werden? Zweitens: Jeder Impfstoff, der seit dem Gesetz von 1986, das die Impfstoffhersteller von der Haftung befreit hat, dem Impfkalender hinzugefügt wurde, muss ausführlich diskutiert werden, und drittens: Wenn die Wissenschaft zeigt, dass ein Impfstoff mehr Schaden als Nutzen anrichtet, dann ist das ein ernstzunehmender Warnhinweis.

Der US-amerikanische Impfkalender sieht derzeit 13 verschiedene Impfstoffe vor, wobei die meisten zwischen zwei- und viermal an Kinder verabreicht werden, diese sind gegen: (1) Hepatitis B, (2) Rotaviren, (3) DTaP, (4) Hib, (5) PCV, (6) Polio, (7) Grippe, (8) MMR, (9) Windpocken, (10) Hepatitis A, (11) Meningokokken, (12) Tdap und (13) HPV.

**In vielen Industrieländern stehen folgende Impfstoffe nicht auf dem Plan:** gegen Hepatitis B (es sei denn, die Mutter ist Hepatitis B-positiv), Rotaviren, Grippe, Windpocken, Hepatitis A und HPV; demnach müssten also sechs Impfstoffe aus dem US-Impfkalender gestrichen werden.

**Neu seit 1986 (und nicht bereits ausgeschlossen) sind Impfungen gegen Hib, PCV und Meningokokken.** Hib ist ein potenziell tödliches Bakterium, es ist besonders gefährlich für Säuglinge; abgesehen davon enthält der Hib-Impfstoff Aluminium, sodass die Risiko-Nutzen-Gleichung komplex ist, ich würde ihn dennoch nicht aus dem Impfprogramm nehmen. Mit PCV (oft „Prevenar" genannt) sind zu viele Fragen verbunden, einschließlich der Möglichkeit, dass PCV-Impfstoffe zur Antibiotikaresistenz und explosiven Verbreitung von Methicillin-resistenten Staphylococcus-aureus-Fällen (MRSA) beitragen[4]; der Impfstoff sollte aus dem Kalender entfernt werden. Die Meningokokken-Schutzimpfung ist noch sehr neu, sie wurde erst 2012 für Kleinkinder auf den Impfkalender gesetzt. Was den Impfstoff betrifft, so bleiben ernsthafte Fragen hinsichtlich seiner Sicherheit und Wirksamkeit offen; ich würde ihn aus dem Programm nehmen.[5]

**Fazit:** Das Programm sollte auf die folgenden Impfungen reduziert werden: gegen DTaP, Hib, Polio und MMR. Natürlich wird dies von den Impfstoffbefürwortern als eine radikale und gefährliche Idee angesehen, obwohl bis Ende der 1980er-Jahre der komplette US-Kalender nur Impfungen gegen DTaP, Polio und MMR vorsah. Darüber hinaus müsste entschieden werden, wann genau geimpft werden soll. Im Allgemeinen sollten die Kinder nach ihrem ersten Lebensjahr die ersten Impfungen erhalten und nach dem dritten Lebensjahr gegen MMR geimpft werden, wie es Paul Thomas in seiner Praxis zu tun pflegt.

### Ein sicherer und einfacher Impfkalender

**Impfungen gegen:**

- DTaP
- Hib
- Polio
- MMR

**Die Sicherheit von Impfstoffen lässt sich erhöhen durch:**

- Vorsorgeuntersuchungen auf Risikofaktoren vor der Impfung;
- Kinder erst nach 12 Monaten oder später impfen lassen;
- Kinder gegen MMR erst nach 36 Monaten oder später impfen lassen;
- klare Regeln dafür festlegen, wann nicht geimpft werden darf (ein Kind ist krank, hat Hautausschlag, nimmt Antibiotika ein und dergleichen).

**Was ist mit Aluminium?** Von den vier Impfstoffen, die nach der obigen Reduktion auf dem Impfkalender verbleiben – gegen DTaP, Hib, Polio und MMR –, enthalten zwei Aluminium: DTaP und Hib. Was sollen die Eltern tun? Dies verdeutlicht eine der größten Herausforderungen bei der Impfstoffentwicklung. Impfstoffe wirken, indem sie das Immunsystem übermäßig stimulieren, dies ist jedoch der gleiche Prozess, der eine Immunaktivierung auslöst und bei bestimmten gefährdeten Kindern womöglich Autismus verursacht. Könnte es sein, dass ein Impfstoffadjuvans ein ähnliches Risiko darstellt? Wir haben erfahren, dass Dr. Richard Kelley einen Entzündungshemmer verabreicht, wenn er Kinder impfen lässt, und dadurch die Immunaktivierung zu kompensieren versucht. Ich bin überzeugt, dass Kinderärzte in 20 Jahren alles zu vermeiden versuchen, was eine Immunaktivierung bei

Kindern unter drei Jahren auslösen könnte, wenn die Risiken erst einmal allgemein bekannt sind. In der Zwischenzeit bleibt es den Eltern überlassen, die richtige Risiko-Nutzen-Entscheidung zu treffen, da Wissenschaftler wie Dr. Christopher Exley vor aluminiumhaltigen Impfstoffen warnen. Eine einfache Antwort gibt es leider nicht.

**Nr. 2: Die CDC und die AAP sollten für die verbleibenden Impfstoffe eine sofortige Richtlinienänderung hinsichtlich der Frage, wann und wie geimpft wird, auf den Weg bringen.**

Kinder in den USA werden regelmäßig geimpft, wenn sie krank sind und Antibiotika einnehmen. Während die Webseite der CDC von diesen Praktiken abrät, verstoßen amerikanische Kinderärzte jeden Tag gegen diese Richtlinien, wie sie es bei meinem Sohn und den Kindern vieler mir bekannter Eltern taten. Die AAP und die CDC müssten intensiver miteinander kommunizieren, um die Wahrscheinlichkeit zu verringern, dass Kinder in ihren anfälligsten Momenten geimpft werden.

**Nr. 3: Gegen MMR sollten drei einzelne Impfungen verabreicht werden.**

Bei der MMR-Impfung handelt es sich um einen dreifachen Lebendimpfstoff, der das Immunsystem einiger Kinder möglicherweise zu sehr belastet, um alles auf einmal zu verarbeiten; ich habe viele Geschichten über Regression und Anfälle unmittelbar nach der Impfung gegen MMR gehört. In den USA können Eltern nicht auf separate Impfstoffe gegen Masern, Mumps und Röteln zurückgreifen, aber in Japan werden sie als getrennte Impfungen verabreicht. Warum? Weil die japanischen Gesundheitsbehörden über die Nebenwirkungen der MMR-Impfung besorgt waren, wie *Japan Today* 2016 berichtete:

> *1993 stellte Japan die Verwendung des Kombinationsimpfstoffs gegen Mumps, Masern und Röteln (MMR) bei Routineimpfungen ein. Das Gesundheitsministerium sagte, der Dreifachimpfstoff sei mit Nebenwirkungen verbunden, insbesondere mit nichtviraler Meningitis. Von den 1,8 Millionen Kindern, denen der Impfstoff injiziert wurde, hatten einige Nebenwirkungen und drei Kinder starben Berichten zufolge. Japan ist daher nach wie vor das einzige Industrieland, das den MMR-Kombinationsimpfstoff verboten hat und für Masern und Röteln getrennte Impfungen verabreicht [in Japan wird nicht gegen Mumps geimpft].*[6]

Warum können die Amerikaner Impfungen gegen Masern, Mumps und Röteln nicht einzeln bekommen? Soweit ich weiß, hat Merck ein Patent auf den MMR-Impfstoff, sodass das Unternehmen den Markt zu 100 % beherrscht; ich denke, somit ist klar, wer am härtesten gegen diese Veränderung ankämpfen würde.

### Nr. 4: Auffrischungsimpfungen durch Titer-Tests ersetzen

Auffrischungsimpfungen sind für die meisten Impfstoffe vorgesehen, beispielsweise wird der DTaP-Impfstoff in der Regel viermal verabreicht, bevor das Baby 15 Monate alt ist. Viele dieser Impfungen sind unnötig, da die Immunität bereits durch den ersten Impfstoff verliehen wurde, wie Titer-Tests – bei denen Antikörper im Blut gemessen werden – zeigen. Ein Bluttest birgt weitaus weniger Risiken als ein Impfstoff, weshalb die AAP empfehlen sollte, vor der Verabreichung von Auffrischungsimpfungen Titer-Tests durchzuführen. Babys, die bereits die gewünschte Immunität entwickelt haben, benötigen keine weiteren Auffrischungsimpfungen.

### Nr. 5: Vorsorgeuntersuchungen für gefährdete Kinder müssten unverzüglich durchgeführt werden.

Wie die Doktoren Zimmerman und Kelley in ihren eidesstattlichen Aussagen erörterten, müssen die nötigen Instrumente für eine Vorsorgeuntersuchung umgehend durch die CDC und die AAP bereitgestellt werden. Einige Anfälligkeiten für Schäden sind genetisch bedingt oder beruhen auf dem Gesundheitszustand der Eltern; andere Verwundbarkeiten ergeben sich aus der physischen Verfassung des Kindes. Ekzeme, hartnäckige Ohrenentzündungen, Durchfall, dunkle Ringe unter den Augen – all dies könnte als Warnung dienen, dass Impfstoffe womöglich weitere Schäden anrichten. Wir brauchen ein klares, explizites Früherkennungssystem.

### Nr. 6: Das Interagency Autism Coordinating Committee (IACC) muss abgeschafft und neu formiert werden.

Das Ministerium für Gesundheitspflege und Soziale Dienste der Vereinigten Staaten gründete ein Gremium namens Interagency Autism Coordinating Committee, das „die Bemühungen des Bundes koordiniert und den Minister für Gesundheit und Soziale Dienste in Fragen in Zusammenhang mit Autismus-Spektrum-Störungen berät.“[7] Das IACC war eine Katastrophe und sah tatenlos zu, wie die Autismusquote von 1 zu 166 bei seiner Gründung auf die heutige Quote von 1 zu 36 anstieg. Keiner der Wissenschaftler, die in Kapitel 5 zitiert wurden, hatte je die Gelegenheit, sich mit dem IACC zu befassen, und die umweltbedingten Ursachen, die zu Autismus führen, werden nie diskutiert. Das IACC verkörpert das populäre Leugnungsnarrativ der Autismus-Epidemie und richtet mehr Schaden als Nutzen an. Wie in Kapitel 3 erwähnt, fehlt Dr. Joshua Gordon, dem Vorsitzenden des IACC, jegliche Perspektive für die Wissenschaft, die den Zusammenhang zwischen Impfstoffen und Autismus untersucht.

### Nr. 7: Die Frage nach der Impfstoffsicherheit dürfte nicht mehr der CDC obliegen.

Vor zehn Jahren versuchten zwei Kongressmitglieder, die Abgeordneten Dave Weldon und Carolyn Maloney, ein Gesetz zu verabschieden, um das Thema Impfstoffsicherheit aus dem Zuständigkeitsbereich der CDC zu nehmen. In einer Pressemitteilung heißt es:

> *Auf einer Pressekonferenz am Mittwochmorgen stellten die US-Abgeordneten Dave Weldon und Carolyn Maloney einen Gesetzentwurf vor, der die Verantwortung für die nationale Impfstoffsicherheit einer unabhängigen Behörde innerhalb des Ministeriums für Gesundheitspflege und Soziale Dienste übertrüge, wodurch der größte Teil der Forschung zur Impfstoffsicherheit aus den Centers for Disease Control (CDC) verlagert würde. Gegenwärtig ist die CDC sowohl für die Sicherheit als auch für die Förderung von Impfstoffen zuständig; dies ist ein inhärenter Interessenkonflikt, der zunehmend öffentliche Kritik hervorruft.*[8]

Damals wurde der Kongressabgeordnete Weldon mit den Worten zitiert: „Es gibt einen enormen Interessenkonflikt innerhalb der CDC und wenn es uns nicht gelingt, die Impfstoffsicherheit in ein separates, unabhängiges Büro zu verlagern, werden Sicherheitsfragen auch zukünftig geringe Priorität haben und das Vertrauen der Öffentlichkeit in Impfstoffe weiter untergraben." Die Kongressabgeordnete Maloney fügte hinzu: „Wir brauchen eine angemessene, unvoreingenommene Forschung über Impfstoffe und diese Gesetzgebung würde dies ermöglichen. Ich begrüße Dr. Weldons Engagement und seine Führungsrolle in dieser Frage; er setzt sich wirklich für den Schutz unserer Kinder und der Öffentlichkeit im Allgemeinen ein." Leider wurde das Gesetz, wie alle Gesetze, die die Macht und den Einfluss der CDC mindern sollten, nie verabschiedet, aber es dient als Vorlage dafür, wie man diese Trennung von Bock und Gärtner bewerkstelligen kann.

**Nr. 8: Wissenschaftler, die den Zusammenhang zwischen Immunaktivierungen, Impfstoffen und Autismus verstehen, müssen vereint mit einer Stimme sprechen.**

Wird „Autism Speaks" je einen Schritt weiter gehen und die relevante Wissenschaft und all die Forscher zusammenbringen? Falls nicht, müssen diese Forscher, die überzeugende wissenschaftliche Erkenntnisse über den Zusammenhang zwischen Impfstoffen und Autismus liefern, ihre Kräfte bündeln und mit einer Stimme sprechen. Wir haben einen Nobelpreisträger auf unserer Seite! Es ist an der Zeit, das vollständige Verständnis der biologischen Grundlagen des Autismus mit der Welt zu teilen.

**Nr. 9: Die geplante Kongressanhörung, die 2013 nicht stattfand, muss nachgeholt werden, und die Doktoren Zimmerman, Kelley und Poling müssen angehalten werden zu sprechen.**

Der Ausschuss für Aufsicht und Regierungsreform des Repräsentantenhauses hätte im November 2013 beinahe eine Anhörung über das Nationale Programm zur Entschädigung von Impfschäden abgehalten, nachdem Mary Holland die 83 Fälle von durch Impfungen verursachtem Autismus und Rolf Hazlehursts Memo die offensichtliche Korruption während der OAV-Anhörungen beschrieben hatte – bis die Einflüsse der Industrie zum Tragen kamen und die Anhörung abgesagt wurde. Diese Anhörung muss aber stattfinden und die Doktoren Zimmerman, Kelley und Poling müssen aussagen.

**Nr. 10: Dr. William Thompson muss aussagen.**

Ein CDC-Whistleblower versteckt sich vor aller Augen. Dr. Thompson wirft der CDC Betrug bei einer kritischen Studie vor, in der der Zusammenhang zwischen Impfstoffen und Autismus untersucht wurde, doch niemand im Kongress hat Dr. Thompson genötigt auszusagen.

**Nr. 11: Suramin-Studien sollten beschleunigt und priorisiert werden.**

Ein angesehener Forscher der University of California, San Diego, behauptet, dass in einer kleinen placebokontrollierten Doppelblindstudie eine Infusion des Medikaments Suramin die Symptome von Autismus bei den Teilnehmern erheblich linderte (siehe Kapitel 10). Dieses möglicherweise wegweisende Ergebnis ist umgehend in einer größeren Studie zu replizieren.

**Nr. 12: Die AAP sollte den biomedizinischen Ärzten Gehör schenken, die für eine Rekonvaleszenz autistischer Kinder sorgen.**

Die AAP zeigt kein Interesse an Geschichten über autistische Kinder, die sich durch biomedizinische Behandlungen erholen. Der Grund dafür liegt auf der Hand: Wenn die Genesung Impfstoffe impliziert, sind die Kinderärzte der AAP in die Autismus-Epidemie verwickelt. Diese Sorge um den Selbstschutz muss zum Wohle der Kinder, von denen die AAP behauptet, sie zu schützen, überwunden werden.

Derzeit wird das Leben Tausender amerikanischer Kinder jeden Tag durch ein rücksichtsloses, schlecht getestetes und ebenso schlecht überwachtes Impfprogramm, das die Profite der Industrie über die Sicherheit der Kinder stellt, unnötig und dauerhaft verändert. Mein Sohn und Millionen andere Kinder leiden unter einer geistigen Behinderung, die ihre Möglichkeit, ein Leben in Freiheit und Glück zu führen, einschränkt. Dies ist eine von Menschen verursachte Katastrophe, die jetzt beendet werden muss und wie ein nationaler Notstand behandelt werden sollte.

Natürlich tickt die Uhr für Kinder mit Autismus. Während unsere öffentliche Gesundheitspolitik ihre Energie und Mühe darauf verwendet, die Eltern davon zu überzeugen, dass alles in Ordnung sei, kämpfen die Eltern jeden Tag damit, die Bedürfnisse ihrer Kinder zu erfüllen, oft mit wenig oder gar keiner Unterstützung. Es gibt jedoch Hilfe – Ärzte der Biomedizin, Ernährungswissenschaftler und vor allem eine große Gemeinschaft von Eltern autistischer Kinder, die einander helfen und alles tun, damit ihre Kinder genesen.

So wie die Menschen leugnen, dass es eine Autismus-Epidemie gibt, so leugnen viele Menschen, Kinder könnten sich von ihrem Autismus erholen. Die Genesung findet wirklich statt; viele weitere Kinder müssen angemessen behandelt werden, um ihnen die beste Möglichkeit dafür zu geben. Die Gesundung ist Teil der Abrechnung, denn wenn wir Kinder wegen eines Impfschadens behandeln und sie sich davon erholen, wird dadurch aufgedeckt, was den Schaden überhaupt verursacht hat. Noch wichtiger ist: Sie gibt unschuldigen Kindern die Möglichkeit, das Leben zu führen, das für sie vorgesehen war. Das folgende Kapitel bietet einen Leitplan für die Rekonvaleszenz.

KAPITEL 10

# Behandlung und Genesung

*Es besteht heute eine enorme Diskrepanz zwischen dem verfügbaren Wissen über und der Behandlung von Autismus. Die Kluft zwischen dem, was Eltern und was Ärzte wissen, wird immer größer; Eltern haben sich zu Experten in komplizierter Biochemie, Immunologie und Gastroenterologie entwickelt. Sie kennen den neuesten Stand zur Behandlung von Autismus, weil sie ihn wegen ihrer Kinder kennen müssen. Diese Art von Eltern erlangt schnell ein größeres Fachwissen als ihr Kinderarzt.*[1]

**Dr. Julie Buckley,** Autorin von
*Healing Our Autistic Children*

Kinder erholen sich täglich vom Autismus; in der Regel lassen ihre Eltern biomedizinische Behandlungen durchführen, wobei die entsprechenden AutismusSymptome verschwinden und die Kinder ein normales Leben führen. Im Jahr 2008 drehten Lisa und ich einen 26-minütigen Dokumentarfilm mit dem Titel *Autism Yesterday*; er erzählt die Geschichte von fünf Kindern, die sich von ihrem Autismus erholt hatten, und auch die Geschichte der jeweiligen Familien. Heute besuchen drei dieser Kinder entweder das College oder sind auf dem Weg dorthin.

Wenn Menschen die Ursache von Autismus leugnen oder sie vertuschen, legen sie der Rekonvaleszenz Steine in den Weg. Genesene Kinder sind ein Beweis dafür, dass Autismus eine Umwelteinwirkung ist, er hat eine Ursache und kann behandelt werden. Vor allem diejenigen, die die Epidemie abstreiten, stellen eine Hürde für die Eltern dar, die eine Behandlung für ihre

Kinder suchen, dann aber verleitet werden zu glauben, der Autismus ihrer Kinder sei unvermeidlich und genetisch bedingt.

Bedeutet das, dass alle Kinder genesen? Leider nein. Viele Eltern versuchen es mit einer biomedizinischen Behandlung und können nicht erkennen, dass sich ihre Kinder erholen. Es kann ein langer, frustrierender und anstrengender Weg sein, voller Hoffnung und Enttäuschung. Bestimmte Therapien sind teuer und in den USA werden nur wenige von den Versicherungen übernommen. Die meisten Ärzte wissen nichts über diese Therapien, man muss sich also selbst darum kümmern, andere Familien mit dem gleichen Problem ausfindig machen und sich selbst in hohem Maße weiterbilden. Kein Elternteil eines autistischen Kindes sollte sich – zusätzlich zu all den anderen täglichen Herausforderungen – jemals als Versager fühlen, wenn sein Kind sich nicht erholt, denn eine der großen Ungerechtigkeiten der Autismustragödie ist: Das Versagen geht auf das Konto unseres öffentlichen Gesundheitswesens und dennoch sind die Eltern – die oft für andere Kinder sorgen und andere Verpflichtungen und Belastungen tragen müssen – auf sich allein gestellt.

Dennoch halte ich es für rechtens zu sagen, dass bei fast allen behandelten Kindern eine Besserung festzustellen ist und einige wieder gesunden. Wo also konnten andere Eltern Erfolge verzeichnen? An wen sollten sich Eltern eines autistischen Kindes zuerst wenden? Welche vielversprechenden Optionen sind in Sicht?

## Welche biomedizinischen Behandlungen gibt es?

Das beste Buch, das je zu diesem Thema geschrieben wurde, ist *Healing and Preventing Autism: A Complete Guide* von Dr. Jerry Kartzinel und Jenny McCarthy.[2] Ich empfehle Ihnen sehr, dieses Buch zu lesen (nur englischsprachig, Anm. d. Verlags).

Erinnern Sie sich an Dr. Lynne Mielke, unsere DAN!-Ärztin, über die ich in der Einleitung zu diesem Buch gesprochen habe? Sie brauchen jemanden wie sie – eine Ärztin, die in Biomedizin und den entsprechenden Heilverfahren für Autisten geschult ist und ein individuelles Programm für Ihr Kind entwerfen kann. Wie viele der ursprünglichen DAN!-Ärzte behandelt Mielke auch heute noch Kinder; die meisten biomedizinischen Ärzte für Autismus sind jetzt Teil der Medizinischen Akademie für Pädiatrische Sonderbedürfnisse (MAPS). Ich bin zwar kein Arzt, aber im Folgenden sind einige der grundlegenden Therapien eines biomedizinischen Programms aufgelistet, die in den individuellen Behandlungsplan Ihres Kindes aufgenommen werden können:

**Spezielle Diäten.** Autistische Kinder leiden in der Regel an mehreren Lebensmittelallergien und das Weglassen krankmachender Nahrungsmittel kann großen Einfluss auf das Verhalten haben. Zu den Kategorien der Lebensmittel, die mit negativen Auswirkungen verbunden sind und vermieden werden sollten, gehören Gluten, Milchprodukte, Soja und Zucker; Kinder wurden allein dadurch wieder gesund, indem sie kein Gluten mehr aufgenommen haben. Es gibt zwei Diäten, die eine besondere Erwähnung verdienen; sie sind zwar wesentlich schwieriger umzusetzen, beide aber nachweislich von Erfolg gekrönt: die GAPS-Diät und die ketogene Diät.

**Darmheilung.** Der Darm autistischer Kinder ist oft stark beeinträchtigt. Die Ernährung verbessert die Darmfunktion ebenso wie die Vermeidung künstlicher Farb- und Geschmacksstoffe. Viele Kinder nehmen Probiotika und Nahrungsergänzungsmittel zu sich, um Candida angemessen zu regulieren, einen Hefepilz, der im Darm autistischer Kinder in der Regel ungehindert wuchert.

**Ernährung.** Aufgrund ihrer geschwächten Eingeweide und ihres schlechten Gesundheitszustands profitieren Kinder mit Autismus oft von einer gezielten Zufuhr von Vitaminen und Mineralien. Für einige kann Vitamin B12 eine sofortige Verbesserung bedeuten, für andere lindert Magnesium viele Symptome. Manche Ärzte sind auf sogenannte „Mitochondrien-Cocktails" spezialisiert, die zur Behandlung mitochondrialer Dysfunktionen entwickelt wurden, über die die Doktoren Zimmerman und Kelley in ihren Aussagen und im Fall Hannah Poling gesprochen haben.

**Entgiftung der Mitochondrien.** Fern-Infrarot-Saunen, ionische Fußbäder, magnetische Tonbäder, Chlorella und Koriander sind nur einige der vielen Optionen, den Körper bei der Entgiftung zu unterstützen. Viele Eltern berichten von bemerkenswerten Ergebnissen, sobald ein Entgiftungsprogramm durchgeführt wurde.

**Fortgeschrittene Therapien.** Stammzellen, hyperbarer Sauerstoff und intravenöse Infusionen von Immunglobulinen (IVIG) sind nur einige Beispiele für Behandlungen, die Kindern geholfen haben zu genesen.

Wo fangen Sie an? Lesen Sie viel zu diesem Thema und finden Sie einen Arzt in Ihrer Nähe, der die besonderen Bedürfnisses Ihres Kindes behandelt; diese beiden Maßnahmen sind Ihre beste Möglichkeit für eine optimale Rekonvaleszenz.

## Die Suramin-Studie

Im Jahr 2016 veröffentlichte der UCSD-Professor Dr. Robert Naviaux eine Studie, in der ein einziges Medikament, Suramin, an zehn autistischen Kindern erprobt worden war.[3] (Suramin wurde erstmals bei Bayer im Jahr 1916 synthetisiert und unter dem Namen Germamin vermarktet, Anm. d. Übers.) Die Ergebnisse waren vielversprechend, wobei alle Kinder, die Suramin erhielten, eine Verbesserung ihrer Symptome zeigten, einschließlich einiger „Wunder". Die Untersuchung wurde als Doppelblindstudie durchgeführt, wodurch die Ergebnisse aussagekräftiger und glaubwürdiger wurden. Noch interessanter war, dass Naviaux seine eigene Theorie darüber darlegte, was Autismus verursachen könnte und warum Suramin zu helfen schien:

> *Unsere Forschung führt uns zu dem Schluss, dass Autismus bei vielen Kindern durch ein behandelbares metabolisches Syndrom verursacht wird; der genaue Prozentsatz ist derzeit nicht bekannt. Der Stoffwechsel ist die Sprache, mit der das Gehirn, der Darm und das Immunsystem kommunizieren, diese drei Systeme sind miteinander verbunden, man kann das eine nicht ohne das andere verändern. Jedes dieser Systeme funktioniert bei Autismus anders, genauer gesagt, die Kommunikation zwischen diesen Systemen wird bei Autismus verändert. Solche Veränderungen treten sowohl während als auch nach der Schwangerschaft auf. Suramin kann die Stoffwechselfunktionen nur dann verbessern, wenn das Kind behandelt wird. Während eine antipurinerge Therapie (APT) mit Suramin einige Aspekte der anormalen Gehirnentwicklung, die vor der Behandlung vorhanden waren, nicht direkt verändert, kann eine APT die Funktion vieler Gehirnsysteme verbessern, selbst wenn sich die Gehirnstruktur nicht verändert. Und bei Kindern und Jugendlichen, deren Gehirne sich noch in der Entwicklung befinden, kann der Verlauf der Hirnentwicklung durch die Behandlung ebenfalls modifiziert werden.*[4]

Ich bin fasziniert von Naviaux's Hypothese. Beachten Sie, dass er dasselbe Phänomen identifiziert, das auch die Doktoren Zimmerman und Kelley beobachtet haben. Robert Naviaux prägte auch einen neuen Begriff: Cell Danger Response (CDR, die überschießende Reaktion der Zellen auf mögliche Gefahren bzw. eine anhaltende Schutzfunktion der Zellen, obwohl die potenzielle Gefahr bereits gebannt ist, Anm. d. Übers.) – das klingt wie der Zustand der Zellen nach einer Immunaktivierung:

> *Das der Dysfunktion zugrunde liegende metabolische Syndrom wird durch die abnormale Persistenz der CDR verursacht; Aspekte der CDR sind den Wissenschaftlern auch als „integrierte Stressantwort" bekannt. Sowohl Gene als auch die Umwelt tragen zur CDR bei, sodass selbst genetische Ursachen des Autismus die Schwelle für die Aktivierung der CDR senken und das metabolische Syndrom hervorrufen. Wenn die Symptome von Autismus durch ein metabolisches Syndrom verursacht werden, lautet die hoffnungsvolle Botschaft letztendlich, dass sich die Symptome behandeln lassen, selbst wenn wir die Gene nicht verändern können.*[5]

Ich habe mit mehreren Eltern von Kindern gesprochen, die an Naviaux' Studie teilnahmen; sie sagten mir, es sei, als hätte jemand bei ihrem Kind das Licht eingeschaltet; leider begannen die Verbesserungen nach etwa sechs Wochen zu verblassen. Da Suramin außerhalb der Studie noch nicht für die Anwendung bei autistischen Kindern zugelassen ist, können die Eltern nicht permanent Infusionen erhalten; hoffen wir, dass sich das ändern wird. In der Zwischenzeit wirft die Suramin-Studie die meiner Meinung nach wichtigsten Fragen auf, die wir zum Thema Autismus beantworten müssen: Ist Autismus ein dauerhafter Hirnschaden oder ist das Gehirn in einem entzündeten oder überstimulierten Zustand „eingeschlossen"? Und wenn es „entsperrt" ist, kann ein Kind dann wieder normal werden?

Robert Naviaux's Studie würde bedeuten, dass die normale Hirnfunktion wieder aufgenommen werden kann, wenn sich die anhaltende Schutzfunktion der Zellen (CDR) abschalten lässt. Das wäre eine weltbewegende Nachricht und sie bestätigt die Geschichten, die ich von genesenen Kindern gehört habe: Sie seien sich der Welt stets bewusst gewesen, hatten aber das Gefühl, als seien sie „eingesperrt", sodass sie sich nicht ausdrücken konnten. Wir hoffen inständig, dass Naviaux's Forschung weitergeht und die FDA Suramin für die Anwendung bei Kindern zulässt, denn das könnte alles ändern.

Übrigens erwähnt Naviaux niemals Impfstoffe, aber er weist oft darauf hin, dass die Umwelt die Schutzfunktion der Zellen aktivieren kann. Ich will ihm keine Worte in den Mund legen, doch ich weiß, das einige Eltern, deren Kinder an der Studie teilnahmen, genau zu wissen glauben, was den Autismus ihres Kindes verursacht hat.

## Was hat es mit Aluminium auf sich?

Der jüngste wissenschaftliche Nachweis, dass Aluminium Immunaktivierungen auslöst, wirft die Frage auf: Ändert diese neue Erkenntnis die Art der biomedizinischen Behandlung? Ist es an der Zeit, Aluminium aus unseren Köpfen zu entfernen oder eine andere Methode zu finden, um die permanente Aktivierung des Immunsystems in den Gehirnen autistischer Kinder abzuschalten, die zu Entzündungen führt und die Hirnfunktion beeinträchtigt? Hier sind einige der besseren Vorschläge, die ich dazu gehört habe:

Mineralwasser trinken, das Kieselerde enthält. Dr. Christopher Exley, der Wissenschaftler, der einen hohen Aluminiumgehalt im Gehirn von Autisten entdeckt hat, behauptet, Mineralwasser mit hohem Anteil an Kieselerde (z. B. Gerolsteiner Sprudel) sei der beste Weg, im Gehirn befindliches Aluminium loszuwerden. Konkret sagt er, wir alle sollten täglich 1,5 Liter des Mineralwassers innerhalb einer Stunde trinken, um das Aluminium aus unserem Körper fernzuhalten.

Ketogene Diät. Im Jahr 2017 wurden in einer Studie mit dem Titel „Ketogenic Diet Improves Behaviors in a Maternal Immune Activation Model of Autism Spectrum Disorder“ (Eine ketogene Diät verbessert das Verhalten in einem maternalen Mausmodell mit Autismus-Spektrum-ähnlichen Störungen bei der Immunaktivierung) die Auswirkungen einer ketogenen Ernährung auf die Unterdrückung der Immunaktivierung bei Mäusen besprochen.[6] Die Wissenschaftler schrieben:

> *Hier zeigen wir, dass die Stoffwechseltherapie mit einer KD [ketogene Diät] das ASS-ähnliche Verhalten im MIA-Mausmodell verbessert und sogar umkehren kann.*

Es ist erwähnenswert, dass die ketogene Diät seit Jahren angewendet wird, um epileptische Anfälle zu reduzieren. Diese Diät erlebt gerade eine kleine Revolution, da „exogene Ketone“ heute als Nahrungsergänzungsmittel erhältlich sind, um den Körper schneller in Ketose zu versetzen. Könnten diese exogenen Ketone die Genesung beschleunigen? Ich habe keine Ahnung, aber allein diese Studie scheint zu zeigen, dass sie es wert ist, dieses Thema noch weiter zu erforschen.

Heilung des Mikrobioms. Wir wissen, dass Aluminium als Adjuvans zu Magen-Darm-Beschwerden beitragen kann. Eine Studie aus dem Jahr

2013 – „The Microbiota Modulates Gut Physiology and Behavioral Abnormalities Associated with Autism" (Die Mikrobiota moduliert die Darmphysiologie und die mit Autismus verbundenen Verhaltensstörungen) – beleuchtet die Beziehung zwischen Darmmikrobiota, Immunaktivierung und Autismus:

*Unsere Ergebnisse liefern einen neuartigen Mechanismus, durch den ein menschliches kommensales Bakterium ASS-bedingte Magen-Darm-Defizite und Verhaltensauffälligkeiten bei Mäusen verbessern kann, was möglicherweise den raschen Anstieg der ASS-Prävalenz erklärt, indem das Mikrobiom als entscheidender umweltbedingter Krankheitsverursacher identifiziert wird. Wir schlagen den transformativen Gedanken vor, dass Autismus zumindest teilweise eine Darmerkrankung ist, die das Immun-, Stoffwechsel- und Nervensystem beeinträchtigt, und dass mikrobiomvermittelte Therapien eine sichere und wirksame Behandlung für ASS sein können.*[7]

Die Wissenschaftler verwendeten einen bestimmten Stamm des Probiotikums *Bacteroides fragilis* und stellten fest, dass es „für eine bessere Durchlässigkeit des Darms sorgt, die mikrobielle Zusammensetzung verändert und ASS-bedingte Defekte in kommunikativen, stereotypen, ängstlichen und sensomotorischen Verhaltensweisen verbessert."

Vitamin D. Auf der Webseite „Vaccine Papers" ist zu lesen, welche Rolle Vitamin D spielen kann, um die Immunaktivierung zu drosseln:

*Vitamin D reguliert in positivem Sinne das Immunsystem, verbessert gleichzeitig seine Wirksamkeit durch die Beseitigung von Krankheitserregern und reduziert das Auftreten von Entzündungen … Vitamin D wird vom Immunsystem verbraucht, wenn es aktiviert wird. Es ist ein Nährstoff, der während einer Infektion oder Entzündung schneller „verstoffwechselt" wird, folglich benötigen Menschen mit entzündlichen Erkrankungen größere Mengen an Vitamin D. Sie müssen es als Supplement in höheren Dosen aufnehmen, um gesunde Blutwerte zu erhalten. Da bei Autismus stets eine chronische Immunaktivierung vorliegt, benötigen Autisten eine höhere Vitamin-D-Zufuhr als normale Menschen.*

Eine Studie aus China – „Core Symptoms of Autism Improved after Vitamin D Supplementation" (Kernsymptome des Autismus verbesserten sich nach einer Vitamin-D-Supplementierung)[8] – aus dem Jahr 2015 untermauert die Rolle von Vitamin D. Die Autoren bemerkten: „Wir berichten über einen 32 Monate alten Jungen mit ASS und Vitamin D3-Mangel. Die Kernsymptome seines Autismus hatten sich nach einer Vitamin-D3-Supplementierung erheblich verbessert."

Selen. Eine Studie mit dem Titel „Selective Induction of IL-6 by Aluminum-Induced Oxidative Stress Can Be Prevented by Selenium" (Eine selektive Induktion von IL-6 durch aluminiumbedingten oxidativen Stress kann durch Selen verhindert werden), die 2012 im *Journal of Trace Elements in Medicine and Biology* veröffentlicht wurde, kam zu dem Schluss, dass das Mineral Selen möglicherweise kräftigende Wirkungen hat:

> *Daher wurde geschlussfolgert, dass eine kurzzeitige Exposition gegenüber Al [Aluminium] nachteilige Auswirkungen auf die intrazellulären oxidativen Stressprozesse in der Leber hat, was sich in der selektiven Erhöhung der IL-6-Konzentration widerspiegelt. Dieser Prozess kann durch die gleichzeitige Verabreichung des Spurenelements Se [Selen] als Teil des Glutathion-Redoxsystems wiederhergestellt werden.*[9]

Wirken sich die Behandlungen und Maßnahmen, die Aluminium aus dem Körper entfernen oder die Auswirkungen von Immunaktivierungen verringern, auf die Genesung von Kindern aus? Ich glaube, wir haben noch nicht genug Daten, um das zu wissen, aber ich hoffe, Sie können erkennen, wie wichtig es ist zu verstehen, wie der Autismus unserer Kinder verursacht wurde. Wir nutzen den Kausalzusammenhang als Leitplan für die Behandlung und hoffentlich auch für die Genesung unserer Kinder.

# Epilog

*Finden Sie einen Ort im Inneren, wo Freude herrscht, und die Freude wird den Schmerz ausbrennen.*

**Joseph Campbell**

Ende November 2017: Jamison und ich nehmen uns eine Auszeit, um spontan nach Hawaii zu fliegen. Mein Sohn ist jetzt 15 Jahre alt, 1,82 Meter groß, fast ein erwachsener Mann, ein oder zwei Zentimeter größer als sein Vater. Autismus ist immer noch ein Teil seines Lebens, obwohl er durch die biomedizinische Behandlung gelernt hat, wieder zu sprechen – eine unglaubliche Gabe – und ihm dadurch fast sein gesamter Frust genommen wurde. Wir sind nach wie vor zuversichtlich, dass sich seine Symptome weiter verbessern werden, die „Genesung" bleibt unser Ziel, und er ist von einer Gruppe von Ärzten umgeben, die seinem Körper weiterhin bei der Heilung helfen. Das Reisen ist jetzt ein Kinderspiel. Wir sind auf einer langen Wanderung und biegen um die Ecke auf einen Weg ab, der uns einen herrlichen Blick auf den Ozean bietet. Jamison ist draußen am glücklichsten, er ist ein echter Naturbursche. Er hat sich das Schwimmen selbst beigebracht und es ist eine wahre Freude für mich, ihn mit seinem breiten Lächeln durch die Wellen navigieren zu sehen. Unsere häufigen Familienausflüge verbringen wir hier meistens im Wasser.

Alles in meinem Leben hat sich aufgrund von Jamisons Diagnose verändert. Meine berufliche Entwicklung hat mich plötzlich immer weniger interessiert; Geschäftsreisen waren unerträglich – ich wurde zu Hause gebraucht. Im Jahr 2013 zog ich mich aus der von mir gegründeten Firma zurück und widmete meine Zeit dem Wohl meiner Kinder. Für meinen älteren Sohn und mein jüngstes Kind, meine Tochter, durfte ich der Cheftrainer von mehr als einem Dutzend ihrer Sportmannschaften sein. Für Jamison bedeutet das, dass ich ihn an den meisten Tagen zur Schule bringe und abhole; unsere Abende und Nachmittage verbringen wir oft gemeinsam. Er schafft eine Lebensperspektive, die sonst niemand hat, er liebt die einfachen Dinge: die Natur, die Wellen, die Umarmungen, ein tolles

Essen. Er lächelt, wenn er von seiner Familie umgeben ist, er lügt nie und er fällt nie ein Urteil über jemanden. Er erinnert einen an alles, was wirklich wichtig ist und lässt die meisten Dinge so einfach erscheinen, wie sie wirklich sind.

Lisa und ich sind uns näher als je zuvor. Autismus ist eine unglaubliche Belastung für alle Ehen, aber er hat das Band zwischen uns verstärkt. Wenn man das Gefühl hat, „hinter der Matrix“ zu leben, hilft es, eine Partnerin zu haben. Sie gehört zu mir und ihre Weisheit und ihre Sichtweise sind in diesem Buch verstreut enthalten.

Ein Freund hörte sich neulich meine Geschichte über Jamison an und meinte, es klinge, als ob ich mich schuldig fühlte für das, was ihm passiert ist. Natürlich fühle ich mich schuldig! Und manchmal, wenn ich an diesem Buch schrieb, glaubte ich mich in meine dunkelsten Momente zurückversetzt. Sobald ich ausführlich darüber schreibe, was mit Kindern passiert, die an Autismus erkranken, durchlebe ich die Schrecken dieser Zeit vor fast 15 Jahren mit Jamison, als er ein kleines Baby war, notgedrungen noch einmal; diese Momente, in denen wir ihn unserem Kinderarzt anvertrauten, nur damit er kränker denn je zu uns zurückkehrte. Ich werde von den Worten Dr. Andrew Zimmermans verfolgt, der über die Impfstoffe schrieb, die Hannah Polings Autismus auslösten:

> *Ohne dieses Ereignis [einen Impftermin] hätte Hannah vielleicht ein normales, völlig fruchtbares Leben geführt.*[1]

Mir geht es mit Jamison genauso. Mein Freund leidet mit mir; er versucht, meine Schuld zu lindern: „Das konntest du nicht wissen; du hast versucht, ihn zu schützen und alles getan, damit er gesund bleibt.“ Ich habe diesen Spruch schon einmal gehört, denn ich sage den Eltern, bei deren Kindern Autismus diagnostiziert wurde, dasselbe. Aber für mich ist es das Feuer, das immer noch brennt; Schuld ist der Treibstoff, der dieses Buch schrieb. Mir ist klar geworden, dass es wirklich nur zwei Dinge gibt, die meine Schuld mindern. Erstens: Hilfe bei der Prävention von Autismus in anderen Familien, zweitens: wenn Jamison kognitive Verbesserungen zeigt. Ich weiß nicht, wie ich es bei ihm wieder gutmachen kann, außer alles in meiner Macht Stehende zu tun, um ihm bei seiner Genesung zu helfen.

In letzter Zeit hat Jamisons Lesefähigkeit sich stark verbessert. Dieses Buch wäre immer noch zu viel für ihn, aber vielleicht wird es das eines Tages nicht mehr sein. Jamie, wenn du das jetzt liest, dann sei dir bitte gewiss, dass ich dich mehr liebe, als Worte jemals ausdrücken können. Es tut mir so leid, was dir passiert ist; ich bin so dankbar, dass es dich gibt – du hast so vielen geholfen, indem du der erstaunliche Kerl bist, der du bist. Du bist mein bester Freund. Ich liebe dich, Kumpel.

# Danksagung

Mein Sohn Jamison inspiriert mich jeden Tag. Angesichts der entmutigenden Aussicht, sich mit Autismus durch die Welt zu schlagen, tut er dies mit einem wunderschönen Lächeln im Gesicht. Seine ruhige Ausstrahlung und seine Wärme machen ihn für viele zu einem geliebten Freund. Jeder Augenblick, den ich damit verbringe, für die Wahrheit über die Autismus-Epidemie zu kämpfen, geschieht ihm zu Ehren. Ich sage ihm jeden Tag, dass er mein bester Freund ist. Ich hoffe, dass ich seiner bin.

Die Gemeinschaft der Menschen, deren Kinder aus dem Autismusspektrum stammen, ist voll von erstaunlichen Eltern und Personen, von denen viele mich tief beeindruckt haben. Meine Liste könnte zehn Seiten umfassen, aber ich bin besonders Jenny McCarthy, Candace MacDonald, Brian Hooker, Bobby Kennedy, Kevin Barry, Mark Blaxill, Polly Tommey, Kent Heckenlively, Mary Holland, Becky Estepp, Del Bigtree, Dr. Paul Thomas, Dan Olmsted und Dr. Bernard Rimland zu Dank verpflichtet. Ich betrachte sie alle als Mitstreiter und schließe mich ihnen gerne in jedem Kampf an. Ein besonderer Gruß geht an die Mutter-Kriegerin Kim Stagliano, die Herausgeberin des Blogs „Age of Autism", die mein Buch redaktionell überarbeitet hat. Vielen Dank an Jennifer Margulis dafür, dass sie mich mit meiner Verlegerin Chelsea Green zusammengebracht hat; sie war eine großartige Mentorin und Cheerleaderin für mich. Ich danke Brianne Goodspeed und Margo Baldwin für ihre uneingeschränkte Unterstützung dieses Buches und ihr Fachwissen bei der Erstellung des fertigen Produkts – ich bin ihnen unbeschreiblich dankbar.

Ich danke meinen Eltern, die mich gelehrt haben, niemals Autoritäten zu vertrauen und die mir immer geglaubt haben, wenn ich ihnen erzählt habe, was mit Jamison passiert ist, und meiner großen Schwester, die mir immer den Rücken freigehalten hat.

Mehr als jedem anderen bin ich meiner Frau Lisa zu Dank verpflichtet. Als Stanford-Absolventin ist sie der Kopf und das Herz von allem, was ich tue. Sie hat mit mir zusammen den Autismus unseres Sohnes ertragen und mir bei jedem Schritt des Weges zur Seite gestanden. Wir sind nie aus dem Takt gekommen und ich konnte nie die passenden Worte finden, um ihr zu sagen, wie dankbar ich bin, dass sie bei mir ist. Sie ist auch die stolze Mutter von zwei anderen wunderbaren Kindern, Jamisons älterem Bruder Sam und seiner jüngeren Schwester Quinlan, die Tapferkeit, Güte, Einfühlungsvermögen und Liebe im Umgang mit dem schlimmen Zustand ihres mittleren Geschwisterteils bewiesen haben. Ich bin sehr glücklich, diese Familie zu haben und liebe sie von ganzem Herzen.

# Referenzen

## Einleitung


1. "Is Autism Genetic or Environmental?" Greater Boston, WGBH TV, Boston, MA.
2. Dr. Russell Blaylock, "The Deadly Impossibility of Herd Immunity through Vaccination," International Medical Council on Vaccination (Blog), Februar 18, 2012, https://globalfreedom-movement.org/the-deadly-impossibility-of-herd-immunity-through-vaccination/.
3. Diese Website bietet Einzelheiten zur Dauer des Impfschutzes, aufgelistet nach Impfung: http://www.immune.org.nz/vaccines/efficiency-effectiveness.
4. "Vaccination Coverage Among Adults in the United States, National Health Interview Survey, 2015," Centers for Disease Control and Prevention, https:// www.cdc.gov/vaccines/imz-managers/coverage/adultvaxview/coverage-estimates/2015.html.
5. Andrew Buncombe, "One in Three Donald Trump Supporters Believe Vaccines Cause Autism—So Does the President-Elect," The Independent, Dezember 29, 2016, http:// www.independent.co.uk/life-style/health-and-families/health-news/donald-trump-supporters-believe-anti-vaxxers-autism-vaccines-president-elect-a7500701.html.
6. Chris Exley, "Aluminum Adjuvants in Vaccines," The Hippocratic Post (Blog), April 12, 2017, https://www.hippocraticpost.com/infection-disease/aluminium-adjuvants-vaccines/.


## Kapitel1 „Es gibt keine Autismus-Epidemie"


1. Dan Olmsted und Mark Blaxill, Denial: How Refusing to Face the Facts about Our Autism Epidemic Hurts Children, Families, and Our Future (New York: Skyhorse Publishing, 2017), inside cover.
2. Steve Silberman, Neurotribes: The Legacy of Autism and the Future of Neurodiversity (New York: Penguin, 2015): 470.
3. Steve Silberman, "Neurodiversity Rewires Conventional Thinking about Brains,"Wired, April 16, 2013.
4. Silberman, "Neurodiversity."
5. Steve Phelps, "Before Autism Had a Name," The Atlantic, August 24, 2015.
6. Silberman, "Neurodiversity."
7. Anne Dachel, "Robert Kennedy Jr. at DC Rally," Age of Autism (Blog), April 14, 2017, http:// www.ageofautism.com/2017/04/robert-kennedy-jr-at-dc-rally.html.
8. Graham Slaughter,"Group Homes for Adults with Autism Unaffordable and Inaccessible, Parents Say," CTVNews, June 8, 2016, https://www.ctvnews.ca/health/group-homes-for-adults-with-autism-unaffordable-and-inaccessible-parents-say-1.2937838.
9. Olmsted und Blaxill, Denial, 38.
10. Olmsted und Blaxill, Denial, xvii.
11. Olmsted und Blaxill, Denial, xvii.
12. Olmsted und Blaxill, Denial, xiii.

13. Daten bezogen von der Website des Diagnostic Center of Central California des California Department of Education: http://www.dcc-cde.ca.gov/af/afbasic.htm.
14. Gnakub N. Soke et al., "Brief Report: Prevalence of Self-Injurious Behaviors among Children with Autism Spectrum Disorder—A Population-Based Study," Journal of Autism and Developmental Disorders 46, Nr. 11 (2016): 3607–3614.
15. Keydra L. Phillips et al., "Prevalence and Impact of Unhealthy Weight in a National Sample of US Adolescents with Autism and Other Learning and Behavioral Disabilities," Maternal and Child Health Journal 18, Nr. 8 (2014): 1964–1975.
16. Paul T. Shattuck et al., "Postsecondary Education and Employment among Youth with an Autism Spectrum Disorder," Pediatrics 129, Nr. 6 (2012): 1042–1049.
17. Ariane V. S. Buescher et al., "Costs of Autism Spectrum Disorders in the United Kingdom and the United States," JAMA Pediatrics 168, Nr. 8 (2014): 721–728.
18. Laura A. Scheive et al., "Concurrent Medical Conditions and Health Care Use and Needs among Children with Learning and Behavioral Developmental Disabilities, National Health Interview Survey, 2006–2010," Research in Developmental Disabilities 33, Nr. 2 (2012): 467–476.
19. Joseph Shapiro, "The Sexual Assault Epidemic No One Talks About," National Public Radio, Januar 8, 2018, https://www.npr.org/2018/01/08/570224090/ the-sexual-assault-epidemic-no-one-talks-about.
20. Autism and Health: A Special Report by Autism Speaks (New York: Autism Speaks, 2017), https://www.autismspeaks.org/sites/default/files/docs/facts_and_figures_report_final_v3.pdf.
21. "Personal Tragedies, Public Crisis," Autistica, 2016, https://www.autistica.org.uk/downloads/files/Personal-tragedies-public-crisis-ONLINE.pdf.
22. 1 in 88 Children: A Look into the Federal Response to Rising Autism Rates, Before the House Comm. on Oversight and Government Reform, 112th Cong. (2012); komplette Zusammenfassung der Anhörung verfügbar unter: http://oversight.house.gov/wp-content/uploads/2013/04/2012-11-29-Ser-No-112-194-FC-Hearing-on-Autism.pdf.
23. Robert F. Kennedy Jr., "Is the Autism Epidemic Real?," EcoWatch (Blog), April 6, 2016, https://www.ecowatch.com/is-the-autism-epidemic-real-1891078228.html.
24. Olmsted und Blaxill, Denial, 143.
25. Dan Olmsted und Mark Blaxill, "Voting Himself Rich: CDC Vaccine Adviser Made $29 Million or More after Using Role to Create Market," Age of Autism (Blog), Februar16, 2009, http://www.ageofautism.com/2009/02/voting-himself-rich-cdc- vaccine-adviser-made-29-million-or-more-after-using-role-to-create-market.html.
26. Dan Olmsted, "Age of Autism Awards 2010: Dr. Paul Offit, Denialist of the Decade," Age of Autism (Blog), Dezember 29, 2010, http://www.ageofautism.com/2010/12/age-of-autism-awards-2010-dr-paul-offit-denialist-of-the-decade.html.
27. Justine van der Leun, "AOL Health: Autism Experts Offit and Dawson on Causes, Cures and Controversies," Autism Science Foundation (Blog), März 9, 2010, https://autismsciencefoundation.wordpress.com/2010/03/09/aol-health-autism-experts-offit-and-dawson-on-causes-cures-and-controversies/.
28. Peter Hotez, "Russian–United States Vaccine Science Diplomacy: Preserving the Legacy," PLoS Neglected Tropical Diseases 11, Nr. 5 (2017); der Abschnitt über konkurrierende Interessen zeigt, dass Dr. Hotez ein Patentinhaber für Hakenwurm, Schistosoma und „mehrere andere" Impfstoffe ist.
29. Dr. Fombonnes Abhandlung "Pervasive Developmental Disorders in Montreal, Quebec, Canada: Prevalence and Links with Immunizations" in Pediatrics 118, Nr. 1 (2006), beinhaltete diese Enthüllung: „Seit Juni 2004 fungierte Dr. Fombonne als Sachverständiger für Impfstoffhersteller im Rechtsstreit um Thiomersal in den USA."

30. Orac, "Well, That Didn't Take Long: The Knives Come Out for Paul Shattuck,"Respectful Insolence (Blog), April 5, 2006, https://respectfulinsolence.com/2006/04/05/well-that-didnt-take-long-the/.
31. Olmsted und Blaxill, Denial, 144–145.
32. Dr. Bernard Rimland, "The Autism Epidemic, Vaccinations, and Mercury," Journal of Nutritional and Environmental Medicine 10 (2000): 261–266.
33. Rimland, "The Autism Epidemic, Vaccinations, and Mercury," 261.
34. Darold Treffert et al., "Epidemiology of Infantile Autism," Archives of General Psychiatry 22, Nr. 5 (1970): 431–438.
35. Darold Treffert, "The Autism 'Epidemic' in Perspective," Wisconsin Medical Society(blog), https://www.wisconsinmedicalsociety.org/professional/savant-syndrome/archive/2015-archive/whats-new-2015-private/the-autism-epidemic-in-perspective/.
36. Larry Burd et al., "A Prevalence Study of Pervasive Developmental Disorders in North Dakota," Journal of the American Academy of Child & Adolescent Psychiatry 26, Nr. 5 (1987): 700–703.
37. Larry Burd et al., "A Prevalence Methodology for Mental Illness and Developmental Disorders in Rural and Frontier Settings," International Journal of Circumpolar Health 59, Nr. 1 (2000): 74–86.
38. Olmsted und Blaxill, Denial, 123.
39. Die gesamte Studie sowie alle Daten sind abrufbar auf der Website der National Archives unter: https://www.archives.gov/research/electronic-records/nih.html.
40. Abrufbar auf der Website der National Archives unter: https://catalog.archives.gov/search?q=*:*&rows=20&tabType=all&facet=true&facet.fields=oldScope,level,materialsType,fileFormat,locationIds,dateRangeFacet&highlight=true &f.parentNaId=606622&f.level=fileUnit&sort=naIdSort%20asc.
41. Dachel, "Robert Kennedy Jr. at DC Rally."
42. L.E. Sever et al., Volume I: An Introduction to the History, Scope, and Methodology of the Project (Columbus, OH: Battelle, prepared for the National Institute of Neurological and Communicative Disorders and Stroke, 1983); verfügbar über die National Archives.
43. E. Fuller Torrey et al., "Early Childhood Psychosis and Bleeding during Pregnancy—A Prospective Study of Gravid Women and Their Offspring," Journal of Autism and Childhood Schizophrenia 5, Nr. 4 (1975): 287–297.
44. Telefoninterview mit Dr. Torrey, Oktober 18, 2017.
45. Olmsted und Blaxill, Denial, 126.
46. Changes in the Population of Persons with Autism and Pervasive Developmental Disorders in California's Developmental Services System: 1987 through 1998, A Report to the Legislature (Sacramento: California Department of Developmental Services, 1999).
47. Olmsted und Blaxill, Denial, 128.
48. Lisa A. Croen et al., "The Changing Prevalence of Autism in California," Journal of Autism and Developmental Disorder 32, Nr. 3 (2002): 207–215.
49. Lisa A. Croen und Judith K. Grether, "Response: A Response to Blaxill, Baskin, and Spitzer on Croen et al. (2002), 'The Changing Prevalence of Autism in California," Journal of Autism and Developmental Disorders 33, Nr. 2 (2003): 227–229.
50. Robert S. Byrd et al., Report to the Legislature on the Principal Findings from the Epidemiology of Autism in California: A Comprehensive Pilot Study (Davis: MIND Institute, University of California, Davis, 2002), http://www.dds.ca.gov/autism/ docs/study_final.pdf.
51. James G. Gurney et al., "Analysis of Prevalence Trends of Autism Spectrum Disorder in Minnesota," Archives of Pediatrics & Adolescent Medicine 157, Nr. 7 (2003): 622–627.

52. Craig Newschaffer et al., "National Autism Prevalence Trends from United States Special Education Data," Pediatrics 115, Nr. 3 (2005): 277–282.
53. Olmsted und Blaxill, Denial, 117.
54. Ira Hertz-Picciotto und Lora Delwiche, "The Rise in Autism and the Role of Age at Diagnosis," Epidemiology 20, Nr. 1 (2009): 84–90.
55. David Kirby, "UC Davis Study Authors: Autism Is Environmental (Can We Move On Now?)," Huffington Post, Februar 7, 2009, https://www.huffingtonpost.com/david-kirby/uc-davis-study-autism-is_b_156153.html.
56. Cynthia D. Nevison, "A Comparison of Temporal Trends in United States Autism Prevalence to Trends in Suspected Environmental Factors," Environmental Health 13, Nr. 73 (2014), 1–16.
57. Cynthia D. Nevison, "Empirical Data Show Autism Is on the Rise. Is It Logical to Blame the Toxins of the 1970s?" SafeMinds (Blog), September 10, 2014, https:// safeminds.org/blog/2014/09/10/empirical-data-show-autism-rise-logical-blame-toxins-1970s/.
58. James Lyons-Weiler, "Why Are the Same People Who Failed at Science on Agent Orange in Charge of Vaccine Safety and Developmental Disorders at the CDC?," World Mercury Project, Februar 27, 2018, https://worldmercuryproject.org/news/why-are-the-same-people-who-failed-at-science-on-agent-orange-in-charge-of-vaccine-safety-and-developmental-disorders-at-the-cdc/.
59. "CDC Estimates 1 in 68 School-Aged Children Have Autism; No Change from Previous Estimate," Centers for Disease Control and Prevention, März 31, 2016, https://www.cdc.gov/media/releases/2016/p0331-children-autism.html.
60. "Principal Investigator for CDC Utah Autism Data Filed Whistleblower Lawsuit," AHRP (blog), April 10, 2016, http://ahrp.org/lawsuit-by-principal-investigator-for-cdc-utah-autism-data-filed-whistleblower-lawsuit/.
61. "Utah Whistleblower Lawsuit Alleges Data Errors and Research Misconduct as CDC Report Releases U. S. Autism Rate of 1.5 %," HealthChoice (Blog), März 31, 2016, http://healthchoice.org/2016/03/31/utah-whistleblower-lawsuit-alleges-data-errors-and-research-misconduct-as-cdc-report-releases-u-s-autism-rate-of-1-5/.
62. Dr. Judith Pinborough-Zimmerman, Facebook-Post, Dezember 1, 2017.
63. Brita Belli, "The Search for Autism's Missing Piece: Autism Research Slowly Turns Its Focus to Environmental Toxicity," The Environmental Magazine, Januar– Februar 2010, https://emagazine.com/autism-clue/.

## Kapitel 2 „Impfstoffe sind unbedenklich und wirksam“

1. Interview mit Dr. Paul Thomas, Pädiater in Portland, Oregon, mit mehr als 13.000 Patienten, 6. Dezember, 2016.
2. Emmanuel Stamatakis, Richard Weiler, und John P. A. Ioannidis, "Undue Industry Influences That Distort Healthcare Research, Strategy, Expenditure and Practice: A Review," European Journal of Clinical Investigation 43, Nr. 5 (2013): 469–475.
3. Bourree Lam, "Vaccines Are Profitable, So What?," The Atlantic, Februar 10, 2015, https://www.theatlantic.com/business/archive/2015/02/vaccines-are-profitable-so-what/385214/.
4. "Vaccine Market by Technology (Inactivated, Subunit, Conjugate, Live Attenuated, Toxoid, and Dendritic Cell Synthetic), Type (Therapeutic, Preventive), Indication (Allergy, Infectious Disease, Tumors and Others) for Infants, Early Aged, and Post Aged: Global Industry Perspective, Comprehensive Analysis, Size, Share, Growth, Segment, Trends and Forecast, 2014–2020," Zion Research, 2016, http:// www.marketresearchstore.com/news/vaccine-market-218.
5. Jay P. Sanford et al., Vaccine Supply and Innovation (Washington, DC: National Academies Press, 1985), Tabelle 4.5, S. 55.

6. Glen Nowak, Increasing Awareness and Uptake of Influenza Immunization (Atlanta: Centers for Disease Control and Prevention, 2015), http://nationalacademies.org/hmd/~/media/Files/Activity%20Files/PublicHealth/MicrobialThreats/Nowak.pdf.
7. Mr. Johnsons Präsentation ist abrufbar auf der Website des National Adult and Influenza Immunization Summit unter https://www.izsummitpartners.org/content/uploads/2008/NIVS/Johnson_2008.pdf.
8. Peter Doshi, "Are US Flu Death Figures More PR than Science?" British Medical Journal 331 (2005): 1412.
9. Tom Jefferson, "Influenza Vaccination: Policy versus Evidence," British Medical Journal 333 (2006): 912.
10. Peter Doshi, "Influenza: Marketing Vaccine by Marketing Disease," British Medical Journal 346 (2013): f3037.
11. Jon Cohen, "Why Flu Vaccines So Often Fail," Science, September 20, 2017. http:// www.sciencemag.org/news/2017/09/why-flu-vaccines-so-often-fail.
12. Bernard Guyer et al., "Annual Summary of Vital Statistics: Trends in the Health of Americans during the 20th Century," Pediatrics 106, Nr. 6 (2000), 1307–1317.
13. Suzanne Humphries und Roman Bystrianyk, Dissolving Illusions: Disease, Vaccines, and the Forgotten History (CreateSpace Independent Publishing Platform, 2013), Vorwort.
14. J. T. Biggs, Leicester: Sanitation versus Vaccination (London: The National Anti- Vaccination League, 1912), 72.
15. Dr. Andrew Weil, Health and Healing: The Philosophy of Integrative Medicine and Optimum Health (New York: Mariner Books, 2004), 82.
16. Taryn Luna, "California Vaccine Rates Increase after Legislature Toughens Rules for Children," Sacramento Bee, April 12, 2017, http://www.sacbee.com/news/politics-government/capitol-alert/article144271694.html.
17. Stanley Plotkin, Plotkin's Vaccines, 7th Edition (Philadelphia: Elsevier, 2018); die wichtigsten Informationen aus dem Buch sind abrufbar unterhttp://www.immune.org.nz/vaccines/efficiency-effectiveness.
18. Walter W. Williams et al., "Surveillance of Vaccination Coverage Among Adult Populations—United States, 2015," Morbidity and Mortality Weekly Report 66, Nr. 11 (2017): 1–28, https://www.cdc.gov/mmwr/volumes/66/ss/ss6611a1.htm.
19. Gretchen Dubeau, "If Only Half of America Is Properly Vaccinated, Where Are the Epidemics?," The Hill, September 13, 2016, http://thehill.com/blogs/congress-blog/healthcare/295562-if-only-half-of-america-is-properly-vaccinated-where-are-the.
20. Diese Tabelle wird verwaltet von den Centers for Disease Control and Prevention und ist abrufbar auf ihrer Website unter https://www.cdc.gov/vaccines/pubs/pinkbook/downloads/appendices/G/coverage.pdf.
21. Marlene Cimons, "Vaccine Injury Fund Bill Approved but Faces Veto," Los Angeles Times, Oktober 20, 1986, http://articles.latimes.com/1986-10-20/news/mn-6535_1_vaccine-manufacturers.
22. Robert Pear, "Reagan Signs Bill on Drug Exports and Payment for Vaccine Injuries," New York Times, November 15, 1986, http://www.nytimes.com/1986/11/15/us/reagan-signs-bill-on-drug-exports-and-payment-for-vaccine-injuries.html.
23. Alan R. Hinman, "DTP Vaccine Litigation," American Journal of Diseases of Children 140 (1986): 528–530.
24. Cimons, "Vaccine Injury Fund Bill."
25. Pear, "Reagan Signs Bill."

26. Von der National Vaccine Injury Compensation-Website, verwaltet durch das Department of Health and Human Services; Auszahlungen verfügbar unter diesem Link: https://www.hrsa.gov/sites/default/files/hrsa/vaccine-compensation/monthly-website-stats-2-01-18.pdf.
27. "Vaccine Market by Technology."
28. Sanford et al., Vaccine Supply and Innovation.
29. Elisabeth Rosenthal, "The Price of Prevention: Vaccine Costs Are Soaring," New York Times, Juli 2, 2014, https://www.nytimes.com/2014/07/03/health/Vaccine-Costs-Soaring-Paying-Till-It-Hurts.html.
30. Die dänische Gesundheitsbehörde listet den dänischen Impfplan unter: https://www.sst.dk/en/disease-and-treatment/~/media/B74655FEA6DF477 1998A6BDEA96A374A.ashx.
31. Die National Health Service-Website behandelt den Windpocken-Impfstoff unter https://www.nhs.uk/chq/Pages/1032.aspx?CategoryID=62.
32. Oregon Health Authority listet meldepflichtige Krankheiten auf dieser Website auf: http://www.oregon.gov/oha/ph/DiseasesConditions/CommunicableDisease/Reporting CommunicableDisease/Pages/reportable.aspx.
33. "8 Ways to Improve Your Child's Immune System," Ask Dr. Sears (Blog), https:// www.askdrsears.com/topics/health-concerns/vaccines/more-vaccine-articles/boost-childs-immune-system.
34. Mike Stobbe, "Whooping Cough Vaccine May Not Halt Spread of Illness," NBC News, November 25, 2013, https://www.nbcnews.com/health/cold-flu/whooping-cough-vaccine-may-not-halt-spread-illness-f2D11655363.
35. Don Thea, "Resurgence of Whooping Cough May Owe to Vaccine's Inability to Prevent Infections," Boston University School of Public Health (blog), September 21, 2017, https://www.bu.edu/sph/2017/09/21/resurgence-of-whooping-cough-may-owe-to-vaccines-inability-to-prevent-infections/.
36. Julia Belluz, "Harvard Has a Mumps Outbreak. Here's Why the Virus Can Have a Field Day on Campus," Vox (Blog), April 28, 2016, https://www.vox.com/2016/4/28/11520670/mumps-virus-outbreak-harvard.
37. Mike Stobbe, "U.S. Vaccine Panel to Discuss Waning Effectiveness, New Shots,"USA Today, Oktober 24, 2017, https://www.usatoday.com/story/news/2017/10/24/u-s-vaccine-panel-discuss-waning-effectiveness-new-shots/797446001/.
38. Ed Silverman, "Merck Is Accused of Stonewalling Over Effectiveness of Mumps Vaccine," Wall Street Journal, Juni 8, 2015, https://blogs.wsj.com/pharmalot/2015/06/08/merck-is-accused-of-stonewalling-over-effectiveness-of-mumps-vaccine/.
39. Der Beipackzettel des IPOL-Impfstoffs ist abrufbar auf der Website der FDA unter: https://www.fda.gov/downloads/biologicsbloodvaccines/vaccines/approvedproducts/ucm133479.pdf.
40. Der Beipackzettel des Recombivax HB-Impfstoffs ist abrufbar auf der Website der FDA unter: https://www.fda.gov/downloads/biologicsbloodvaccines/vaccines/approved-products/ucm110114.pdf.
41. Dr. Harold E. Buttram, "Response: Superficial and Misleading Critique," British Medical Journal, Oktober 4, 2004, http://www.bmj.com/ rapid-response/2011/10/30/superficial-and-misleading-critique.
42. Ross Lazarus et al., Electronic Support for Public Health–Vaccine Adverse Event Reporting System (ESP:VAERS) (Rockville, MD: The Agency for Healthcare Research and Quality, prepared by Harvard Pilgrim Health Care, Inc., 2010), 6, https://healthit.ahrq.gov/sites/default/files/docs/publication/r18hs017045-lazarus-final-report-2011.pdf.

43. Available on the Vaccine Adverse Events Reporting System website maintained by the CDC: https://vaers.hhs.gov/data/datasets.html.
44. Lazarus et al., Electronic Support for Public Health, 6.
45. Institute of Medicine, Adverse Effects of Pertussis and Rubella Vaccines (Washington, DC: The National Academies Press, 1991), https://doi.org/10.17226/1815.
46. Institute of Medicine, Adverse Effects of Vaccines: Evidence and Causality (Washington, DC: The National Academies Press, 2012), https://doi.org/10.17226/13164.
47. Gary Goldman und Neil Miller, "Relative Trends in Hospitalizations and Mortality among Infants by the Number of Vaccine Doses and Age, Based on the V*accine Adverse Event Reporting System (VAERS), 1990–2010," Human and Experimental Toxicology 31, Nr. 10 (2012): 1012–1021.*
48. Abrufbar auf der Website der American Academy of Pediatrics https://www.aap.org/en-us/advocacy-and-policy/aap-health-initiatives/immunizations/Pages/Common-Parental-Concerns.aspx.
49. Peter Aaby et al., "The Introduction of Diphtheria-Tetanus-Pertussis and Oral Polio Vaccine among Young Infants in an Urban African Community: A Natural Experiment," EBiomedicine, 17 (2017): 192–198, http://www.ebiomedicine.com/article/S2352-3964(17)30046-4/fulltext.
50. Tetyana Obukhanych, Vaccine Illusion: How Vaccination Compromises Our Natural Immunity (Amazon Digital Services LLC, 2012), Einführung.
51. Karen Lema, "Philippine President Vows to Get to the Bottom of Dengue Vaccine 'Health Scam,'" Reuters, December 3, 2017, https://fr.reuters.com/article/company News/idFRL3N1O307Z.
52. Michaeleen Doucleef, "Vaccine Safety Concerns Shut Down Immunization Campaign in Philippines," National Public Radio, Dezember 5, 2017, https://www.npr.org/sections/goatsandsoda/2017/12/05/568368515/vaccine-safety-concerns-shut-down-immunization-campaign-in-philippines.
53. Stephanie Soucheray, "Contrary Dengue Vaccine Response Hints at Possible Problems with Zika," CIDRAP NEWS, Juli 28, 2016, http://www.cidrap.umn.edu/news-perspective/2016/07/contrary-dengue-vaccine-response-hints-possible-problems-zika.
54. Heather Yourex-West und Sage McIntosh, "Canadian Study Finds Flu Shot Could Increase Risk of Getting Sick," Global News, Januar 30, 2015, https:// globalnews.ca/news/1804162/canadian-study-finds-flu-shot-could-increase-risk-of-getting-sick/.
55. Jing Yan et al., "Infectious Virus in Exhaled Breath of Symptomatic Seasonal Influenza Cases from a College Community," PNAS 115, Nr. 5 (2018): 1081–1086, https://doi.org/10.1073/pnas.1716561115.
56. Merck hat eine Pressemitteilung von 2016 auf der Website des Unternehmens: http://investors.merck.com/news/press-release-details/2017/Merck-Announces-Fourth-Quarter-and-Full-Year-2016-Financial-Results/default.aspx.
57. Julia Belluz, "Why Japan's HPV Vaccine Rates Dropped from 70 % to Near Zero," Vox, Dezember 1, 2017, https://www.vox.com/science-and-health/2017/12/1/16723912/japan-hpv-vaccine.
58. The entire report can be found at the Medwatcher Japan website: http://www.yakugai.gr.jp/topics/file/en/Refutation%20of%20GACVS%20Statement%20 on%20Safety%20of%20HPV%20Vaccines_17 %20December%202015.pdf.
59. Paul Cullen, "The HPV Propaganda Battle: The Other Side Finally Fights Back," The Irish Times, September 16, 2017, https://www.irishtimes.com/life-and-style/ health-family/the-hpv-propaganda-battle-the-other-side-finally-fights-back-1.3221166.

60. M. Martínez-Lavín und L. Amezcua-Guerra, "Serious Adverse Events after HPV Vaccination: A Critical Review of Randomized Trials and Post-Marketing Case Series," Clinical Rheumatology 39, Nr. 10 (2017): 2169.
61. Scott P. Commins et al., "Alum-Containing Vaccines Increase Total and Food Allergen-Specific IgE, and Cow's Milk Oral Desensitization Increases Bosd4 IgG4 While Peanut Avoidance Increases Arah2 IgE: The Complexity of Today's Child with Food Allergy," The Journal of Allergy and Clinical Immunology 137, Nr. 2 (2016): AB151.
62. Margarida Castell et al., "Development and Characterization of an Effective Food Allergy Model in Brown Norway Rats," PLOS One 10, Nr. 4 (2015), https://doi.org/10.1371/journal.pone.0125314.
63. Yehuda Shoenfeld et al., Vaccines and Autoimmunity (Hoboken, NJ: Wiley Blackwell, 2015).
64. David J. Spencer et al., "Epidemiological Basis for Eradication of Measles in 1967," Public Health Reports 82, Nr. 3 (1967): 253–256.
65. Roger M. Barkin, "Measles Mortality: A Retrospective Look at the Vaccine Era," American Journal of Epidemiology 2, Nr. 4 (1975): 341–349.
66. David M. Mannino et al., "Surveillance for Asthma—United States, 1960–1995," Morbidity and Mortality Weekly Report 47, Nr. 1 (1998): 1–27, https://www.cdc.gov/mmwr/preview/mmwrhtml/00052262.htm.
67. Stuart Blume und Jan Hendricks, "Measles Vaccination before the Measles- Mumps-Rubella Vaccine," American Journal of Public Health 103, Nr. 8 (2013): 1393–1401.
68. Abrufbar auf der Website der Physicians for Informed Consent: https://physiciansfor informedconsent.org/measles/vrs/.
69. Morton S. Biskind, "Public Health Aspects of the New Insecticides," American Journal of Digestive Diseases 20, Nr. 11 (1953): 331–41.
70. Biskind, "New Insecticides," 334.
71. Biskind, "New Insecticides," 334.
72. Humphries und Bystrianyk, Dissolving Illusions.
73. Statement auf der Website der Centers for Disease Control in einem Abschnitt mit dem Titel "Polio Elimination in the United States" abrufbar unter https://www.cdc.gov/polio/us/.
74. Stephen Mawdsley, "Polio Provocation—the Health Debate That Refused to Go Away," University of Cambridge Research (Blog), September 3, 2013, http://www.cam.ac.uk/research/features/polio-provocation-the-health-debate-that-refused-to-go-away.
75. M. Gromeier und E. Wimmer, "Mechanism of Injury-Provoked Poliomyelitis,"Journal of Virology 76, no. 6 (1998): 5056–5060.
76. Siebenteilige Serie auf dem The Age of Autism-Blog abrufbar unter http://www.ageofautism.com/2011/09/the-age-of-polio-how-an-old-virus-and-new-toxins-triggered-a-man-made-epidemic-1.html.
77. Daniel W. Cramer et al., "Mumps and Ovarian Cancer: Modern Interpretation of an Historic Association," Cancer Causes & Control 21, Nr. 8 (2010): 1193–1201.
78. Hans-Ulrich Albonico et al., "Febrile Infectious Childhood Diseases in the History of Cancer Patients and Matched Control," Medical Hypotheses 51, Nr. 4 (1998): 315–320.
79. F. E. Alexander et al., "Risk Factors for Hodgkin's Disease by Epstein-Barr Virus (EBV) Status: Prior Infection by EBV and Other Agents," British Journal of Cancer 82, Nr. 5 (2000): 1117–1121.
80. Stephen A. Hoption Cann et al., "Acute Infections as a Means of Cancer Prevention: Opposing Effects to Chronic Infections?," Cancer Detection and Prevention 30, Nr. 1 (2006): 83–93.
81. E. Susan Amirian et al., "History of Chickenpox in Glioma Risk: A Report from the Glioma International Case–Control Study," Cancer Medicine 5, Nr. 6 (2016): 1352–1358.

82. Robert Mendelsohn, "The Medical Time Bomb of Immunization against Disease,"East West Journal, November 1984, 48.
83. Mendelsohn, "Medical Time Bomb," 48.
84. Priyanka Boghani, "Dr. Robert W. Sears: Why Partial Vaccinations May Be an Answer," PBS Frontline, März 23, 2015, https://www.pbs.org/wgbh/frontline/article/robert-w-sears-why-partial-vaccinations-may-be-an-answer/.
85. Joseph Mercola, "Vaccination: The Neurological Poison So Common Your Doctor Probably Pushes It," Mercola.com, April 11, 2012, https://articles.mercola.com/sites/articles/archive/2012/04/11/vaccination-impact-on-childrens-health.aspx.
86. Suzanne Humphries, "Smoke, Mirrors, and the 'Disappearance' of Polio," International Medical Council on Vaccination, November 17, 2011, http://drsuzanne.net/wp-content/uploads/2012/07/Smoke-Mirrors-and-the-"Disappearance"-Of-Polio-_-International-Medical-Council.pdf.
87. Rachael Ross, "Vaccines, Vaccine Injury, & My Perspective as a Doctor & Mom," Dr. Rachael, Juli 1, 2016, http://drrachael.com/vaccines-vaccine-injuries-my-perspective-as-a-doctor-and-mom/.
88. Daniel Neides, "Make 2017 the Year to Avoid Toxins (Good Luck) and Master Your Domain: Words on Wellness," Cleveland Plain Dealer, Januar 6, 2017, http://www.cleveland.com/lyndhurst-south-euclid/index.ssf/2017/01/make_2017_the_year_to_avoid_to.html.

## Kapitel 3 „Die Wissenschaft hat sich festgelegt"

1. Olmsted und Blaxill, "Voting Himself Rich."
2. Maggie Fox,"Asked and Answered: Yes, Vaccines Are Safe," Today (Blog), Januar 10, 2017, https://www.today.com/health/are-vaccines-safe-answer-clear-yes-t106904.
3. Julia Belluz, "Robert De Niro and RFK Jr. Have Joined Forces to Push Vaccine Nonsense," Vox (Blog), Februar 15, 2017, https://www.vox.com/2017/2/15/14622632/robert-de-niro-rfk-jr-vaccine-press-conference.
4. Paul A. Offit, "Vaccine History: Developments by Year," Children's Hospital of Philadelphia (blog), http://www.chop.edu/centers-programs/ vaccine-education-center/vaccine-history/developments-by-year.
5. Offit, "Vaccine History."
6. Abrufbar auf der Website der Centers for Disease Control and Prevention unter: https:// www.cdc.gov/vaccines/schedules/hcp/imz/child-adolescent.html.
7. David Kirby, "New Study: Hepatitis B Vaccine Triples the Risk of Autism in Infant Boys," Huffington Post, November 17, 2011, https://www.huffingtonpost.com/david-kirby/new-study-hepatitis-b-vac_b_289288.html.
8. J. D. Grabenstein, ImmunoFacts: Vaccines and Immunologic Drugs—2013 (38th revision) (St. Louis: Wolters Kluwer Health, 2012).
9. Thomas Verstraeten, "Safety of Thimerosal-Containing Vaccines: A Two-Phased Study of Computerized Health Maintenance Organization Databases," Pediatrics 112, Nr. 5 (2003): 1039–1048.
10. Thomas Verstraeten, "Thimerosal, the Centers for Disease Control and Prevention, and GlaxoSmithKline," Pediatrics 113, Nr. 4 (2004): 932.
11. Alberto Eugenio Tozzi, "Neuropsychological Performance 10 Years After Immunization in Infancy with Thimerosal-Containing Vaccines," Pediatrics 123, Nr. 2 (2009): 475–482.
12. Carla K. Johnson, "Study Adds to Evidence of Vaccine Safety," Associated Press, Januar 26, 2009.
13. J. B. Handley, "Feeding the Hungry Lie, Italian Style," Age of Autism (blog), Januar 27, 2009, http://www.ageofautism.com/2009/01/feeding-the-hungry-lie-italian-style.html.

14. Vincenzo Miranda, "This Study Is Not Methodologically Correct," Pediatrics 123, Nr. 2 (2009), veröffentlichte Kommentare zu Tozzi et al., "Neuropsychological Performance 10 Years after Immunization in Infancy with Thimerosal-Containing Vaccines."
15. Anjali Jain et al., "Autism Occurrence by MMR Vaccine Status among US Children with Older Siblings with and without Autism," JAMA 313, Nr. 15 (2015): 1534–1540.
16. Die Pressemitteilung auf der JAMA Network-Website ist abrufbar unter: https://media.jamanetwork.com/news-item/no-association-found-between-mmr-vaccine-and-autism-even-among-children-at-higher-risk/.
17. Dr. Gordons Biographie auf der NIMH-Website: https://www.nimh.nih.gov/about/director/index.shtml.
18. Private E-Mail-Korrespondenz von Dr. Joshua Gordon, Mai 31, 2017.
19. L. E. Taylor et al., "Vaccines Are Not Associated with Autism: An Evidence-Based Meta-analysis of Case-Control and Cohort Studies," Vaccine 32, Nr. 29 (2014): 3623–3629.
20. Private E-Mail-Korrespondenz zwischen einem Elternteil eines Autisten und Dr. Joshua Gordon, Juli 10, 2017.
21. Private E-Mail-Korrespondenz von Dr. Joshua Gordon, September 1, 2017.
22. Definition von Wikipedia: https://en.wikipedia.org/wiki/Biological_plausibility.
23. Definition von Wikipedia: https://en.wikipedia.org/wiki/Encephalopathy.
24. James Surowiecki, The Wisdom of Crowds (New York: Anchor Books, 2005), Rückdeckel.
25. Von der CDC-Website zum Vaccine Adverse Events Reporting System: https://wonder.cdc.gov/wonder/help/vaers/reportable.htm.
26. Flüchtlings-"Profile" auf der Website des Office of Inspector General: https://oig.hhs.gov/fraud/fugitives/profiles.asp.
27. Debra Goldschmidt, "Journal Questions Validity of Autism and Vaccine Study," CNN, August 28, 2014, https://www.cnn.com/2014/08/27/health/irpt-cdc-autism-vaccine-study/index.html.
28. David Lewis, "Mistrust of Government Drives Public Concerns Regarding Vaccine Safety," The Oconee Enterprise, Dezember 3, 2015, A6.
29. Eric Hurwits et al., "Effects of Diphtheria-Tetanus-Pertussis or Tetanus Vaccination on Allergies and Allergy-Related Respiratory Symptoms," Journal of Manipulative and Physiological Therapeutics 23, Nr. 2 (2000): 81–90.
30. Carolyn Gallagher et al., "Hepatitis B Triple Series Vaccine and Developmental Disability in US Children Aged 1–9 Years," Toxicological & Environmental Chemistry 90, Nr. 5 (2008): 997–1008.
31. Carolyn M. Gallagher et al., "Hepatitis B Vaccination of Male Neonates and Autism Diagnosis," Journal of Toxicology and Environmental Health 73, Nr. 24 (2010): 1665–1677.
32. Anthony R. Mawson et al., "Pilot Comparative Study on the Health of Vaccinated and Unvaccinated 6- to 12-Year-Old U. S. Children," Journal of Translational Science 3, Nr. 3 (2017): 1–12.
33. Neides, "Make 2017 the Year."
34. Anthony R. Mawson et al., "Preterm Birth, Vaccination and Neurodevelopmental Disorders: A Cross-Sectional Study of 6- to 12-Year-Old Vaccinated and Unvaccinated Children," Journal of Translational Science 3, Nr. 3 (2017): 1–8.

## Kapitel 4 „Der Antrieb war nie finanzieller Natur"

1. Anne Dachel, "Dr. Halvorsen on Wakefield, Witch Hunts and Vaccine Safety," Age of Autism (Blog), Februar 8, 2011, http://www.ageofautism.com/2011/02/dr-halvorsen-on-wakefield-witch-hunts-and-vaccine-safety.html.

2. Von der Business Wire-Website; eine Pressemitteilung anlässlich der /. Ausgabe von Plotkin's Vaccines: https://www.businesswire.com/news/home/20170523006047/en/Plotkins-Vaccines-Edition-No.-7-2017--.
3. "Who Are the Most Influential People in Vaccines?" Umfrage durchgeführt durch den Vaccine Nation Blog abrufbar unter: http://www.vaccinenation.org/2013/02/19/influential-people-vaccines/.
4. Der 2009 Maxwell Finland Award for Scientific Achievement beinhaltet eine ausführliche Biographie von Dr. Plotkin unter: http://www.nfid.org/awards/plotkin.pdf.
5. Dan Olmsted und Mark Blaxill, "Voting Himself Rich."
6. "Second Michigan Mom in Court over Refusal to Vaccinate Child," Fox News, Oktober 10, 2017, http://www.foxnews.com/health/2017/10/10/second-michigan-mom-in-court-over-refusal-to-vaccinate-child.html.
7. E-Mail-Korrespondenz zwischen Dr. Paul Offit und David Brown, August 18, 2009, http://www.rescuepost.com/files/offit-disclosures.pdf.
8. Comm. on Government Reform, Conflicts of Interest in Vaccine Policy Making, H.R. Doc (2000), https://worldmercuryproject.org/wp-content/uploads/conflicts-of-interest-government-reform-2000.pdf.
9. Olmsted und Blaxill, "Voting Himself Rich."
10. Marc Santora, "New York City's Flu Shot Mandate for Young Children Is Struck Down," New York Times, Dezember 17, 2015.
11. Paul A. Offit, "Vaccine Exemptions? Call Them What They Really Are," Medscape, August 10, 2012, https://www.medscape.com/viewarticle/768746.
12. Ernest L. Wynder, Evarts A. Graham, und Adele B. Croninger, "Experimental Production of Carcinoma with Cigarette Tar," Cancer Research 13, no. 12 (1953): 855–864.
13. Jim Estes, "How the Big Tobacco Deal Went Bad," New York Times, Oktober 6, 2014, opinion section.
14. Myron Levin, "Big Tobacco Is Guilty of Conspiracy," Los Angeles Times, August 18, 2006.
15. Oreskes und Conway, Merchants of Doubt, 16–17.
16. Oreskes und Conway, Merchants of Doubt, 16.
17. Jaimy Lee, "Pharma's $6 Billion Annual Ad Spend Targeted by Media Publishers," Medical Marketing & Media, August 21, 2017, https://www.mmm-online.com/media-news/pharmas-6-billion-annual-ad-spend-targeted-by-media-publishers/article/683050/.
18. Chris McGreal, "How Big Pharma's Money—and Its Politicians—Feed the US Opioid Crisis," The Guardian, Oktober 19, 2017, https://www.theguardian.com/us-news/2017/oct/19/big-pharma-money-lobbying-us-opioid-crisis.
19. Reuters Staff, "Former CDC Head Lands Vaccine Job at Merck," Reuters, Dezember 21, 2009, https://www.reuters.com/article/us-merck-gerberding/former-cdc-head-lands-vaccine-job-at-merck-idUSTRE5BK2K520091221.
20. "Vaccine Market by Technology."
21. Sanford et al., Vaccine Supply and Innovation.
22. Die Centers for Disease Control and Prevention listen den Impfkalender für Kinder auf; historische Impfkalender bezogen von Learntherisk.org.
23. Benjamin Zablotsky, "Estimated Prevalence of Children with Diagnosed Developmental Disabilities in the United States, 2014–2016," NCHS Data Brief Nr. 291 (2017), https://www.cdc.gov/nchs/data/databriefs/db291.pdf.
24. NCL Communications, "Survey: One-Third of American Parents Mistakenly Link Vaccines to Autism," National Consumers League, April 2014, http:// www.nclnet.org/survey_one_third_of_american_parents_mistakenly_link_ vaccines_to_autism.

25. Oreskes und Conway, Merchants of Doubt, 15–16.
26. Ameet Sarpatwari et al., "The Opioid Epidemic: Fixing a Broken Pharmaceutical Market," Harvard Law & Policy Review 11, Nr. 2 (2017): 463–484.
27. Ron Unz, "Chinese Melamine and American Vioxx: A Comparison," The American Conservative, April 18, 2012, http://www.theamericanconservative.com/articles/chinese-melamine-and-american-vioxx-a-comparison/.
28. Jim Edwards, "Merck Created Hit List to 'Destroy,' 'Neutralize' or 'Discredit' Dissenting Doctors," CBS News, MoneyWatch, Mai6, 2009, https://www.cbs news.com/news/merck-created-hit-list-to-destroy-neutralize-or-discredit-dissenting-doctors/.
29. Amy James, "Lawsuit Reveals Merck Maintained Hit List of Doctors Critical of Vioxx," The Bitter Pill (Blog), April 23, 2009, https://uniteforlife.wordpress.com/2009/04/23/lawsuit-reveals-merck-maintained-hit-list-of-doctors-critical-of-vioxx/.
30. Ariane Buescher et al., "Costs of Autism Spectrum Disorders in the United Kingdom and the United States," JAMA Pediatrics 168, Nr. 8 (2014): 721–728.
31. Rebecca Robbins, "Drug Makers Now Spend $5 Billion a Year on Advertising. Here's What That Buys," STAT News, März 9, 2016, https://www.statnews.com/2016/03/09/drug-industry-advertising/.
32. Aimee Picchi, "Drug Ads: $5.2 Billion Annually—and Rising," CBS News, März 11, 2016, https://www.cbsnews.com/news/drug-ads-5-2-billion-annually-and-rising/.
33. Dana O. Sarnak et al., "Paying for Prescription Drugs Around the World: Why Is the U. S. an Outlier?" The Commonwealth Fund, Issue Brief, Oktober 2017, http:// www.commonwealthfund.org/~/media/files/publications/issue-brief/2017/oct/sarnak_paying_for_rx_ib_v2.pdf.
34. Sharyl Attkisson, "How Independent Are Vaccine Defenders?" CBS News, Juli 25, 2008, https://www.cbsnews.com/news/how-independent-are-vaccine-defenders/.
35. Dylan Byers, "Sharyl Attkisson Resigns from CBS News," Politico, März 10, 2014, https:// www.politico.com/blogs/media/2014/03/sharyl-attkisson-resigns-from-cbs-news-184836.
36. Sharyl Attkisson, Stonewalled: My Fight for Truth against the Forces of Obstruction, Intimidation, and Harassment in Obama's Washington (New York: Harper Collins, 2015), 146.
37. Attkisson, Stonewalled, 147.
38. Allan M. Brandt, "How a PR Firm Helped Establish America's Cigarette Century," AlterNet (Blog), April 15, 2017, https://www.alternet.org/story/50359/ how_a_pr_firm_helped_establish_america%27s_cigarette_century.
39. Oreskes und Conway, Merchants of Doubt, 16.
40. Andrew Wakefield et al., "Ileal-lymphoid-nodular Hyperplasia, Non-specific Colitis, and Pervasive Developmental Disorder in Children," The Lancet 351, Nr. 9103 (1998): 637–641.
41. "Dr. Wakefield: Govt. Experts Have Conceded that MMR Vaccine Caused Autism," The Refusers (Blog), April 17, 2013, https://therefusers.com/dr-wakefield-govt-experts-have-conceded-that-mmr-vaccine-caused-autism/.
42. Simon Much et al., "Retraction of an Interpretation," The Lancet 363, Nr. 9411 (2004): 750.
43. "MMR Doctor Wins High Court Appeal," BBC News, März 7, 2012.
44. Isabelle Thomas, "Dr Andrew Wakefield, The Lancet Study and My Two Boys— Isabella Thomas," Miss Eco Glam (Blog), April 16, 2013, http://www.missecoglam.com/health/vaccines/item/5446-dr-andrew-wakefield-the-lancet-study-and-my-two-boys-isabella-thomas.
45. Dr. Andrew Wakefield, "That Paper," The Autism File Nr. 33 (2009): 12–17.
46. Kevin Barry, Vaccine Whistleblower (New York: Skyhorse Publishing, 2015), 15.

## Kapitel 5 Neue wissenschaftliche Erkenntnisse und durch Impfungen ausgelöster Autismus

1. Daniel Niven, "Closing the 17-Year Gap between Scientific Evidence and Patient Care," University Affairs, Januar 17, 2017, https://www.universityaffairs.ca/opinion/in-my-opinion/closing-17-year-gap-scientific-evidence-patient-care/.
2. "Brain's Immune System Triggered in Autism," John Hopkins Medicine, November 15, 2004, https://www.hopkinsmedicine.org/Press_releases/2004/11_15a_04.html.
3. Carlos A. Pardo, "Neuroglial Activation and Neuroinflammation in the Brain of Patients with Autism," Annals of Neurology 57, Nr. 1 (2005): 67–81.
4. Paul H. Patterson, "Pregnancy, Immunity, Schizophrenia, and Autism," Engineering and Science 69, Nr. 3 (2006): 14.
5. K. Suzuki, et al., "Microglial Activation in Young Adults with Autism Spectrum Disorder," JAMA Psychiatry 70, Nr. 1 (2013): 49–58.
6. "Brain's Immune System Triggered in Autism," John Hopkins Medicine.
7. Jessica Stoller-Conrad, "Noted Neuroscientist Paul Patterson Dies," Caltech (Blog), Juni 30, 2014.
8. Patterson, "Pregnancy, Immunity, Schizophrenia, and Autism."
9. Paul Patterson, "Maternal Immune Activation Yields Offspring Displaying Mouse Versions of the Three Core Symptoms of Autism," Brain, Behavior, and Immunity 26, Nr. 4 (2012): 607–616.
10. Melissa Bauman et al., "Activation of the Maternal Immune System during Pregnancy Alters Behavioral Development of Rhesus Monkey Offspring," Biological Psychiatry 75, Nr. 4 (2014): 332–341.
11. Paul Patterson et al., "Maternal Immune Activation Alters Fetal Brain Development through Interleukin-6," The Journal of Neuroscience: The Official Journal of the Society for Neuroscience 27, Nr. 40 (2007): 10695–10702.
12. Xiaochong Li et al., "Brain IL-6 Elevation Causes Neuronal Circuitry Imbalances and Mediates Autism-like Behaviors," Biochimica et Biophysica Acta 1822, Nr. 6 (2012): 831–842.
13. William Carlezon et al., "Perinatal Immune Activation Produces Persistent Sleep Alterations and Epileptiform Activity in Male Mice," Neuropsychopharmacology 43, Nr. 3 (2018): 482–491.
14. Christopher Shaw et al., "Aluminum Adjuvant Linked to Gulf War Illness Induces Motor Neuron Death in Mice," Neuromolecular Medicine 9, Nr. 1 (2007): 83–100.
15. Aus einem Interview mit Dr. Shaw in dem Dokumentarfilm The Greater Good- Zum Wohle Aller.
16. "Flu Vaccination Coverage among Pregnant Women—United States, 2015–16 Flu Season," Centers for Disease Control and Prevention, September 29, 2016, https://www.cdc.gov/flu/fluvaxview/pregnant-coverage_1516estimates.htm.
17. Christopher Shaw et al., "Aluminum Vaccine Adjuvants: Are They Safe?," Current Medicinal Chemistry 18, Nr. 17 (2011): 2630–2637.
18. Christopher Shaw et al., "Mechanisms of Aluminum Adjuvant Toxicity and Autoimmunity in Pediatric Populations," Lupus 21, Nr. 2 (2012): 223–230.
19. Zakir Kahn et al., "Slow CCL2-Dependent Translocation of Biopersistent Particles from Muscle to Brain," BMC Medicine 11, Nr. 1 (2013): 99.
20. "CCL2," April 11, 2017, https://en.wikipedia.org/wiki/CCL2.
21. Romain Gherardi et al., "Biopersistence and Brain Translocation of Aluminum Adjuvants of Vaccines," Frontiers in Neurology 6 (2015): Article 4.
22. Guillemette Crepeaux et al., "Non-linear Dose-Response of Aluminium Hydroxide Adjuvant Particles: Selective Low Dose Neurotoxicity," Toxicology 375 (2017): 48–57.

23. Robert J. Mitkus et al., "Updated Aluminum Pharmacokinetics Following Infant Exposures through Diet and Vaccination," Vaccine 29, Nr. 51 (2011): 9538–9543.
24. Romain K. Gherardi et al., "Critical Analysis of Reference Studies on the Toxicokinetics of Aluminum-Based Adjuvants," Journal of Inorganic Biochemistry 181 (2018): 87–95.
25. Gherardi et al., "Critical Analysis of Reference Studies."
26. Zhibin Yao et al., "Neonatal Vaccination with Bacillus Calmette–Guérin and Hepatitis B Vaccines Modulates Hippocampal Synaptic Plasticity in Rats," Journal of Neuroimmunology 288 (2015): 1–12.
27. Zhibin Yao et al., "Neonatal Hepatitis B Vaccination Impaired the Behavior and Neurogenesis of Mice Transiently in Early Adulthood," Psychoneuroendocrinology 73 (2016): 166–176.
28. Christopher Exley et al., "Aluminium in Brain Tissue and Autism," Journal of Trace Elements in Medicine and Biology 46 (2018): 76–82.
29. Exley et al., "Aluminium in Brain Tissue."
30. Heather Hazlett et al., "Early Brain Development in Infants at High Risk for Autism Spectrum Disorder," Nature 542, no. 7641 (2017): 348–351.
31. Aus einem Interview mit Professor Exley abrufbar bei YouTube: https://www.youtube.com/watch?v=r0TahxmLBnw.
32. Aus einem Interview mit Professor Exley abrufbar bei YouTube: https://www.youtube.com/watch?v=SmkVv8pcVhc.
33. Aus einer Biographie von Ms. Croninger auf der Gauss' Children-Website at this link: http://www.gausschildren.org/genwiki/index.php?title=CRONINGER,_Adele_Bullen_(1920_-_1968).
34. Ernest L. Wynder, Evarts A. Graham, und Adele B. Croninger, "Experimental Production of Carcinoma with Cigarette Tar," Cancer Research, Dezember 1953, 855–864.
35. Katie Forster,"France to Make Vaccination Mandatory from 2018 as It Is 'Unacceptable Children Are Still Dying of Measles,'" The Independent, Juli 5, 2017, https://www.independent.co.uk/news/world/europe/france-vaccination-mandatory-2018-next-year-children-health-measles-dying-anti-vaxxers-edouard-a7824246.html.
36. Carolyn Patterson, private E-Mail-Korrespondenz mit der Autorin, Februar 28, 2017.

## Kapitel 6 Die Rechtsgrundlage ermöglicht die impfbedingte Entstehung von Autismus

1. Dr. Richard Kelley, schriftliches Affidavit, Januar 24, 2016.
2. Die Pressemitteilung von PRNewswire der National Autism Association mit dem Titel "Court Awards Over $20 Million for Vaccine-Caused Autism" ist zu finden unter https:// www.fiercebiotech.com/biotech/court-awards-over-20-million-for-vaccine-caused-autism.
3. Wendy Davis, "The Immune Response," ABA Journal, Oktober 2010, http://www.abajournal.com/magazine/article/the_immune_response.
4. Eine laufende Summe ist zu finden auf der Vaccine Injury Compensation Fund-Website; dieser Link zeigt eine Auszahlungssumme von $3,844,512,784.45, zuletzt aktualisiert am 2. Februar 2018: https://www.hrsa.gov/sites/default/files/hrsa/vaccine-compensation/monthly-website-stats-2-01-18.pdf.
5. "Memorandum Regarding Misconduct by the United States Department of Justice and the United States Department of Health and Human Services duringthe Omnibus Autism Proceeding as to the Expert Opinions of Dr. Andrew Zimmerman," geschrieben von Rolf Hazlehurst, zu finden unter: http://www.rescuepost.com/files/rh-memo-1.pdf.
6. Diese Tabelle mit historischen Impfraten wird geführt von den Centers for Disease Control and Prevention und ist auf ihrer Website abrufbar: https://www.cdc.gov/vaccines/pubs/pinkbook/downloads/appendices/G/coverage.pdf.

7. Myron Levin, "Vaccine Injury Claims Face Grueling Fight," Los Angeles Times, November 29, 2004, http://articles.latimes.com/2004/nov/29/business/fi-vaccinecourt29.
8. "Compensating Vaccine Injuries: Are Reforms Needed?" September 28, 1999, Statement of the National Vaccine Information Center, Barbara Loe Fisher, Co-founder & President, Hearing of the House Subcommittee on Criminal Justice, Drug Policy and Human Resources, abrufbar unter: https://www.gpo.gov/fdsys/pkg/CHRG-106hhrg66079/html/CHRG-106hhrg66079.htm.
9. Lazarus et al., Electronic Support for Public Health, 6.
10. Abrufbar auf der Website von Richard Gage & Associates: http://www.richardgage.net.
11. Mary Holland et al., "Unanswered Questions from the Vaccine Injury Compensation Program: A Review of Compensated Cases of Vaccine-Induced Brain Injury," Pace Environmental Law Review 28, Nr. 2 (2011): Article 6.
12. Vaccine Injury Compensation: Most Claims Took Multiple Years and Many Were Settled through Negotiation, Report to the Chairman, Comm. on Oversight and Government Reform (2014) (Prepared by the United States Government Accountability Office), https://www.gao.gov/assets/670/667136.pdf.
13. Rolf Hazlehurst, "Memorandum Regarding Misconduct."
14. Arthur Allen, "Shots in the Dark," Washington Post Magazine, August 30, 1998, http:// www.washingtonpost.com/wp-srv/national/longterm/sunmag/shots/shot1.htm.
15. "Autism General Order #1," Office of Special Masters, Juli 3, 2002, https://www.uscfc.uscourts.gov/sites/default/files/autism/Autism+General+Order1.pdf.
16. Wayne Rohde, The Vaccine Court: The Dark Truth of America's Vaccine Injury Compensation Program (New York: Skyhorse Publishing, 2014), Kapitel 10.
17. Schreiben von Dr. Andrew Zimmerman an den Anwalt Clifford Shoemaker, November 30, 2007.
18. Eidesstattliche Aussage von Richard Kelley, MD, in der Verhandlungssache Rolf H. Hazlehurst vs. E. Carlton Hays, November 7, 2016.
19. Andrew Zimmerman et al., "Developmental Regression and Mitochondrial Dysfunction in a Child with Autism," Journal of Child Neurology 21, Nr. 2 (2006): 170–172.
20. Jon Poling, "Dr. Jon Poling to Dr. Steven Novella: Don't Attack the Moms," Age of Autism (Blog), Juli 22, 2008, http://www.ageofautism.com/2008/07/dear-dr- novella.html.
21. Thomas Hafemeister, "Government Agrees to Compensate Family That Claims Childhood Vaccinations Caused Autism; Implications of Settlement Are Contested," Developments in Mental Health Law 27, Nr. 2 (2008), https://www.questia.com/magazine/1G1-219451047/government-agrees-to-compensate-family-that-claims.
22. David Kirby, "The Vaccine-Autism Court Document Every American Should Read," Huffington Post, Februar 26, 2008, https://www.huffingtonpost.com/ david-kirby/the-vaccineautism-court-d_b_88558.html.
23. David Kirby, "The Vaccine-Autism Court Document Every American Should Read."
24. "Vaccine Case Draws New Attention to Autism Debate," CNN.com, März 7, 2008, http://www.cnn.com/2008/HEALTH/conditions/03/06/vaccines.autism/index.html.
25. Poling, "Don't Attack the Moms."
26. Das Interview ist abrufbar bei YouTube: https://www.youtube.com/watch?v= YxfgqsZ8BV0.
27. David Kirby, "The Next Big Autism Bomb: Are 1 in 50 Kids Potentially at Risk?" Huffington Post, November 17, 2011, https://www.huffingtonpost.com/david-kirby/the-next-big-autism-bomb-_b_93627.html.
28. Sharyl Attkisson, "Vaccines, Autism and Brain Damage: What's in a Name?" CBS News, September 14, 2010, https://www.cbsnews.com/news/vaccines-autism-and-brain-damage-whats-in-a-name/.

29. Diagnostic and Statistical Manual of Mental Disorders, Fourth Edition (DSM-IV) (Washington, DC: American Psychiatric Association, 1994).
30. Robert F. Kennedy Jr. und David Kirby, "Vaccine Court: Autism Debate Continues," Huffington Post, März 27, 2009, https://www.huffingtonpost.com/robert-f-kennedy-jr-and-david-kirby/vaccine-court-autism-deba_b_169673.html.
31. Kennedy und Kirby, "Vaccine Court."
32. Holland et al., "Unanswered Questions."
33. Lou Conte und Tony Lyons, Vaccine Injuries: Documented Adverse Reactions to Vaccines (New York: Skyhorse Publishing, 2014), 113–114.
34. Der Beitrag ist abrufbar auf der Website von Fox News: http://video.foxnews.com/v/4687300/?#sp=show-clips.
35. Mark Blaxill und Jennifer Larson, "OGR Chairman Issa 'Delays' Hearings on Vaccine Injury Compensation Program. Affected Families Stunned," Age of Autism (blog), November 20, 2013, http://www.ageofautism.com/2013/11/ogr-chair- man-issa-delays-hearings-on-vaccine-injury-compensation-program-affected-families-stunned.html.
36. Conte und Lyons, Vaccine Injuries, Kapitel 9.
37. Louis Conte, "Postponing VICP Hearing: Who Is Afraid and of What?" Age of Autism (Blog), November 25, 2013, http://www.ageofautism.com/2013/11/postponing-vicp-hearing-who-is-afraid-and-of-what.html.
38. Eidesstattliche Aussage von Andrew Zimmerman, MD, in der Verhandlungssache Rolf H. Hazlehurst vs. E. Carlton Hays, November 9, 2016.
39. Eidesstattliche Aussage von Richard Kelley, MD, in der Verhandlungssache Rolf H. Hazlehurst vs. E. Carlton Hays, November 7, 2016.
40. World Mercury Project, "CDC Blocks Testimony by Vaccine Whistleblower in Medical Malpractice Case," EcoWatch, Oktober 19, 2016, https://www.ecowatch.com/cdc-vaccines-autism-2051536402.html.
41. World Mercury Project, "CDC Blocks Testimony."
42. Eidesstattliche Aussage von Andrew W. Zimmerman, MD, McCarthy Reporting Service. Circuit Court of Madison County, Tennessee. Dezember 15, 2016; Deposition, Richard Kelley, MD, Esquire Solutions. Circuit Court of Madison County, Tennessee. November 7, 2016.
43. Jon Poling, "Mitochondrial Dysfunction Not Rare in Autism," Atlanta Journal- Constitution, April 11, 2008, http://adventuresinautism.blogspot.com/2008/04/jon-poling-mitochondrial-dysfunction.html.
44. "Bernadine Healy Speaks on Vaccines," World Mercury Project, Juni 13, 2017, https:// worldmercuryproject.org/resource-directory/bernadine-healy-speaks-vaccines/.
45. Sarah Landry et al., "Addressing Parents' Concerns: Do Multiple Vaccines Overwhelm or Weaken the Infant's Immune System?" Pediatrics 109 (2002): 124–129.

## Kapitel 7 Die kritische Masse an übereinstimmenden Eltern

1. Lisa Shulman,"Why Pediatricians Need to Listen to Parents," Albert Einstein College of Medicine (Blog), Dezember 17, 2015, http://blogs.einstein.yu.edu/why-pediatricians-need-to-listen-to-parents/.
2. J. B. Handley, Facebook-Video gepostet am 23. November, 2016.
3. CNN Senior Medical Correspondent Elizabeth Cohen's "hear this well" Video-Link ist zu finden bei YouTube: https://www.youtube.com/watch?v=WsLuR3X6cpg.
4. F. P. Glascoe,"The Value of Parents'Concerns to Detect and Address Developmental and Behavioural Problems," Journal of Paediatrics and Child Health 35, Nr. 1 (1999): 1–8.

5. Jane Gross, "Autism Debate Strains a Family and Its Charity," New York Times, Juni 18, 2007, https://www.nytimes.com/2007/06/18/us/18autism.html.
6. Ein Video des Interviews mit Aidan Quinn ist zu finden bei YouTube: https://www.youtube.com/watch?v=XRB2TLFvc3s.
7. "Autism: Is There Hope?," CNN, Larry King Live, Transkripte, http://transcripts.cnn.com/TRANSCRIPTS/0802/27/lkl.01.html.
8. Sandy Kleffman, "Ban on Mercury in Vaccines Gets Push," Contra Costa Times, August 19, 2004.
9. "Robert De Niro Debates Autism's Link to Vaccines on TODAY Show," Today (Blog), April 15, 2016, https://www.today.com/popculture/ robert-deniro-debates-autism-s-link-vaccines-today-show-t86136.
10. Jenny McCarthy, Louder Than Words: A Mother's Journey in Healing Autism (New York: Dutton, 2007).

## Kapitel 8 Sie hätten es uns gesagt

1. Robert F. Kennedy Jr., *Thimerosal: Let the Science Speak: The Evidence Supporting the Immediate Removal of Mercury, a Known Neurotoxin, from Vaccines* (New York: Skyhorse Publishing, 2014).
2. Lydia O'Connor, "Mandatory Vaccine Bill Fails in 2 States," Huffington Post, March 16, 2015, https://www.huffingtonpost.com/2015/03/16/vaccine-bills-fail-oregon-washington_n_6882196.html.
3. Präsentation abrufbar auf der Immunization Action Coalition-Website: https://www.immunizationcoalitions.org/content/uploads/2017/04/IZCoalitions_April_2017_AAP.pdf.
4. Amanda Marcotte, "Donald Trump Uses GOP Debate to Push Anti- Vaccination Myths," Slate, September 16, 2015, http://www.slate.com/blogs/xx_factor/2015/09/16/donald_trump_suggested_vaccines_cause_autism_during_the_cnn_gop_debate_he.html.
5. Peter Doshi, "The Unofficial Vaccine Educators: Are CDC Funded Non-profits Sufficiently Independent?," British Medical Journal 359 (2017), 1–6.
6. David Rosner und Gerald Markowitz, "Why It Took Decades of Blaming Parents before We Banned Lead Paint," The Atlantic, April 22, 2013, https://www.theatlantic.com/health/archive/2013/04/why-it-took-decades-of-blaming-parents-before-we-banned-lead-paint/275169/.
7. Philip Morris,"An Ounce of Prevention Is Worth a Pound of Cure,"-Werbung (circa 1945), gefunden unter https://www.flickr.com/photos/93468786@N00/5006372117.
8. Mr. Blaxills vollständige Zeugenaussage ist zu finden auf der Website des Committee on Oversight and Government Reform: https://oversight.house.gov/wp-content/uploads/2012/11/Blaxill-Testimony-Bio-TnT.pdf.
9. Paul Thomas und Jennifer Margulis, *Überlegt impfen* (Kandern: Unimedica Verlag, 2021), xiii.
10. Martha Rosenberg, "Vaccines Are Totally Safe Say the People Who Brought Us Vioxx, Bextra, Baycol, Trovan, Phen-Fen, Xarelto, Raxar and Seldane…," Huffington Post, Januar 24, 2017, https://www.march-against-monsanto.com/huffpo-censored-and-deleted-anti-pharma-vaccine-post-from-their-website-read-it-here/.

## Kapitel 9 Die nächsten Schritte: Ein Vorschlag in zwölf Punkten

1. Anne Dachel, E-Mail-Korrepsondenz mit der Autorin, Juli 12, 2017.
2. "Children and Youth with Disabilities," National Center for Education Statistics, Mai 2017, https://nces.ed.gov/programs/coe/indicator_cgg.asp.

3. Thomas und Margulis, *Überlegt impfen*, 151.
4. Birgitta Henriques-Normark et al., "Bacterial Vaccines and Antibiotic Resistance," Upsala Journal of Medical Sciences 119, Nr. 2 (2018): 205–208.
5. Joseph Mercola,"Perhaps One of the Most Unnecessary Vaccines Ever,"Mercola.com, Juli 14, 2011, https://articles.mercola.com/sites/articles/archive/2011/07/14/barbara-loe-fisher-on-the-meningococcal-vaccine.aspx.
6. David McNeill,"Japan's National Immunisation Program Still Trails Europe," Japan Today, Januar 23, 2016, https://japantoday.com/category/features/health/japans-national-immunisation-program-still-trails-behind-europe.
7. Die Website des Interagency Autism Coordinating Committee finden Sie hier: https://iacc.hhs.gov.
8. "Weldon, Maloney Introduce Vaccine Safety Bill," Website der Kongressabgeordneten Carolyn B. Maloney, Juli 26, 2006, https://maloney.house.gov/media-center/press-releases/weldon-maloney-introduce-vaccine-safety-bill.

## Kapitel 10 Behandlung und Genesung

1. Julie Buckley, Healing Our Autistic Children: A Medical Plan for Restoring Your Child's Health (New York: St. Martin's Griffin, 2010), 20.
2. Jerry Kartzinel und Jenny McCarthy, Healing and Preventing Autism: A Complete Guide (New York: Plume, 2010).
3. Robert Naviaux et al., "Low-Dose Suramin in Autism Spectrum Disorder: A Small, Phase I/II, Randomized Clinical Trial," Annals of Clinical and Translational Neurology 4, Nr. 7 (2017): 491–505.
4. "Q&A: Suramin Autism Treatment-1 (SAT-1) Trial," UC San Diego Health, https://health.ucsd.edu/news/topics/Suramin-Autism/Pages/Q-and-A.aspx.
5. "Q&A: Suramin Autism Treatment-1."
6. David Ruskin, "Ketogenic Diet Improves Behaviors in a Maternal Immune Activation Model of Autism Spectrum Disorder," PLoS ONE 12, Nr. 2 (2017), 1–14.
7. Elaine Hsiao et al., "The Microbiota Modulates Gut Physiology and Behavioral Abnormalities Associated with Autism," Cell 155, Nr. 7 (2013): 1451–1463.
8. Feiyong Jia et al., "Core Symptoms of Autism Improved after Vitamin D Supplementation," Pediatrics 135, Nr. 1 (2015): e196–198.
9. Dale Viezeliene et al., "Selective Induction of IL-6 by Aluminum-Induced Oxidative Stress Can Be Prevented by Selenium," Journal of Trace Elements in Medicine and Biology 27, Nr. 3 (2013): 226–229.

## Epilog

1. Schreiben von Dr. Andrew Zimmerman an den Anwalt Clifford Shoemaker, November 30, 2007.

# Index

## B



## C

## D

## E



## F



## G

## H



## I

## J



## K

## L



## M

# P

## Q



## R

## S



## T

## Z

# Über den Autor

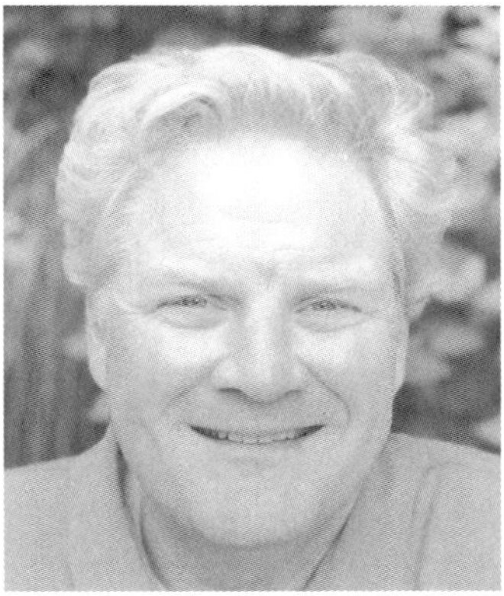

**J. B. Handley** ist Mitbegründer und Vorsitzender von Generation Rescue, einer gemeinnützigen Organisation, die bestrebt ist, Kindern bei der Genesung von Autismus zu helfen. Inspiriert zur Gründung dieser NGO wurde er durch das Schicksal seines Sohnes Jamison, bei dem 2004 Autismus diagnostiziert wurde. Er ist auch Co-Produzent des Dokumentarfilms *Autism Yesterday* und Mitbegründer des Blogs „Age of Autism". Handley war Mitbegründer von Swander Pace Capital, einer mittelständischen Private-Equity-Gesellschaft mit einem verwalteten Vermögen von mehr als 1,5 Milliarden Dollar, in der er zwei Jahrzehnte lang als Geschäftsführer tätig war. Er hat sein Studium an der Stanford University mit Auszeichnung absolviert und lebt mit seiner Frau Lisa und seinen drei Kindern in Portland, Oregon.

# Stimmen zum Buch

*„J. B. Handley ist wohl der bedächtigste, niveauvollste, kompetenteste und unermüdlichste Aktivist der Welt, der sich für die Gesundheit und das Wohl der Kinder engagiert. Seit 15 Jahren steht er an vorderster Front im großen Faustkampf gegen das Pharmakartell, um eine Entscheidung zu erzwingen, die Wissenschaft in der Bevölkerung zu verbreiten und die Lügen hinter der Impfstoffpolitik aufzudecken, die unter unseren Kindern eine Epidemie chronischer Krankheiten ausgelöst hat. Handley hat dazu beigetragen, eine entscheidende Wende in dem Problem mit Giftstoffen in Arzneimitteln und der Korruption von Regulierungsbehörden herbeizuführen. Sein Einsatz hat den Vorhang der Lügen beiseitegeschoben, hinter dem die Autismus-Epidemie ausbrach. Wenn wir diese Katastrophe beenden, dann ist das der verbissenen Entschlossenheit von Menschen wie J. B. Handley zu verdanken, die sich nicht ausruhen wollen in ihrem Kampf, Eltern zu unterstützen, Kinder zu schützen, betroffenen Familien Gerechtigkeit widerfahren zu lassen und jene zu strafen, die für einen der schlimmsten Skandale in der amerikanischen Geschichte verantwortlich sind. Bitte lesen Sie dieses Buch und entscheiden Sie selbst, ob Sie dann immer noch glauben, dass Impfstoffe ‚ungefährlich und wirksam' sind."*

**Robert F. Kennedy Jr.**

*„Ich glaube, ehrlich gesagt, dass J. B. Handley das Buch geschrieben hat, das die Autismus-Epidemie beenden wird. Während ich jetzt hier sitze, umgeben von Stille, möchte ich vor lauter Aufregung auf und ab springen, aber ich halte meine Tränen zurück. Er nimmt die wissenschaftlichen Informationen so auseinander, dass die Lesenden nicht eingeschüchtert werden. Und er gibt uns zu verstehen, dass es in Ordnung ist, wütend zu sein. Seine Seele, sein Kampf, seine Liebe zu seinem Sohn sind stets zwischen den Zeilen des Buches zu lesen. Beeindruckend. Bravo, bravo."*

**Jenny McCarthy,** Autorin von *Louder Than Words;*
Co-Autorin von *Healing and Preventing Autism*

*„Dieses Buch ist beseelt, eindringlich, die reine Wahrheit und eine Pflichtlektüre. Wir haben zu viele Kinder auf dem Impfaltar geopfert, während unser blinder Glaube an die CDC und AAP, an die Regierung und die Medien uns daran gehindert hat, die Interessenkonflikte zu sehen, die es den Großunternehmen und der Pharmaindustrie ermöglichen, auf Kosten der Gesundheit unserer Kinder Gewinne zu machen. Die Autismus-Epidemie beenden: Wie Impfungen bei Kindern schwerwiegende Störungen verursachen können ist die Geschichte einer Familie, aber es ist leider auch eine Geschichte, die von Millionen von Familien geteilt wird. Ein normales Baby, das erst geimpft und dann von Autismus und all den schrecklichen Krankheiten aufgezehrt wurde, die mit Immunzerstörung und Neurotoxizität verbunden sind. Vielen Dank, J. B., dass Sie uns an Ihrer Geschichte und an Ihrem Wissen teilhaben lassen. An alle heutigen und zukünftigen Eltern: Lesen Sie dieses Buch und sagen Sie Nein zum Status quo und altbewährten medizinischen Trott, in dem alles seinen gewohnten Gang geht. Wenn Ihr Kinderarzt noch keine eigenen Forschungen angestellt hat und nur die Marketingphrase „Impfstoffe sind unbedenklich und wirksam" nachplappert, ist es Zeit für Sie, sich einen neuen Kinderarzt zu suchen."*

**Paul Thomas, Dr. med.,** Autor von
*Überlegt impfen* und *The Addiction Spectrum*

*„Ich sporne jeden dazu an, Die Autismus-Epidemie beenden: Wie Impfungen bei Kindern schwerwiegende Störungen verursachen können zu lesen, denn das Buch hat das Potenzial, eine umsichtige und gründliche Überprüfung darüber ins Rollen zu bringen, wie wir Impfschäden bei unseren Kindern verhindern können. Als engagierter und leidenschaftlicher Verfechter der medizinischen Freiheit ist J. B. auch ein Vater, der die Erfahrung gemacht hat, die kein Elternteil erleben möchte. Sein Lebenswerk besteht darin, dass jeder die Informationen erhält, die er braucht, und dass impfgeschädigten Kindern und ihren Familien die Gerechtigkeit zuteil wird, die sie verdienen."*

**Tim Knopp,** Senator des US-Bundesstaates Oregon

*„Als Eltern ist es unsere Aufgabe, uns um die Gesundheit unserer Kinder zu sorgen. Doch jeden Tag wird amerikanischen Eltern in Arztpraxen gesagt, wir seien ‚unverantwortlich' oder ‚egoistisch', nur weil wir Fragen zu Impfstoffen stellen. Wir alle wollen, dass unsere Kinder gesund bleiben und geschützt werden, sowohl vor Infektionskrankheiten als auch vor einer übermäßigen*

*Exposition gegenüber Giftstoffen. Es ist vernünftig zu befürchten, dass zu viele Impfungen auf dem Impfkalender stehen und dass Arzneimittel wie Antibiotika, Paracetamol und ADHS-Medikamente zu oft verschrieben werden. Was soll ein besorgter Elternteil tun? Lesen Sie für den Anfang dieses Buch! Der in Standford ausgebildete J. B. Handley erzählt seine persönliche Geschichte als Vater eines autistischen Jungen und schaut sich die neuesten wissenschaftlichen Erkenntnisse genauer an. Er zeigt, wie der aggressive Impfkalender der CDC für Kinder mit dem erstaunlichen Anstieg der Autismusfälle in den USA zusammenhängt. Die Autismus-Epidemie beenden: Wie Impfungen bei Kindern schwerwiegende Störungen verursachen können ist eine direkte Kampfansage an das amerikanische Gesundheitswesen und ein Geschenk für die Millionen Eltern, die sich im Fadenkreuz – unschlüssig, was sie denken oder tun sollen – der scheinbar hartnäckigen Debatte über Impfstoffe befinden.“*

**Dr. Jennifer Margulis,** Autorin von *Your Baby, Your Way;*
Co-Autorin von *Überlegt impfen*

*„Ich denke seit 35 Jahren darüber nach, wie schädlich Aluminium ist; es ist mein Lebenswerk. Bevor wir unsere jüngsten Forschungen zu Aluminium im Hirngewebe bei autistischen Personen abgeschlossen haben, konnte ich keinen direkten Zusammenhang zwischen der Exposition des Menschen gegenüber Aluminium und Autismus feststellen. Ich erkannte keine direkte Funktion von Aluminiumadjuvantien in Impfstoffen im Zusammenhang mit Autismus. Das fehlende Glied war ein Mechanismus, durch den das Gehirn einer akuten Exposition gegenüber Aluminium ausgesetzt würde, wie sie etwa bei der aluminiumbedingten Dialyse-Enzephalopathie auftritt. Proinflammatorische Zellen, von denen einige aus Blut und Lymphflüssigkeit stammen und die bei Autismus stark mit Aluminium im Hirngewebe belastet waren, lieferten dieses fehlende Glied. Wir alle tolerieren, wie schädlich Aluminiumadjuvantien in Impfstoffen sind. Leider sind einige von uns prädisponiert, die Toxizität von Aluminiumadjuvantien zu erleiden, statt sie zu tolerieren, und dies kann Autismus verursachen.*

*Autismus ist eine Krankheit und sie ist nicht unvermeidlich. J. B. Handleys elegante Synthese dessen, was wir wissen und was wir wissen müssen, besagt, dass Autismus vermeidbar sein könnte und sollte. Ich stimme ihm zu.“*

**Professor Christopher Exley,** Fellow der Royal Society of Biology;
Professor für bioanorganische Chemie, Keele University

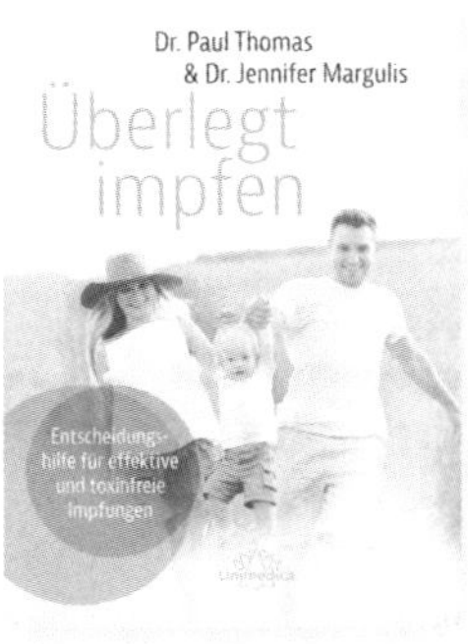


Dr. Paul Thomas / Dr. Jennifer Margulis

## ÜBERLEGT IMPFEN

Entscheidungshilfe für effektive und toxinfreie Impfungen

**480 Seiten, kart., € 26,90**

Entscheidungshilfe für effektive und toxinfreie Impfungen
Ein leicht verständlicher und beruhigender Leitfaden für die Gesundheit und Immunität von Kindern von einem Kinderarzt, der nicht nur die neuesten wissenschaftlichen Forschungsergebnisse kennt, sondern auch die Risikofaktoren, die Krankengeschichte und die Bedenken von Familien berücksichtigt.
In Überlegt impfen stellt Dr. Paul Thomas seinen bewährten Ansatz zum Aufbau der Immunität vor, bei dem Ihr Kind weniger Aluminium, Quecksilber und anderen Neurotoxinen in Impfstoffen ausgesetzt wird, und gibt Tipps zur Unterstützung der allgemeinen Gesundheit Ihrer Kinder.

*„Dieses freundliche, sachliche Buch spricht Leser aller Art an und bringt Klarheit in die Rhetorik rund ums Impfen. Es bietet denjenigen Sicherheit, die einige oder alle Impfungen vermeiden möchten, und denen, die impfen möchten, Hilfe zur sicheren Durchführung. Dies ist ein großartiges Buch für alle, die Kinder haben.“* — Natural Mother

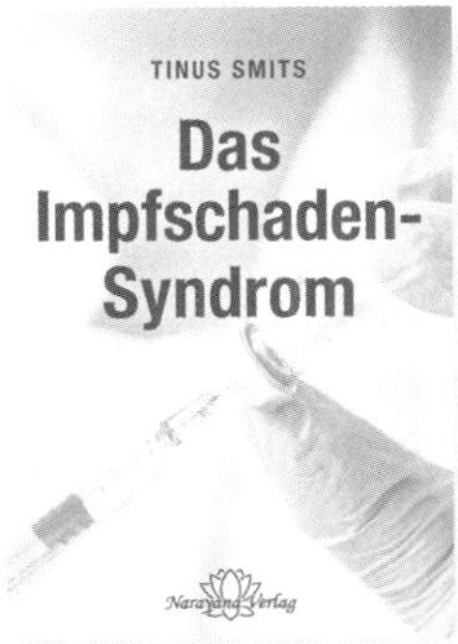


Tinus Smits

## DAS IMPFSCHADEN-SYNDROM

**88 Seiten, kart., € 9,80**

Die homöopathische Behandlung von Impfschäden mit potenzierten Impfstoffen ist einfach und sehr effektiv und erzielt wunderbare und überzeugende Ergebnisse. Ein anderer großer Vorteil dieser Methode ist ihr Nutzen als diagnostisches Hilfsmittel.

Wenn sich ein Patient von Symptomen, die nach einer bestimmten Impfung aufgetreten sind, durch die Gabe einer homöopathischen Verdünnung dieses Impfstoffes wieder erholt, ist damit der Beweis erbracht, dass die Impfung für die Symptome verantwortlich war.

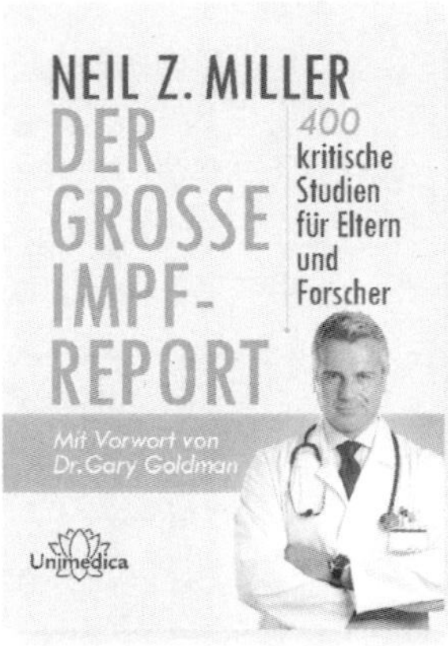


NEIL Z. MILLER

## DER GROSSE IMPFREPORT

400 kritische Studien für Eltern und Forscher.

Mit Vorwort von Dr. Gary Goldman

**400 Seiten, geb., € 24,80**

Die wahrscheinlich umfassendste Sammlung von Peer-Review-Untersuchungen zu Impfstoffproblematiken. 400 wissenschaftliche Papers zur besseren Risikoeinschätzung – verständlich zusammengefasst für Ärzte wie auch für Eltern. Studien, die den Zusammenhang von Impfungen und Krankheiten wie Krebs, Allergien oder Diabetes behandeln. Untersuchungen zum Einfluss von Quecksilber und Aluminium in Impfstoffen auf neurologische, immunologische und entwicklungsorientierte Störungen.

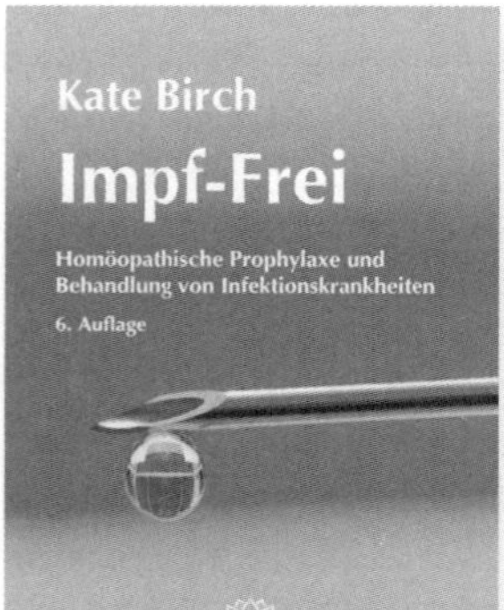


Kate Birch

## IMPF-FREI

Homöopathische Prophylaxe und Behandlung von Infektionskrankheiten - Ein Ratgeber für Therapeuten und Laien

**416 Seiten, geb., € 35,00**

Neu ab der 3. erweiterten Auflage von *Impf-Frei*

Zusätzliches Kapitel über „Homöopathische Prophylaxe und der Gebrauch von Nosoden zur Gesundheitsstimulierung“ sowie ein Anhang „Kurzübersicht über zur Prophylaxe verwendete Arzneimittel“. Ein praktischer Leitfaden für die homöopathische Behandlung und Vorbeugung von Infektionskrankheiten. Kate Birch, selbst Mutter zweier Kinder, erlebte bei ihrem Sohn, wie er nach Impfungen an Asthma erkrankte. Nach der erfolgreichen homöopathischen Therapie entschloss sie sich, selbst Homöopathin zu werden und Alternativen zur Impfung zu finden.

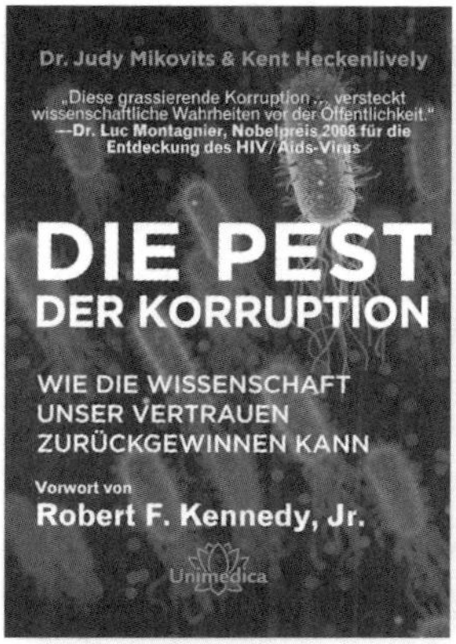


Dr. Judy Mikovits und Kent Heckenlively

## DIE PEST DER KORRUPTION

Wie die Wissenschaft unser Vertrauen zurückgewinnen kann
Mit einem Vorwort von Robert F. Kennedy, Jr.

**282 Seiten, geb., € 19,80**

Die Pest der Korruption ist ein einzigartiger Blick hinter die Kulissen der wissenschaftlichen Fachwelt. Bereits kurz nach Veröffentlichung war das Buch ausverkauft und wurde zum Amazon-Bestseller. Folgen auch Sie der atemberaubenden Geschichte einer außergewöhnlichen Wissenschaftlerin über die Grundsatzfragen, aber auch über die Egos, die in Zukunft über Krankheit und Gesundheit der Menschheit entscheiden werden.

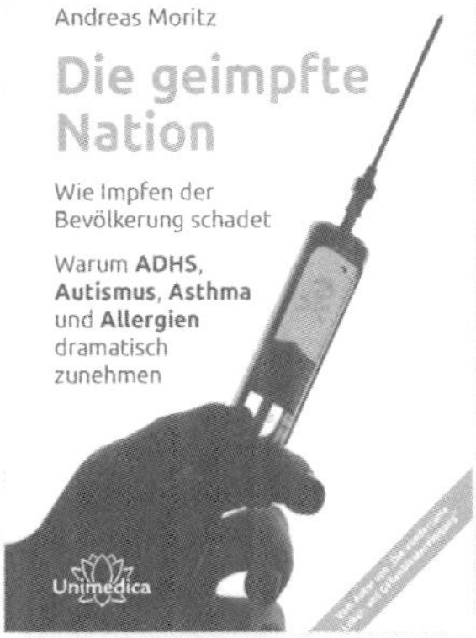


Andreas Moritz

## DIE GEIMPFTE NATION

Wie Impfen der Bevölkerung schadet
Warum ADHS, Autismus, Asthma und Allergien dramatisch zunehmen

**400 Seiten, geb., € 24,80**

Der Autor lässt keinen Aspekt außer Acht: die Impf-Zeitbombe, die Turbo-Impfstoffe, das Gesetz der Zwangsimpfung und warum ständig aufgefrischt werden muss, der Polio-Streit und der HPV-Schwindel, die Hepatitis-B-Impfung als Babykiller, die Verbindung zwischen Quecksilber und Autismus, die Schweinegrippe oder eine Pandemie, die nie ausbrach, die Lüge um die Grippeimpfungen, die versteckten Motive der Impfforschung und vieles mehr.

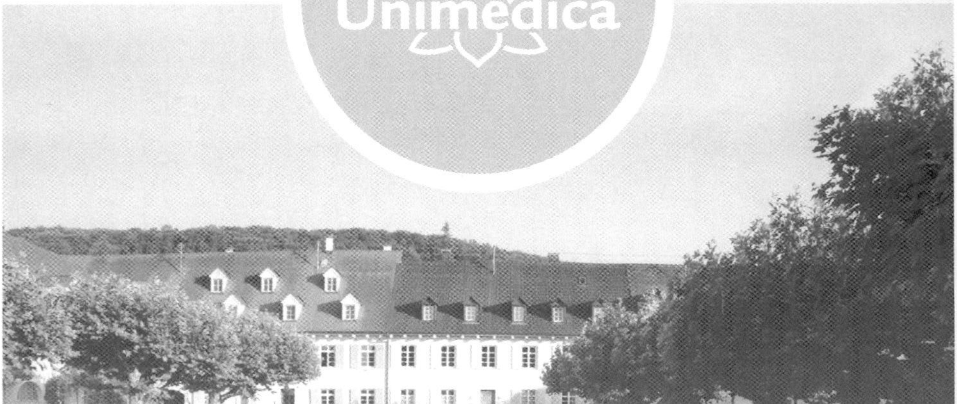